FERN GREEN

Das
KOCHBUCH fürs
IMMUNSYSTEM

Das 28-Tage-Programm, um Viren und Infekte
zu bekämpfen und den Körper zu stärken

riva

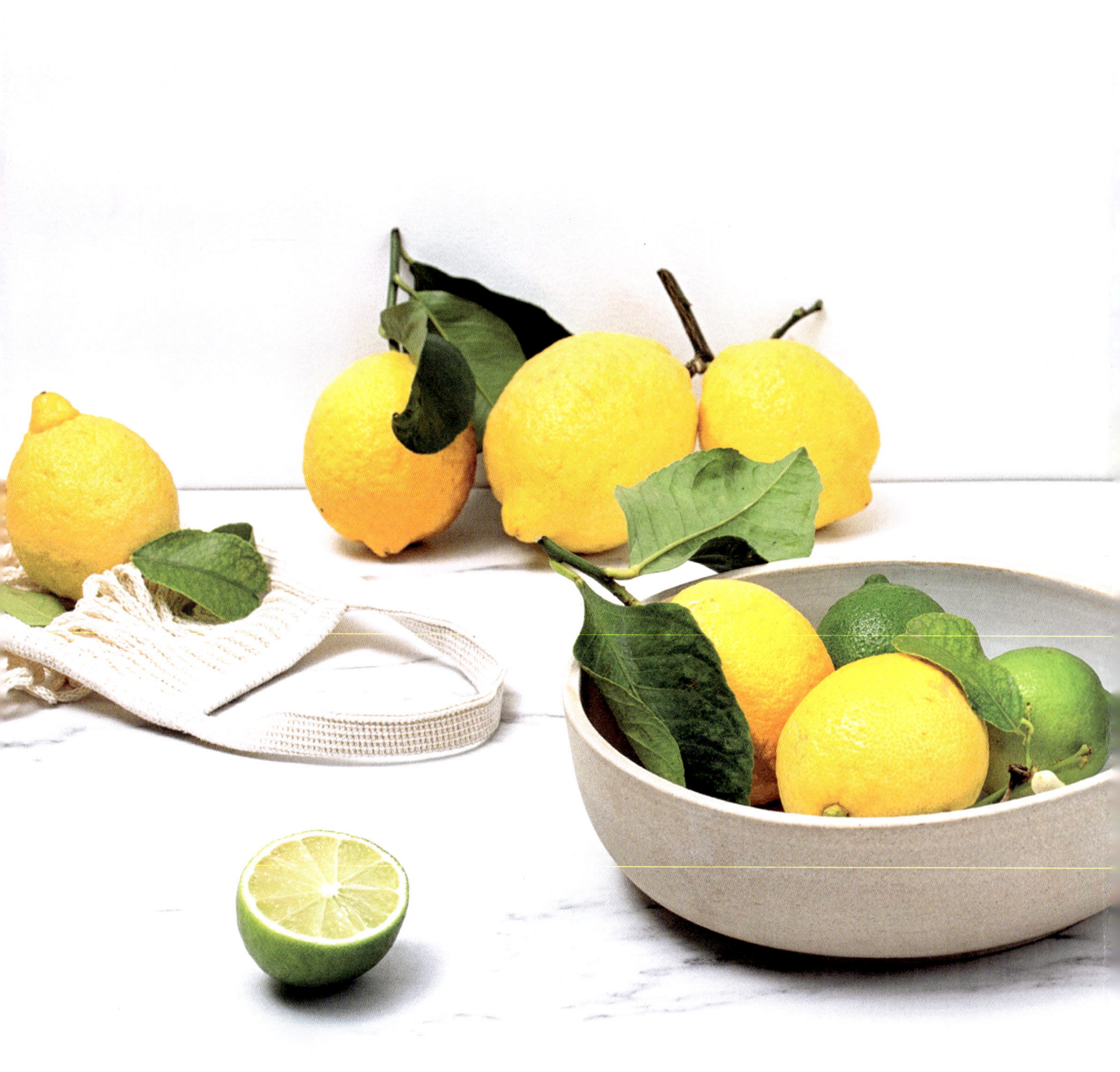

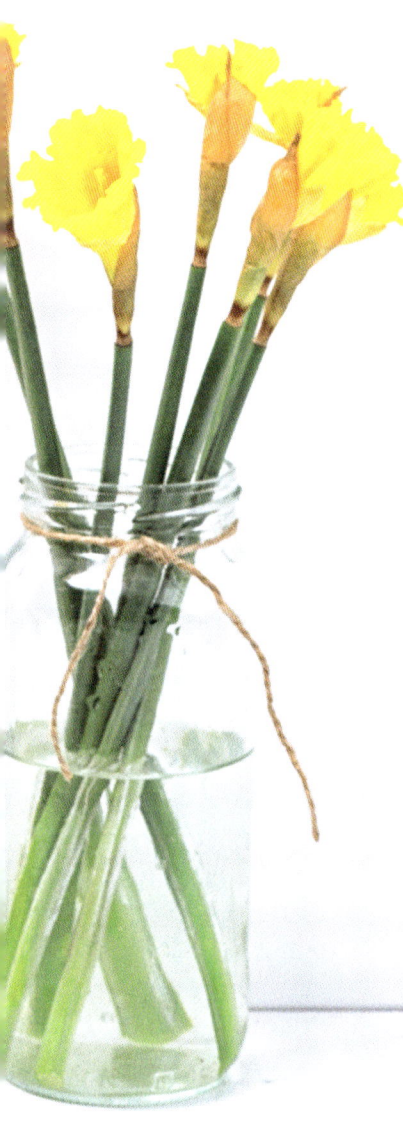

INHALT

EINLEITUNG	**04**
UNSERE IMMUNITÄT HEUTE	**06**
SO NUTZEN SIE DIESES BUCH	**09**
WIE STARK IST IHR IMMUNSYSTEM?	**10**
Das Immunsystem	12
Wie arbeitet das Immunsystem?	16
Wie entsteht ein Ungleichgewicht im Immunsystem?	19
Wie wir unser Immunsystem schützen	20
DER FEIND IN DER WESTLICHEN ERNÄHRUNG	**23**
DAS DARMMIKROBIOM VERBESSERN	**24**
EMPFOHLENE LEBENSMITTEL	**26**
Proteine, Kohlenhydrate und Fette	26
Vitamine und Mineralstoffe für eine bessere Immunfunktion	32
Die Immunabwehr mit Kräutern, Beeren und Pilzen stärken	36
Sprossen und wie man sie selbst ziehen kann	40
Nahrungsmittel zur Stärkung des Immunsystems	42
DEN LEBENSSTIL ÄNDERN	**44**
WAS TUN FÜR EINEN BESSEREN SCHLAF?	**50**
DIE BESSERE WAHL FÜR DAS IMMUNSYSTEM	**52**
IMMUNAUSGLEICHENDE GRUNDNAHRUNGSMITTEL	**59**
Das gehört in den Vorratsschrank	59
Obst und Gemüse	61
Milchprodukte und Proteine	63
SINNVOLLE ARBEITSGERÄTE	**64**
IN 28 TAGEN ZU EINEM STÄRKEREN IMMUNSYSTEM	**67**
MAHLZEITEN FÜR 28 TAGE	**97**
Woche 1	98
Woche 2	116
Woche 3	134
Woche 4	152
GETRÄNKE UND SNACKS	**171**
INDEX	**188**

EINLEITUNG

Die Funktion des Immunsystems und seine Reaktion auf Viren war im Jahr 2020 mit Auftreten von COVID-19 in der ganzen Welt ein weitverbreitetes Thema. Die Menschen suchen Mittel und Wege, ihre Immunität zu stärken und zu erhalten, damit Viren, Bakterien und andere Schädlinge abgewehrt werden.

Das Immunsystem besteht aus vielen Komponenten und ist keine geschlossene Einheit. Das bedeutet, dass es nicht einfach »repariert« werden kann. Man kann es jedoch unterstützen, damit es effizient arbeiten und Krankheiten abwehren kann. Eine gesunde Lebensweise hilft dabei, das Immunsystem in Bestform zu halten.

Unsere Immunantwort wird von zahlreichen Faktoren bestimmt, unter anderem von unserem Gesundheitszustand und Alter. Am Alter lässt sich nichts verändern, aber unseren Gesundheitszustand können wir beeinflussen.

Ein gut funktionierendes Immunsystem trägt entscheidend zur Gesundheit bei und hilft, Erkrankungen vorzubeugen und zu bekämpfen. Bei vielen von uns funktioniert das Immunsystem aber leider nicht so effektiv, wie es könnte. Zum Glück gibt es einige Maßnahmen, mit denen wir unsere Abwehr bestmöglich unterstützen können. Eine nährstoffreiche Ernährung und eine gesunde Lebensweise gehören dazu.

Doch unsere moderne Lebensweise scheint eher einen gegenteiligen Effekt auf unsere Gesundheit zu haben: Sie stresst unser Immunsystem, anstatt es zu stärken. Im Laufe des letzten Jahrhunderts haben sich unsere Ernährung, unsere Umwelt einschließlich Luft und Wasser sowie die Art der Fortbewegung drastisch verändert – im Grunde genommen unser gesamter Lebensstil. Das bedeutet: Die Nährstoffe, die sich von Natur aus in unserem Essen befinden, reichen oft nicht mehr dafür aus, dass unsere Immunsysteme mit den Belastungen des modernen Lebens zurechtkommen. Unsere Körper müssen sich täglich mit Pestiziden, Lebensmittelzusätzen, Arzneimitteln, Reinigungsmitteln und anderen Chemikalien auseinandersetzen, mit denen das moderne Leben uns konfrontiert.

Dies kann dazu führen, dass die Immunantwort uns nicht vor Krankheiten schützt, sondern sich sogar gegen uns wendet und eine Reihe von Autoimmun- und anderen Erkrankungen auslöst.

Die ersten Schritte in Richtung einer Ernährung, die das Immunsystem stärkt, bestehen darin, sich bewusst zu machen, wie das Immunsystem arbeitet, warum es manchmal versagt und was man tun kann, um das Immunsystem und die Gesundheit insgesamt zu stärken. Dieses Buch geht der Frage nach, inwieweit Ernährung, Lebensweise und Umwelt auf unser Immunsystem einwirken, wie man es kräftigen und stark und gesund erhalten kann.

Dies ist ein Praxishandbuch für 28 Tage. Es hilft Ihnen und Ihrer Familie, Ihr Immunsystem zu unterstützen und die Widerstandskraft gegen Infektionen, Viren und Erkrankungen zu erhöhen. Damit bringen Sie nicht nur Ihr Immunsystem in Balance, sondern fördern Ihre Gesundheit und können glücklich und gesund leben.

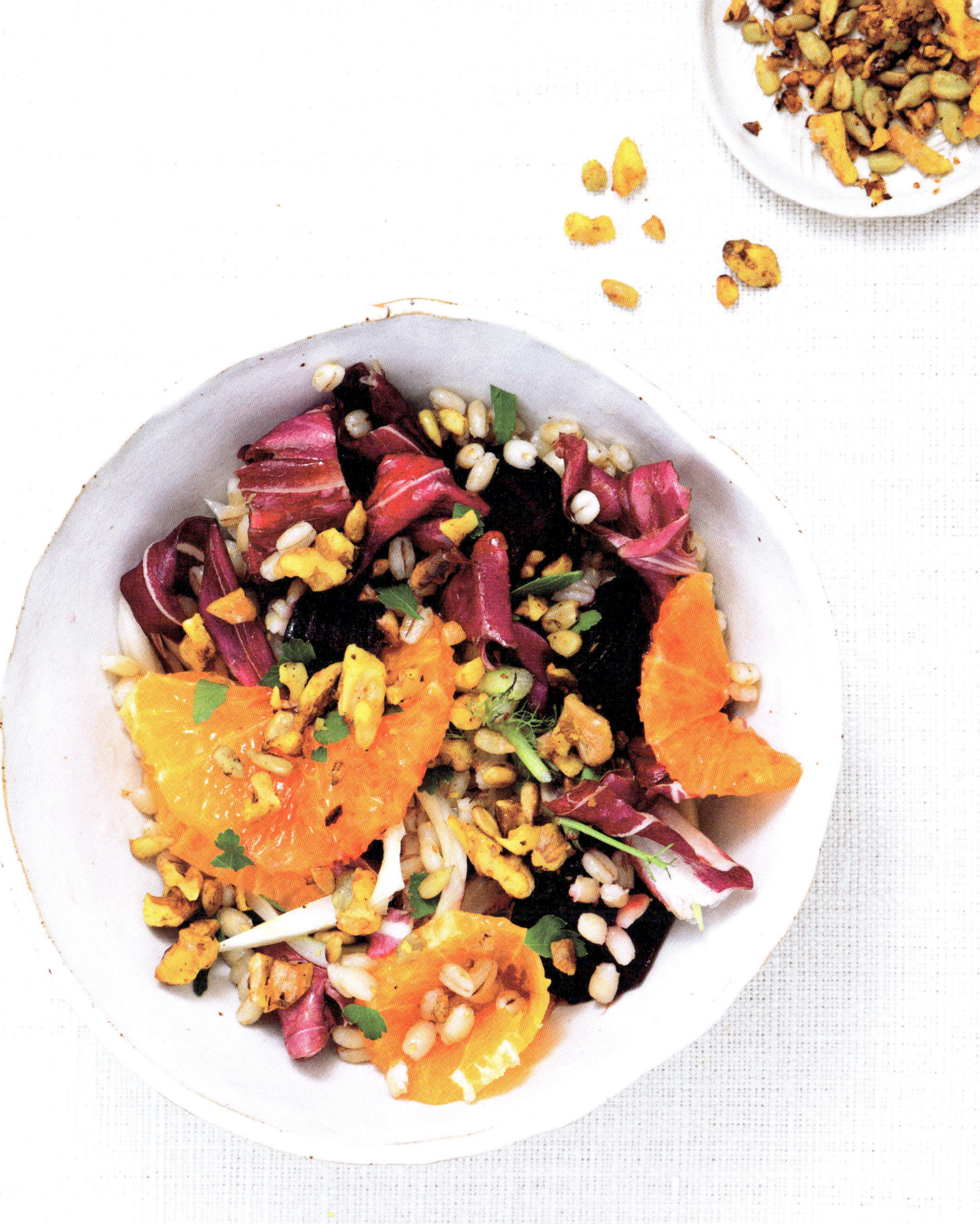

UNSERE IMMUNITÄT HEUTE

Im 19. Jahrhundert entwickelte Louis Pasteur die Vorstellung, dass durch die Zerstörung von Krankheitserregern Erkrankungen bekämpft und Gesundheit wiederhergestellt werden kann. Damit begann das Zeitalter der modernen Medizin. Dieser Ansatz liefert zwar durchaus einige positive Ergebnisse, jedoch keinen der so notwendigen Durchbrüche für die meisten Gesundheitsprobleme unserer Zeit.

Arzneimittel wurden nie dafür entwickelt, den Menschen gesund zu halten, sondern um den Körper aus einem Krisenmodus zu holen. Und auch wenn Menschen durch geschicktes Marketing davon überzeugt werden, dass eine bessere medizinische Versorgung gleichbedeutend ist mit einem längeren und gesünderen Leben, so stimmt das nicht unbedingt. Wenn Sie gesund bleiben wollen, können Sie durch Ihren Lebensstil sehr viel selbst dazu beitragen.

Die Weltbevölkerung wächst sehr schnell und die Menschen leben länger (siehe die Karte zum geschätzten Bevölkerungswachstum im Zeitraum 2010–2050 auf der folgenden Seite), zugleich hat sich die Umwelt, in der wir leben, dramatisch verändert. Es ist daher nötiger denn je, dass wir unsere Gesundheit, unser Wohlbefinden und vor allem unser Immunsystem unterstützen.

Wie wichtig es ist, uns mit unserem Immunsystem zu beschäftigen, ist angesichts des wiederholten Ausbruchs von Infektionskrankheiten wie SARS (Schweres Akutes Respiratorisches Syndrom), MERS (Middle East Respiratory Syndrome) und nun der Corona-Pandemie mit weltweit über 111 Millionen Fällen innerhalb eines Jahres sehr deutlich geworden.

Niemand ist gerne von schweren Erkältungen oder grippalen Infekten betroffen, trotzdem haben viele Menschen mehrmals im Jahr damit zu kämpfen. Auch einfache Infektionen können aber lebensbedrohlich werden und die Grippe kann sich zu einer ernsten und langwierigen Krankheit auswachsen. Die Menschen machen sich heute große Sorgen wegen der weltweiten Verbreitung von Viruserkrankungen und die Zahl der Krebserkrankungen nimmt immer mehr zu.

Und jetzt die gute Nachricht ...

Forschungen zeigen: Sie können selbst etwas tun, um gegen Krankheiten gewappnet zu sein. Wenn Sie wissen, wie Sie sich gut ernähren und wie Sie gut leben können, können Sie das Verteidigungssystem Ihres Körpers stärken. Krankheiten werden vermieden und Sie bleiben gesund, sodass sich ernsthafte oder lebensbedrohliche Erkrankungen vielleicht gar nicht erst ausbilden können.

GRAFIK ZUM BEVÖLKERUNGSWACHSTUM

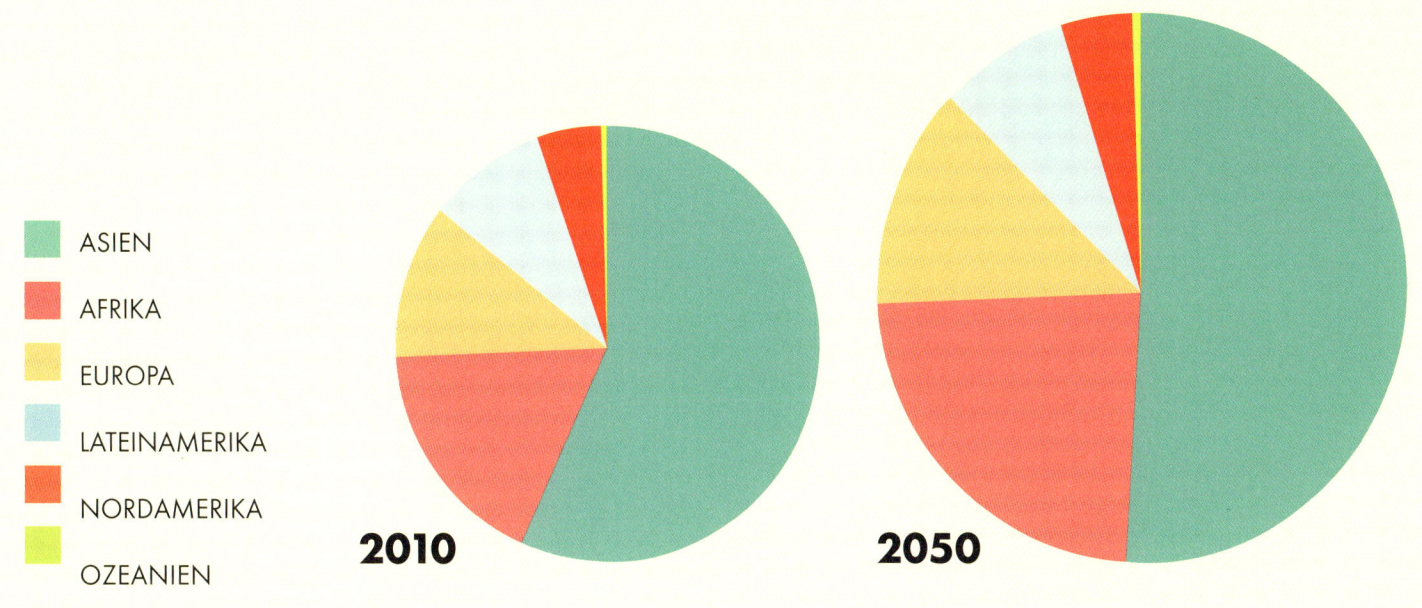

- ASIEN
- AFRIKA
- EUROPA
- LATEINAMERIKA
- NORDAMERIKA
- OZEANIEN

2010 **2050**

LEBENS-ERWARTUNG WELTWEIT, 1700 BIS 2021

Die Lebenserwartung ist in den letzten Jahrhunderten ganz erheblich gestiegen.

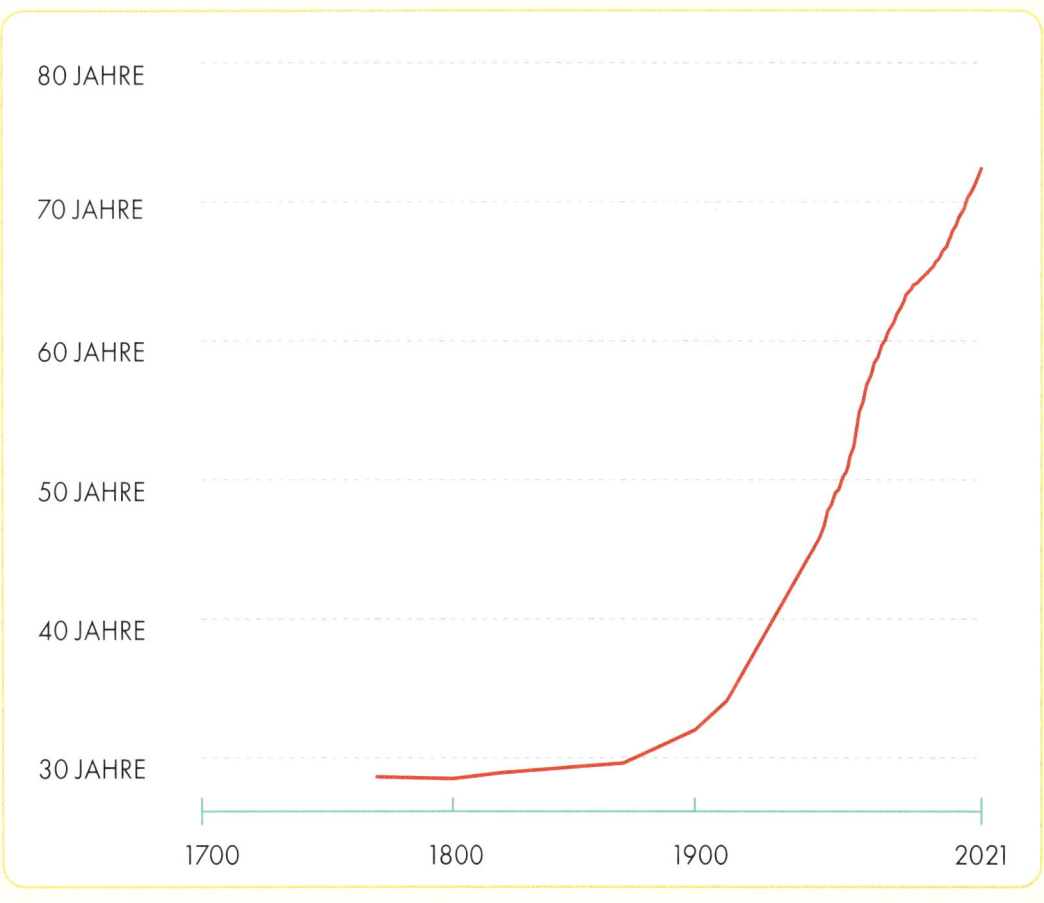

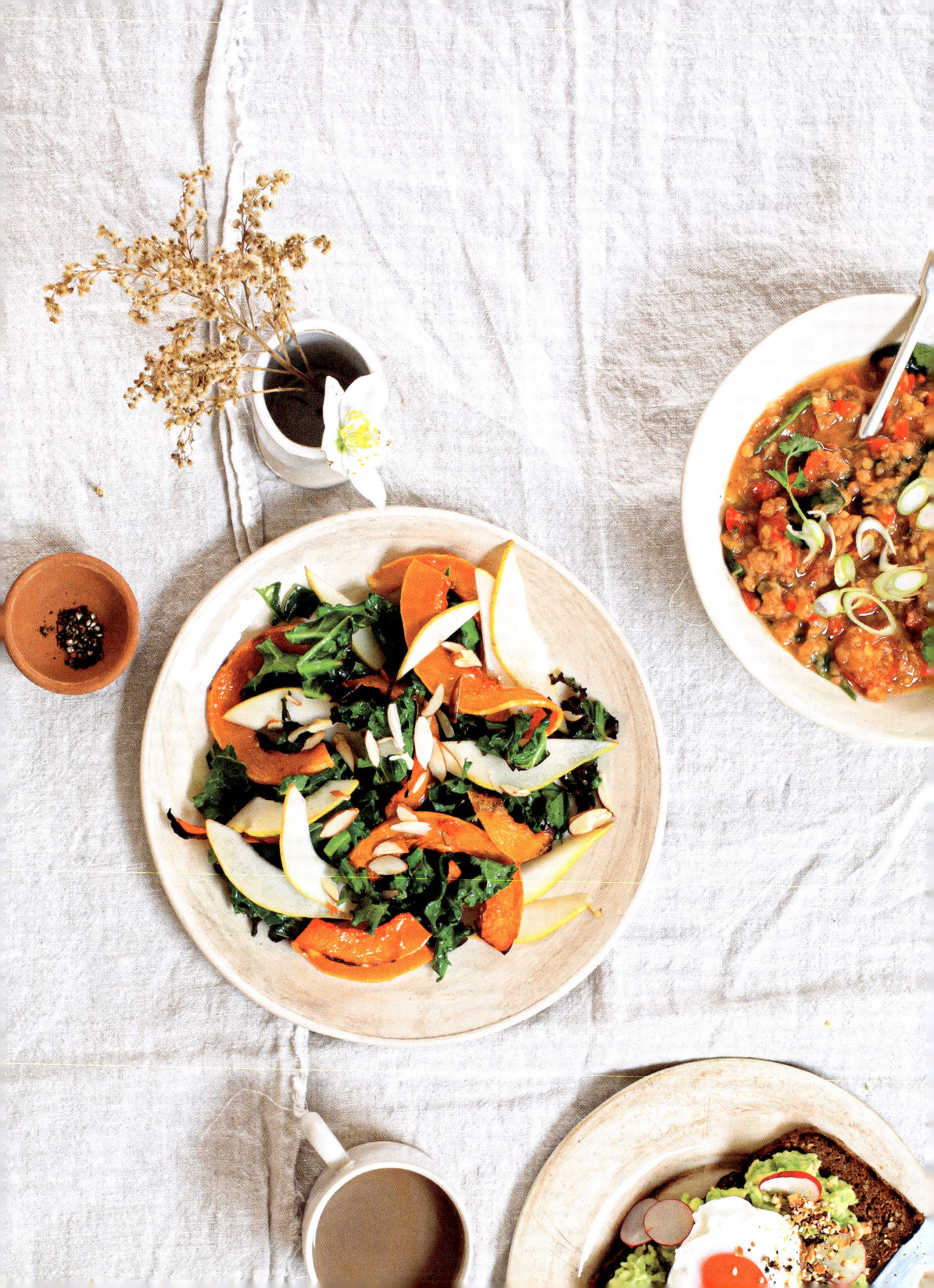

SO NUTZEN SIE DIESES BUCH

Ob Sie nun gesund werden oder aber bleiben wollen – dieses Buch zeigt Möglichkeiten auf, wie Sie mit Blick auf Ihr Lebensumfeld und Ihren Lebensstil Ihrem Körper helfen können, zu innerer und äußerer Balance zu finden. Erfahren Sie, wie Sie Ihren Körper dabei unterstützen können, gesunde Zellen zu bilden. Und denken Sie daran: Wenn Sie sich ein starkes Immunsystem »anessen«, besitzt Ihr Körper eine kraftvolle Verteidigung.

In diesem Buch werden nährstoffreiche Lebensmittel vorgestellt, die zur Balance des Immunsystems beitragen können. Anders ausgedrückt: Es sind Lebensmittel, die im Verhältnis zu ihrer Kalorienmenge sehr viele Nährstoffe enthalten. Mit Rezepten für Frühstück, Mittagessen und Abendessen an 28 Tagen sind Sie gut gerüstet, um Ihren Körper mit Nahrungsmitteln zu versorgen, die das Immunsystem stärken.

Ein wenig Geduld und vielleicht ein paar Veränderungen im Lebensstil sind jedoch vonnöten, um das Immunsystem zu verbessern. Dieses Buch wird Sie dazu anleiten, und zwar mithilfe von Einkaufslisten, Ideen zur Vorbereitung und wichtigen, die Immunität stärkenden Zutaten. Sport, Schlaf und Ihre mentale Verfassung sind ebenfalls sehr wichtige Faktoren. Die Tipps in diesem Buch sind keine schnellen Lösungen, sondern sinnvolle Empfehlungen, die Sie Tag für Tag schrittweise umsetzen können, um ein stärkerer, gesünderer Mensch zu werden.

Unabhängig davon, ob Sie dieses Buch nun als kurzfristigen Schub für ein gesundes Immunsystem oder als eine unterstützende Anleitung hin zu einem gesünderen Leben nutzen wollen, können Sie mit dem Ernährungsplan für 28 Tage Ihr Immunsystem in Schwung bringen und immer wieder darauf zurückgreifen, wenn Sie spüren, dass es notwendig ist.

Die Rezepte wurden für die Stärkung Ihres Immunsystems entwickelt, und zwar mit vollwertigen Lebensmitteln, hochwertigen Proteinen und essenziellen Fettsäuren. Neben den drei täglichen Mahlzeiten gibt es Rezepte für Getränke und Snacks, die das körpereigene Abwehrsystem unterstützen und Ihr Immunsystem wieder ins Gleichgewicht bringen können.

GUTE QUALITÄT BEDEUTET HOHER NÄHRSTOFFGEHALT
Auch wenn nicht alle Supermärkte über ein entsprechendes Angebot verfügen und der Nährwert unseres Essens zu sinken scheint, sollten Sie unbedingt versuchen, qualitativ hochwertige Bio-Zutaten einzukaufen, um möglichst nährstoffreiche Mahlzeiten zu kochen. Entscheiden Sie sich für Fleisch und Milchprodukte aus nachhaltiger (und am besten heimischer) Landwirtschaft, für Eier von frei laufenden Hühnern sowie für saisonales Bio-Obst und Bio-Gemüse.

WIE STARK IST IHR IMMUNSYSTEM?

Der Zustand des Immunsystems kann von Mensch zu Mensch erheblich variieren. Im Hinblick auf körperliche und emotionale Verfassung sowie auf die Nährstoffverwertung sind wir alle unterschiedlich gestrickt, und dies kann sich vielfältig auf unser Immunsystem auswirken.

FRÜHE WARNZEICHEN

Je nach Lebensumfeld und Lebensstil haben unsere Körper ganz unterschiedliche Bedürfnisse. Deswegen können auch frühe Warnzeichen verschieden ausfallen und bisweilen fehlgedeutet werden. Doch der Körper sagt uns, wenn er zu viele Schadstoffe oder nicht genug wichtige Mineralstoffe erhält, wenn er unter Stress steht, nicht genug Sport oder Schlaf bekommt oder wenn er von Viren oder Bakterien angegriffen wird.

DEN EIGENEN KÖRPER KENNENLERNEN

Heutzutage fällt es vielen Menschen schwer, zu verstehen, was der Körper ihnen mitteilt. Es ist aber wichtig, sich bewusst zu machen, wie es sich anfühlt, gesund zu sein, und alle, auch kleine, Veränderungen wahrzunehmen. Dafür kann es nützlich sein, ein Tagebuch zu führen und auch kleine Veränderungen festzuhalten, die man im Laufe der Zeit spürt. Eine gute Möglichkeit, sich selbst besser kennenzulernen.

Je eher Sie Symptome erkennen, umso schneller können Sie etwas unternehmen und umso höher ist die Wahrscheinlichkeit, eine ernste Erkrankung zu verhindern.

WIE OFT SIND SIE ERKÄLTET?

Für Erwachsene ist es völlig normal, zwei- oder dreimal im Jahr erkältet zu sein, und die meisten Menschen sind nach sieben bis zehn Tagen wiederhergestellt. Das Immunsystem braucht etwa drei bis vier Tage, um Antikörper zu entwickeln und die Keime zu bekämpfen. Wenn Sie sich jedoch ständig Erkältungen zuziehen oder eine Erkältung nicht mehr loswerden, so ist dies ein klares Anzeichen dafür, dass Ihr Immunsystem geschwächt ist.

Sind Sie häufig erkältet und müssen Sie im Laufe des Jahres vielleicht mehrmals Antibiotika einnehmen, so könnte dies ein Hinweis darauf sein, dass es mit der Immunabwehr Ihres Körpers nicht zum Besten steht. Wie lange die Bekämpfung der Infektion dauert, hängt ebenfalls mit dem Zustand des Immunsystems zusammen. Häufige Bauchschmerzen, Blähungen oder Lebensmittelunverträglichkeiten können Anzeichen für eine Dysbiose (eine aus dem Gleichgewicht geratene Darmflora) und eine geschwächte Immunabwehr sein.

FRÜHE WARNZEICHEN FÜR EINE GESCHWÄCHTE IMMUNITÄT

SYMPTOME FÜR EINE SCHWACHE ABWEHR

Wenn Entzündungen im Körper vorhanden sind, können bei einem geschwächten Immunsystem einige Symptome auftreten.

UNTERSCHÄTZTE GEFAHR

Wenn Sie gestresst sind, sind Sie anfälliger für Krankheiten.

CHRONISCHES ERSCHÖPFUNGSSYNDROM

oder ständiges Gefühl der Müdigkeit und Erschöpfung. Auch ein Bedürfnis nach mehr Schlaf gehört dazu.

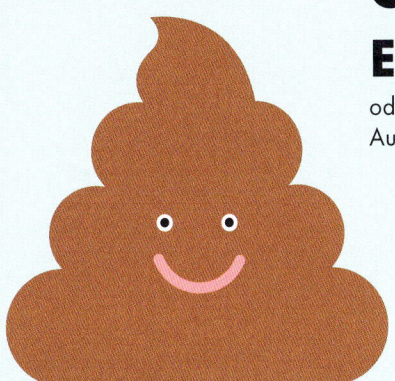
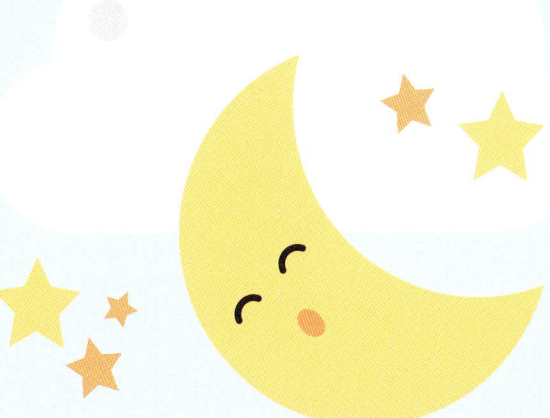
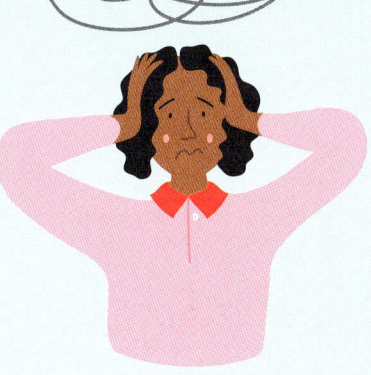

DARM-PROBLEME

Hierzu zählen Durchfall, Verstopfung oder sehr wenig Stuhlgang.

WUNDEN HEILEN SEHR LANGSAM

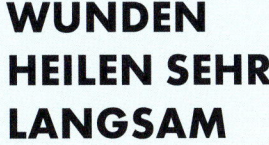
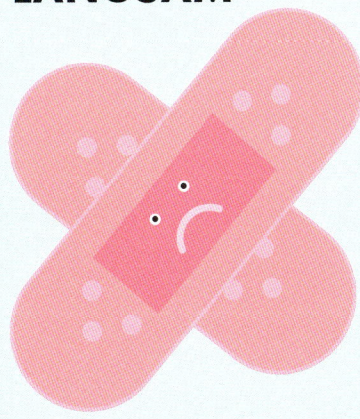
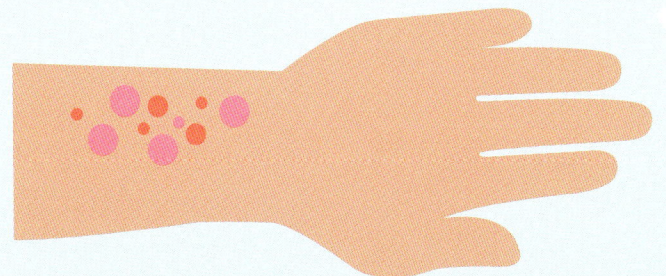

HAUTPROBLEME

Dazu gehören Hautausschläge, Akne mit ungeklärter Ursache und gelegentlich trockene Haut, Ekzeme und Juckreiz.

LASSEN SIE SICH UNTERSUCHEN!

Ein Arzt kann anhand eines allgemeinen Blutbildes abklären, ob eine Person ein schwaches Immunsystem hat. Der Test zeigt, ob Antikörper im normalen Umfang vorhanden sind.

DAS IMMUNSYSTEM

Haben Sie ein geschwächtes Immunsystem oder möchten Sie Ihr Immunsystem einfach unterstützen und stärken? Es gibt viele Maßnahmen, um den Zustand des Immunsystems zu verbessern, seine Abwehrkraft wiederherzustellen und es ins Gleichgewicht zu bringen. Um zu erkennen, wo Veränderungen möglich sind, ist es wichtig zu wissen, wie das Immunsystem arbeitet.

WAS IST DAS IMMUNSYSTEM?

Das Immunsystem ist ein kompliziertes Netzwerk aus Zellen, Geweben und Organen. Es hat eine überaus wichtige Aufgabe: Es schützt vor Angriffen von Krankheitserregern wie Bakterien, Viren, Parasiten (einschließlich Pilzen) und anderen Mikroorganismen.

Wenn »Erreger« versuchen, in den Körper einzudringen, ist das Immunsystem zunächst bestrebt, sie davon abzuhalten oder, falls dies nicht klappt, sie zu zerstören. Wir kommen ständig mit irgendwelchen Keimen in Kontakt, beispielsweise wenn wir Haut berühren, Sex haben und Tröpfchen einatmen, die jemand anders ausgeniest oder ausgehustet hat. Keime nehmen wir über damit kontaminiertes Essen oder Wasser zu uns oder auch durch das Blut von einer gemeinsam genutzten Injektionsnadel oder durch einen Insektenbiss.

Die Haut ist die erste Verteidigungslinie, denn sie hält Eindringlinge davon ab, einfach so in den Körper zu gelangen. Andere Barrieren sind der vordere, glasklare Teil des Auges (Hornhaut) und spezielle Gewebe, mit denen Lungen, Blase und Verdauungssystem ausgekleidet sind. Ein Schnitt, eine Wunde oder eine Verbrennung können eine Öffnung darstellen, durch die ein Erreger in den Körper eindringt und den Menschen infiziert.

Körperflüssigkeiten wie Schweiß auf der Haut, Tränen in den Augen und Schleim im Nasengang transportieren Schmutz und Keime nicht nur ab, sie enthalten auch Enzyme, die Bakterien töten.

Wenn Erreger nicht ferngehalten werden können, versucht der Körper, sie zu zerstören.

KRANKHEITSERREGER

Nicht alle Keime sind schädlich. Diejenigen aber, die Infektionen auslösen können, nennt man Pathogene. Ein Pathogen ist ein Organismus, der Krankheiten verursacht. Der Körper ist von Natur aus voller Mikroorganismen. Diese Mikroorganismen rufen jedoch nur dann ein Problem hervor, wenn das Immunsystem geschwächt ist oder es ihnen gelingt, in einen normalerweise keimfreien Bereich des Körpers vorzudringen. Pathogene sind anders, sie können Krankheiten auslösen, sobald sie in den Körper gelangen. Ein solcher Krankheitserreger braucht lediglich einen Wirt, um zu gedeihen und zu überleben. Sobald er sich im Körper eines Wirts niederlässt, kann er die Immunantwort des Körpers umgehen und nutzt vorhandene Ressourcen für seine Vermehrung. Dann verlässt er den Körper und breitet sich aus, indem er einen neuen Wirt findet.

Die vier häufigsten Typen sind Viren, Bakterien, Pilze und Parasiten.

DIE VIER HÄUFIGSTEN PATHOGENE

Viren: Bestehen aus einem Stück genetischem Code wie DNA oder RNA und werden von einer Schutzhülle aus Protein geschützt. Wenn man infiziert ist, dringen Viren in Wirtszellen im Körper ein. Dann nutzen sie die Komponenten der Wirtszelle, um sich zu vermehren und weitere Viren hervorzubringen. Verbreitete Viren sind zum Beispiel Rhinoviren, die die normale Erkältung hervorrufen, Coronaviren, zu denen SARS-Viren gehören, und auch der CoV-2-Virus, der die Covid-19-Infektion verursacht, sowie das Varicella-Zoster-Virus (Windpocken).

Bakterien: einzellige Mikroorganismen. Sie können vielfältige Formen und Eigenschaften haben und in so ziemlich jeder Umgebung überleben, auch im und auf dem menschlichen Körper. Gegen bakterielle Infektionen werden Antibiotika eingesetzt, doch manche Bakterienstämme sind mittlerweile antibiotikaresistent und daher schwierig zu behandeln. Zu einer solchen Situation kann es auf natürliche Art kommen, aber auch durch übermäßige Verabreichung von Antibiotika.

Pilze: Pilze findet man einfach überall, doch von den Millionen Pilzarten sind lediglich etwa 300 als Krankheitserreger bekannt. Verbreitete Pilze sind Trichophyton rubrum (Hautpilz) und Trichophyton mentagrophytes (Fußpilz).

Parasiten: Organismen, die sich wie winzige Tierchen verhalten. Sie leben in oder auf einem Wirt und ernähren sich von ihm. Zwar sind parasitäre Infektionen in tropischen und subtropischen Regionen stärker verbreitet, sie können aber überall vorkommen.

DIE ORGANE

Die Organe des Immunsystems befinden sich im gesamten Körper:

- Haut und Schleimhäute
- Lymphknoten und Lymphgefäße
- Milz
- Thymus
- Knochenmark
- Mandeln und Rachenmandeln

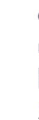

Haut
Die Haut ist die erste Verteidigungslinie des Körpers gegen Krankheitserreger. Sie bildet eine Barriere zur Abwehr von Eindringlingen und produziert Öle, die zu deren Abtötung beitragen können. Eine zweite Hürde sind die Schleimhäute: weiche und feuchte Auskleidungen in Körperpartien wie Mund, Nase, Darmausgang und Atemwegen. Manche produzieren Schleim – eine klebrige Substanz, die Bakterien, Viren und Parasiten einfängt und Zellen und Proteine enthält, die diese angreifen und zerstören.

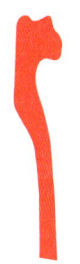

Knochenmark
Dies ist die weiche Substanz im Knocheninneren, ein wichtiger Teil des Immunsystems. Es produziert Stammzellen, die sich zu vielfältigen verschiedenen Zellen entwickeln, auch zu Zellen des Immunsystems wie Neutrophile, Monozyten, dendritische Zellen und Makrophagen sowie zu adaptiven Immunzellen wie B- und T-Zellen. Zudem bildet es rote Blutkörperchen, die den Sauerstoff im Körper transportieren, und Blutplättchen, die für die Blutgerinnung notwendig sind.

Blutkreislauf
Im Blutkreislauf werden die Immunzellen transportiert: Sie kreisen beständig im Körper und halten Ausschau nach Krankheitserregern. Eine Blutprobe kann zeigen, ob Probleme mit der Immunabwehr vorliegen, zum Beispiel, ob Sie zu viel oder zu wenig weiße Blutkörperchen haben.

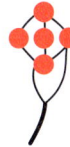

Lymphatisches System
Dies ist ein Netz aus Gefäßen und Geweben. Es enthält eine nicht zelluläre Flüssigkeit, die Lymphe, sowie Hunderte kleiner Drüsen, die Lymphknoten. In ihnen »lernen« die T-Zellen, eindringende Organismen zu erkennen und zu zerstören. Die Lymphknoten helfen auch, Viren, Bakterien und Krebszellen herauszufiltern, damit die Immunzellen sie zerstören.

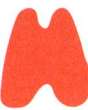

Thymus
Dieses kleine Organ befindet sich an der Vorderseite der Luftröhre und wird als lymphatisches Organ eingestuft. Es birgt die im Knochenmark gebildeten T-Zellen und »lehrt« sie, zwischen normalen Körperzellen und potenziell schädlichen körperfremden, in den Körper eindringenden Zellen zu differenzieren.

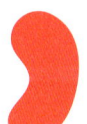

Milz
Die Milz ist eine große Gewebemasse in der linken Körperhälfte, unterhalb des Brustkorbs. Sie hilft, das Blut zu filtern und Informationen aus dem Blutkreislauf zu verarbeiten; zugleich ist sie ein Speicherort für Blutplättchen und weiße Blutkörperchen. Manche Immunzellen, zum Beispiel B-Zellen, vermehren sich in der Milz.

ORGANE DES IMMUNSYSTEMS

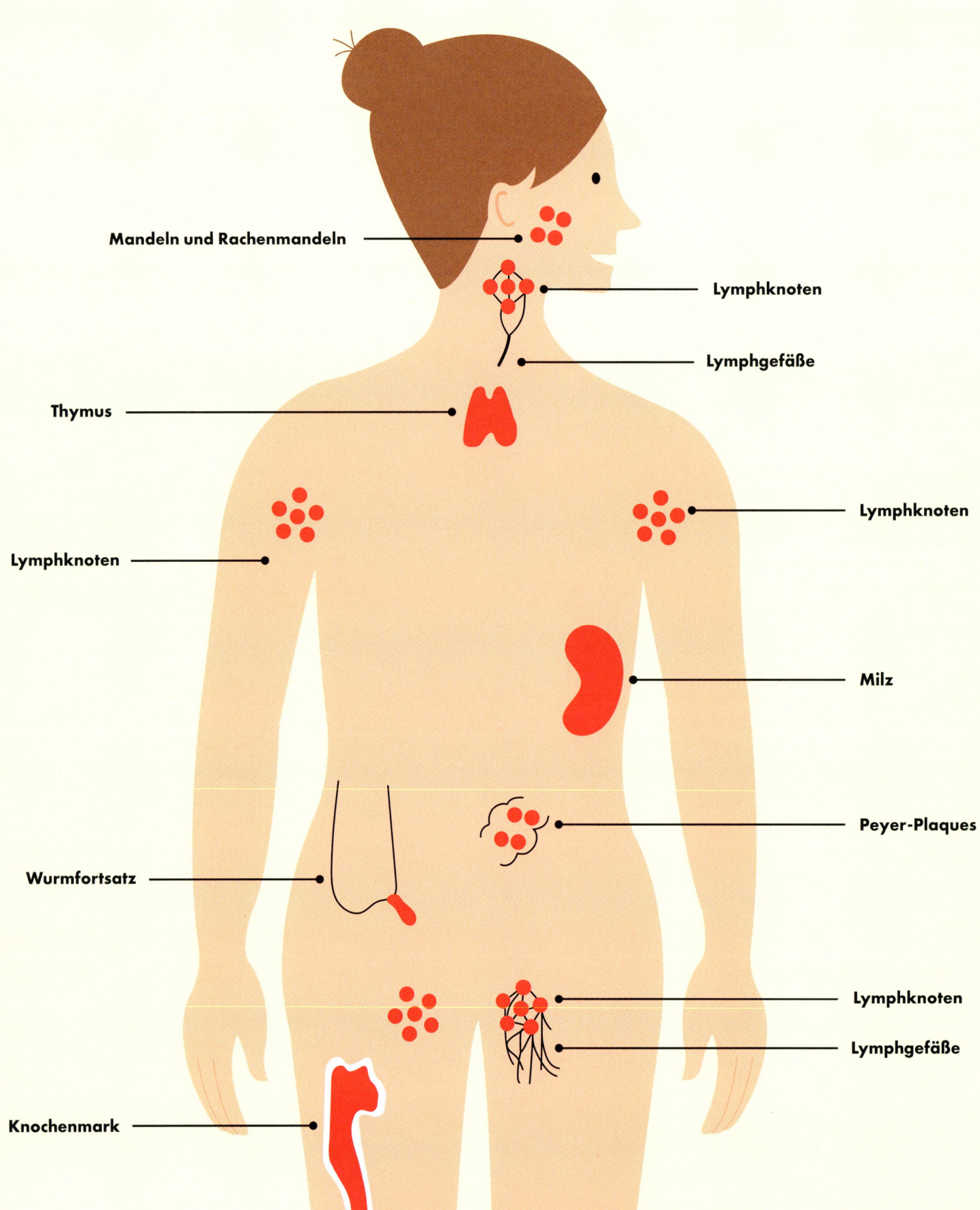

DIE ZELLEN IM IMMUNSYSTEM

Im Immunsystem gibt es mehrere Zellarten. Sie arbeiten zusammen, um Infektionen und andere Krankheiten zu bekämpfen. Diese Zellen identifizieren, markieren und zerstören Krankheitserreger, die entweder in den Körper hineingelangen oder sich im Körper entwickeln. Zu den wichtigsten Immunzellen gehören:

LYMPHOZYTEN

Dies sind weiße Blutkörperchen. Sie werden im Knochenmark gebildet und befinden sich im Blut und im Lymphgewebe. Sie produzieren Antikörper, um Infektionen zu bekämpfen und Viren und andere Krankheitserreger anzugreifen. Es gibt zwei Hauptarten von Lymphozyten, und zwar T-Zellen und B-Zellen.

T-ZELLEN

Die T-Zellen entstehen im Knochenmark, sie begeben sich jedoch in ein Organ namens Thymus und entwickeln sich dort zur Reife. Sie greifen Krankheitserreger direkt an, benötigen aber die Hilfe anderer Zellen, um sie zu erkennen. Sobald sie aktiviert sind, dehnen sie sich aus und beginnen, sich zu teilen. Dann setzen sie chemische Stoffe frei, die den Krankheitserreger, der ihnen signalisiert wurde, zerstören. Manche dieser Zellen bilden eine »Erinnerung« an den Erreger aus – wenn er wieder in den Körper eindringt, können sie schnell auf ihn reagieren.

Das Immunsystem beinhaltet außerdem auch regulatorische T-Zellen (TRegs), die andere T-Zellen beobachten. Bei Bedarf stoppen sie die T-Zellen in ihrer Arbeit, sodass verhindert wird, dass das Immunsystem unnötig aktiviert wird.

B-ZELLEN

B-Zellen stellen chemische Stoffe her, die sogenannten Antikörper. Antikörper sind besondere Proteine. Sie binden sich an Moleküle mit der Bezeichnung Antigene, die man auf der Oberfläche von Krankheitserregern findet, und kennzeichnen sie als »Todeskandidaten«. Antikörper gehören zu einer großen Familie chemischer Stoffe mit dem Namen Immunglobuline. Sie haben verschiedene Aufgaben bei der Immunantwort (Beispiele für Immunglobuline: IgA, IgD, IgE, IgG und IgM).

Wenn eine B-Zelle ein Antigen erkennt, haftet sie sich an dessen Oberfläche an. Die B-Zelle verändert sich daraufhin in eine Plasmazelle und diese wiederum erzeugt Antikörper, die dieses bestimmte Antigen ins Visier nehmen. Die Antikörper aktivieren auch andere Immunabwehrmechanismen, zum Beispiel regen sie Zellen dazu an, den Krankheitserreger zu zerstören.

Jede B-Zelle produziert eine bestimmte Art Antikörper. Experten gehen davon aus, dass B-Zellen Millionen verschiedene Antigene erkennen können, auch diejenigen, die nie zuvor in den Körper gelangt sind, und sogar vom Menschen gemachte Antigene. Eine weitere Lymphozytenart wird als natürliche Killerzelle (oder NK-Zelle) bezeichnet. Wie Killer-T-Zellen setzt sie chemische Stoffe frei, um verschiedene Arten von körperfremden Zellen anzugreifen.

PHAGOZYTEN

Auch Phagozyten zählen zu den weißen Blutkörperchen und können Viren, Bakterien und andere schädigende Organismen sowie normale, nicht mehr nützliche Körperzellen töten. Zu den verschiedenen Phagozytenarten gehören:

MAKROPHAGE

Diese Zellen heißen zunächst Monozyten, entwickeln sich aber zu den sogenannten Makrophagen. Dies bedeutet auf Griechisch »große Esser«. Sie kommen im Blutkreislauf und in Geweben vor und können Bakterien verspeisen und zersetzen. Und nicht nur das: Makrophage zeigen anderen Immunzellen an, wo sie ein Problem finden. Außerdem recyceln sie tote Zellen, zum Beispiel rote Blutkörperchen, und beseitigen andere Zell-Reststoffe.

Monozyten können sich auch zu dendritischen Zellen entwickeln, die den B- und T-Zellen helfen. Sie »zeigen« ihnen Antigene, sodass die B- und T-Zellen die Erreger angreifen können, an die sich die Antigene angeheftet haben.

NEUTROPHILE

Neutrophile gehören zu den Immunzellen namens Granulozyten (andere Beispiele sind Basophile – oder Mastzellen – und Eosinophile). Sie befinden sich im Knochenmark. Wie die Makrophagen zirkulieren sie im Blut, halten nach Problemen Ausschau und »fressen« Bakterien.

ZYTOKINE

Zytokine sind Proteine oder chemische Botenstoffe, durch die Komponenten des Immunsystems miteinander kommunizieren können. Zu den verschiedenen Zytokintypen im Immunsystem gehören Interleukine, Interferone und Wachstumsfaktoren. Manche Zellen setzen am Ort einer Verletzung oder Infektion Zytokine frei. Diese senden anderen Zellen Signale, damit sie helfen, den Schaden zu beheben oder einen Krankheitserreger zu bekämpfen. Andere (wie Interleukin 2) senden Botschaften ans Immunsystem, damit es T-Zellen bildet.

WIE ARBEITET DAS IMMUNSYSTEM?

Wenn der Körper fremde Stoffe (sogenannte Antigene) wahrnimmt, arbeitet das Immunsystem daran, die Antigene zu erkennen und sich ihrer zu entledigen. Antigene sind Stoffe (normalerweise Proteine) auf der Oberfläche von Zellen, Viren, Pilzen oder Bakterien. Auch nicht lebende Substanzen wie Toxine, chemische Stoffe, Medikamente und körperfremde Teilchen (zum Beispiel ein Splitter) können Antigene sein.

WIE WIR ANTIKÖRPER BILDEN

B-Lymphozyten werden zur Bildung von Antikörpern (auch Immunglobuline genannt) angeregt. Diese Proteine haften sich an bestimmte Antigene an. Normalerweise bleiben die gebildeten Antikörper im Körper, für den Fall, dass wir denselben Erreger noch einmal bekämpfen müssen. Deswegen erkrankt man normalerweise kein zweites Mal an einer Krankheit wie zum Beispiel Windpocken.

So beugt man einigen Krankheiten mit Immunisierungen (Impfungen) vor. Bei einer Immunisierung wird der Körper so mit einem Antigen konfrontiert, dass ein Mensch nicht erkrankt, der Körper aber zur Bildung von Antikörpern bewegt wird. Diese schützen die Person zukünftig vor Angriffen des Erregers.

Antikörper können ein Antigen zwar erkennen und sich an ihm festsetzen, aber sie können es nicht ohne Hilfe bekämpfen. Das ist die Aufgabe der T-Zellen (S. 117). Sie zerstören die von Antikörpern markierten Antigene oder infizierte bzw. irgendwie veränderte Zellen (manche T-Zellen heißen deswegen »Killerzellen«). T-Zellen geben zudem anderen Zellen (beispielsweise den Phagozyten) das Signal, ihre Aufgabe zu übernehmen.

ANTIKÖRPER KÖNNEN AUSSERDEM

- Toxine neutralisieren, die von verschiedenen Organismen gebildet werden,
- eine Gruppe von Proteinen (die sogenannten Komplementärproteine) aktivieren, die zum Immunsystem gehören. Komplementärproteine helfen, Bakterien, Viren oder infizierte Zellen zu töten.

Diese spezialisierten Zellen und Teile des Immunsystems bieten dem Körper Schutz vor Krankheiten. Dieser Schutz heißt Immunität.

DREI ARTEN DER IMMUNITÄT

Angeborene Immunität
Alle Menschen kommen mit einer angeborenen (oder natürlichen) Immunität auf die Welt, einer Art generellem Schutz. Die Haut fungiert zum Beispiel als Barriere, die Keime daran hindert, in den Körper zu gelangen. Das Immunsystem erkennt, wenn gewisse Eindringlinge körperfremd sind und gefährlich sein könnten.

Adaptive Immunität
Die adaptive (oder aktive) Immunität entfaltet sich im Laufe unseres Lebens. Wir entwickeln sie, wenn wir Krankheiten ausgesetzt sind und durch Impfungen gegen sie immunisiert werden.

Passive Immunität
Sie wird von einer anderen Quelle »geliehen« und hält für kurze Zeit. Die Antikörper in der Muttermilch verleihen einem Baby beispielsweise vorübergehend Immunität gegen Krankheiten, denen die Mutter ausgesetzt war.

ARTEN DER IMMUNITÄT

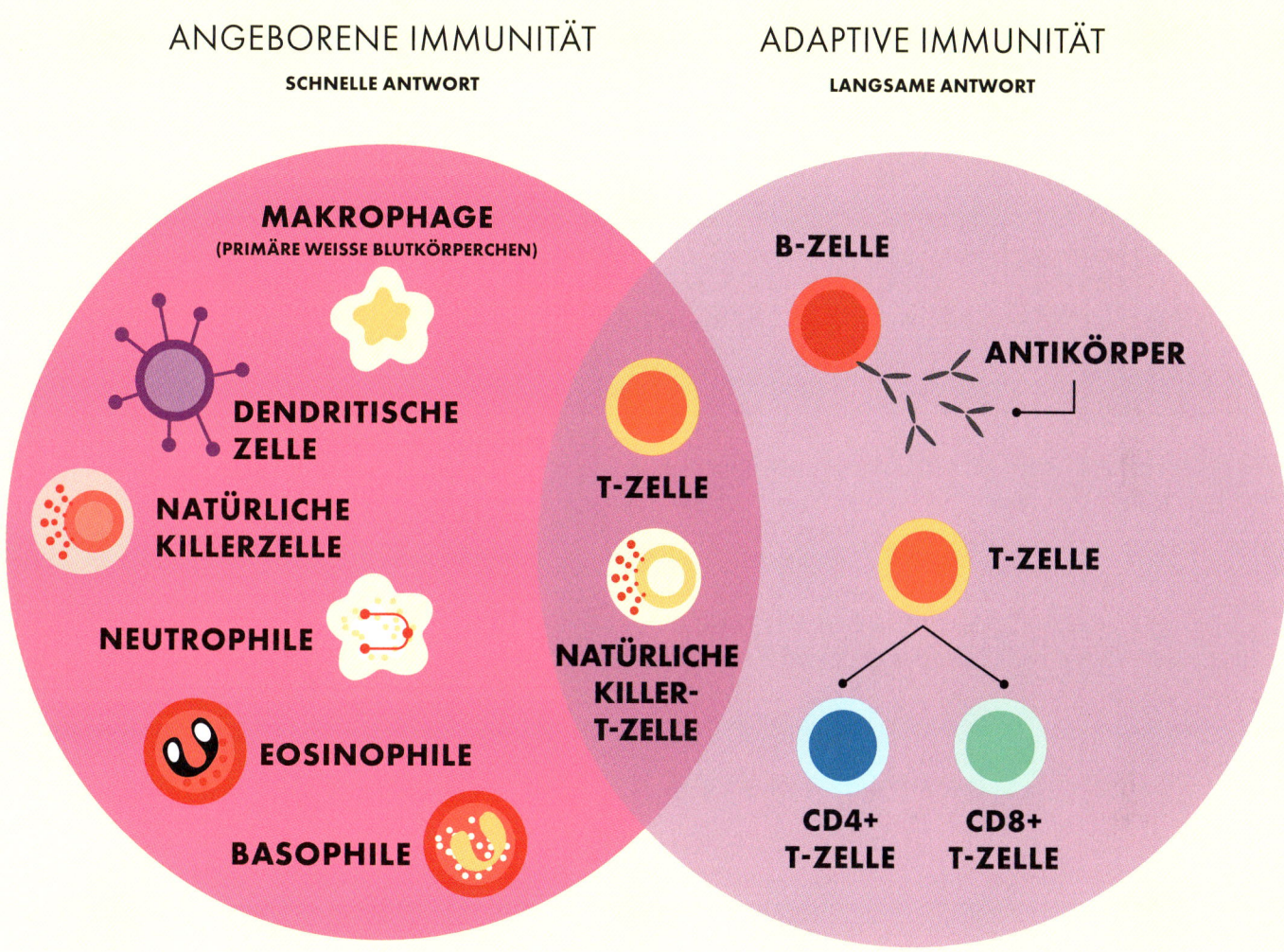

Makrophage: Diese weißen Blutkörperchen erkennen, vertilgen und zerstören Fremdkörper wie Bakterien.

Dendritische Zelle: Diese Zellen fungieren als Botschafter zwischen dem angeborenen und dem adaptiven Immunsystem.

Natürliche Killerzelle: spielt eine Rolle bei der Immunität gegen Viren.

Neutrophile: weißes Blutkörperchen, das verletztes Gewebe heilt.

Eosinophile/Basophile: Eosinophile Zellen stoppen die Infektion und fördern die Entzündung, während basophile Zellen helfen, die Funktion des Immunsystems aufrechtzuerhalten.

T-Zellen: Diese Lymphozytenart agiert als »Killerzellen« und aktiviert zudem andere Immunzellen.

B-Zellen: Dies sind Lymphozyten, die genauso wichtig sind wie T-Zellen – sie bekämpfen Bakterien und Viren, indem sie Antikörper bilden, die spezifisch für das betreffende Bakterium oder den betreffenden Virus sind. Sie können sich an die Oberfläche der eindringenden Zelle anhaften und sie markieren, damit sie von anderen Immunzellen zerstört wird.

CD4-Zellen und CD8-Zellen: CD4-Zellen sind »Helferzellen« denn sie lösen die Reaktion des Körpers auf Infektionen aus. CD8-Zellen spielen den Part der »Killerzellen«. Sie produzieren Antikörper, die bei der Bekämpfung von Viren helfen.

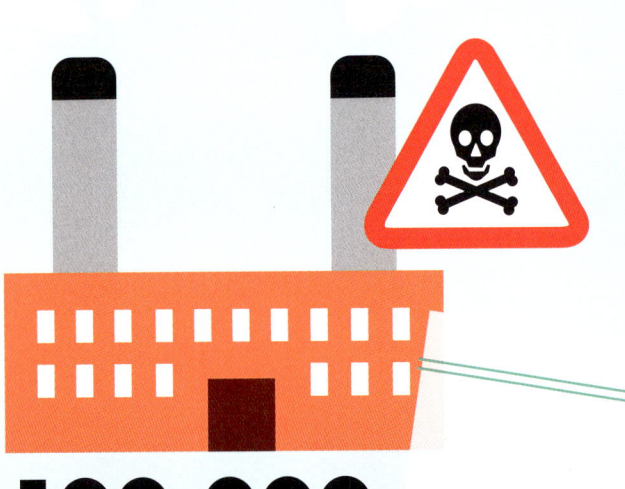

30 %
Anzahl der Erwachsenen in Deutschland, die nicht genug Vitamin D haben.

25 %
Anzahl der Erwachsenen, die in Deutschland als fettleibig eingestuft werden.

100.000
Anzahl der unterschiedlichen toxischen Chemikalien, denen wir täglich ausgesetzt sein können.

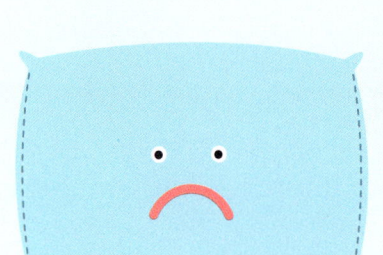

1 VON 2
Anzahl der Erwachsenen, die nicht genug schlafen.

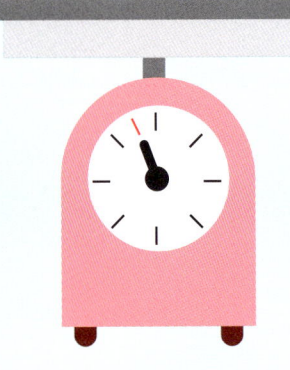

42 %
Anzahl der Erwachsenen in Deutschland, die sich nicht genug bewegen.

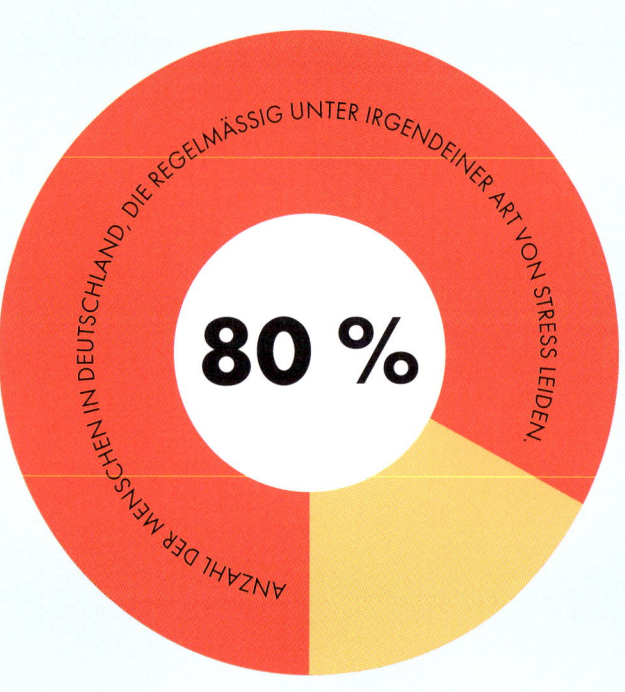

80 % — ANZAHL DER MENSCHEN IN DEUTSCHLAND, DIE REGELMÄSSIG UNTER IRGENDEINER ART VON STRESS LEIDEN.

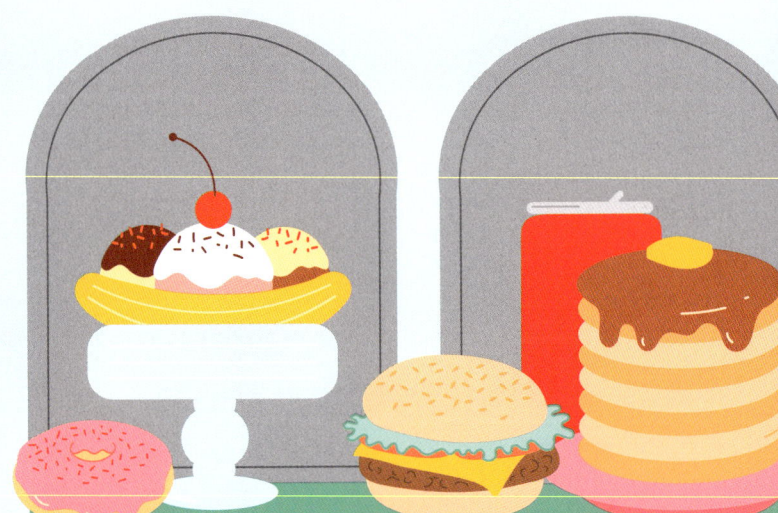

11 MILLIONEN
Anzahl der Todesfälle weltweit, die mit schlechter Ernährung in Verbindung gebracht werden.

Quellen siehe S. 191

WIE ENTSTEHT EIN UNGLEICHGEWICHT IM IMMUNSYSTEM?

Chronische Erkrankungen oder Autoimmunerkrankungen sind die offensichtlichsten Risikofaktoren für ein Ungleichgewicht im Immunsystem. Unsere täglichen Entscheidungen in Bezug auf den Lebensstil können einer Infektion allerdings auch Tür und Tor öffnen. Nachstehend eine Liste der Faktoren, die unser Immunsystem irritieren und ein Ungleichgewicht erzeugen können.

CHRONISCHER STRESS
Psychischer Stress kann die angeborenen Immunzellen (die körpereigenen Vorkämpfer, die Substanzen freisetzen, um körperfremde Eindringlinge abzutöten) aktivieren. Steht man nun chronisch unter Stress, kann dies die angeborenen Immunzellen (S. 15) übermäßig anregen, was wiederum andere Komponenten des Immunsystems unterdrückt, die für die Kontrolle von Viren zuständig sind.

SCHLAFMANGEL
Durch Schlafmangel können die angeborenen Immunzellen übermäßig aktiviert und zugleich die antivirale Aktivität verringert werden.

VITAMIN-D-MANGEL
Eine unzureichende Vitamin-D-Zufuhr wird mit anormalen Immunantworten und einem erhöhten Risiko für Autoimmunerkrankungen oder Infektionen der oberen Atemwege in Verbindung gebracht.

TOXISCHE SUBSTANZEN
Ist man toxischen Substanzen wie Blei und Arsen ausgesetzt, so kann dies zur Folge haben, dass bestimmte Komponenten des Immunsystems unterdrückt oder überaktiviert werden.

MANGELNDE ODER ÜBERMÄSSIGE KÖRPERLICHE AKTIVITÄT
Bewegungsmangel oder übermäßiger Sport können das Immunsystem aus dem Gleichgewicht bringen.

SCHLECHTE ERNÄHRUNG
Eine falsche Ernährung oder das Fehlen eines oder mehrerer Nährstoffe kann die Bildung und die Aktivität von Immunzellen und Antikörpern beeinträchtigen.

STARKES ÜBERGEWICHT
Fettleibigkeit wird mit geringgradiger chronischer Entzündung in Verbindung gebracht. Fettgewebe bildet Adipozytokine, die Entzündungsprozesse fördern können.

ALTER
Mit dem Älterwerden kann die Effizienz unserer inneren Organe nachlassen; an der Immunabwehr beteiligte Organe wie Thymus oder Knochenmark bilden weniger Immunzellen als zur Infektionsbekämpfung benötigt.

DIE FEINDE UNSCHÄDLICH MACHEN
Ein gesundes, effizientes Immunsystem hat viele Feinde und man kann sie nicht alle meiden. Aber man kann einige ausschalten und so die eigenen Chancen verbessern, wenn das nächste Mal ein Angreifer vor der Tür steht.

WIE WIR UNSER IMMUNSYSTEM SCHÜTZEN

Bevor wir uns den Schritten zuwenden, mit denen wir unseren Lebensstil und die Ernährung ändern können, wollen wir unser Augenmerk darauf richten, was wir als Schutz ganz einfach im täglichen Leben tun können. Gute Hygiene etwa ist ganz besonders wichtig und lässt sich im Alltag problemlos beachten.

GUTE HYGIENE

Händewaschen ist mit der beste Schutz gegen die Infektion mit einem Krankheitserreger. Bekanntermaßen ist dies auch eine wichtige Empfehlung als Schutz vor dem Virus, der Covid-19 hervorruft, denn diese Erreger werden leicht von einer Person zur anderen verbreitet, wenn beispielsweise eine infizierte Person eine Oberfläche berührt und jemand anderes kurz danach diese Fläche auch berührt und den Erreger zu Augen, Nase oder Mund befördert.

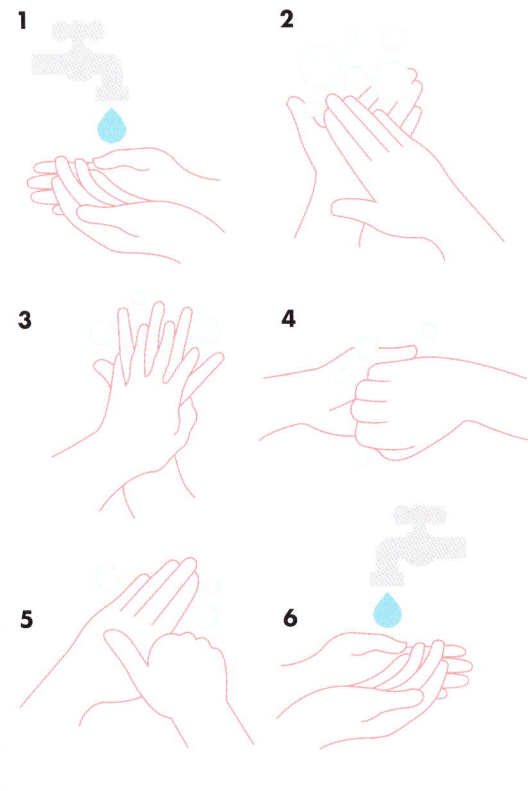

Um sicherzugehen ist es gut, sich in folgenden Situationen die Hände zu waschen oder mit einem Mittel zu desinfizieren, das mindestens 60 Prozent Alkohol enthält:

- vor, während und nach der Zubereitung von Essen,
- vor dem Essen,
- vor und nach der Pflege einer Person, die an Durchfall oder Erbrechen leidet,
- vor und nach dem Behandeln eines Schnittes oder einer Wunde,
- nach dem Toilettengang,
- nach dem Wickeln eines Babys,
- nach dem Naseputzen, Husten oder Niesen,
- nachdem man ein Tier, Tierfutter oder tierische Abfälle berührt hat,
- nach dem Hantieren mit Tiernahrung oder Leckerlis,
- nach dem Berühren von Müll oder Müllbehältern.

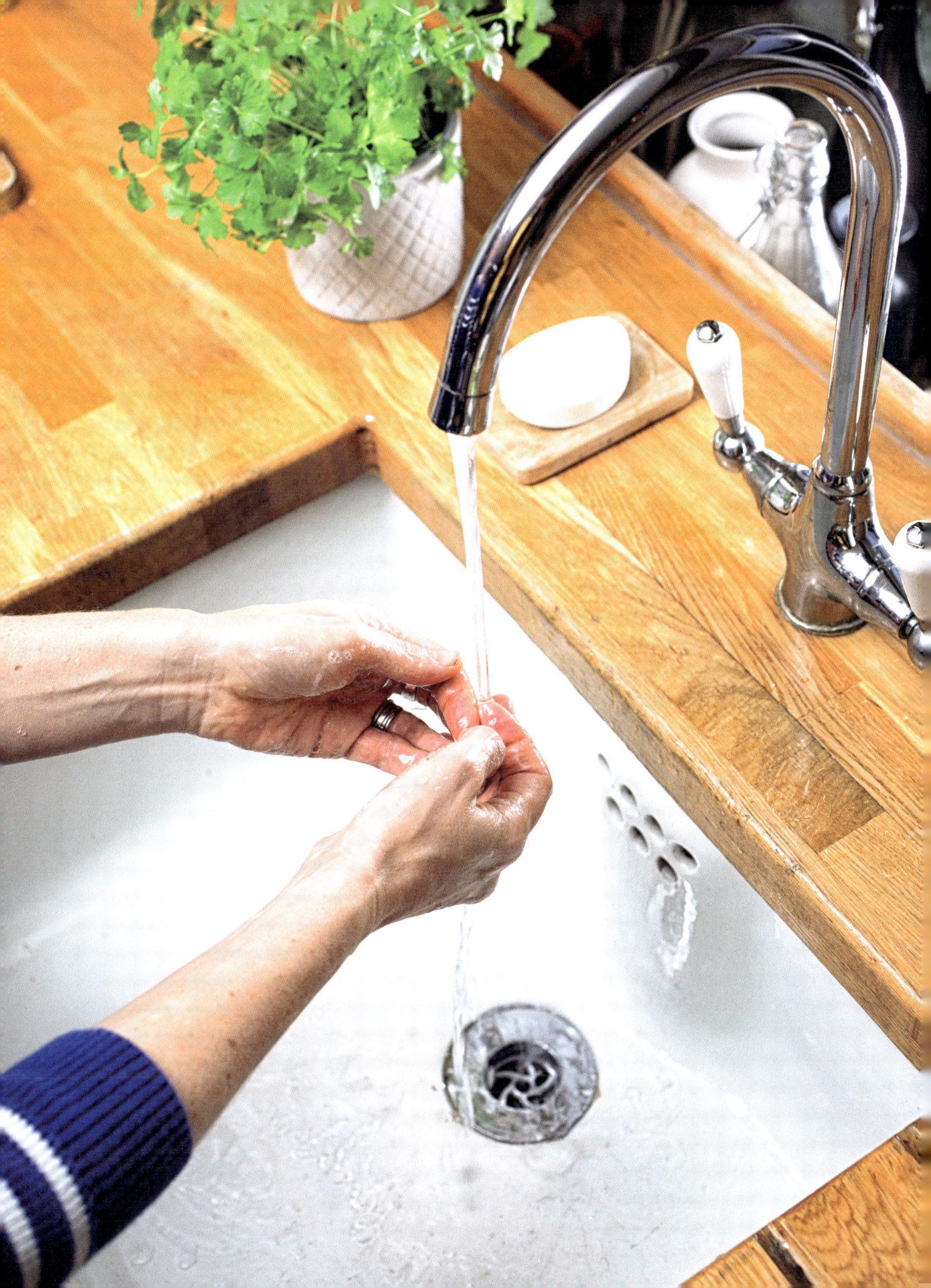

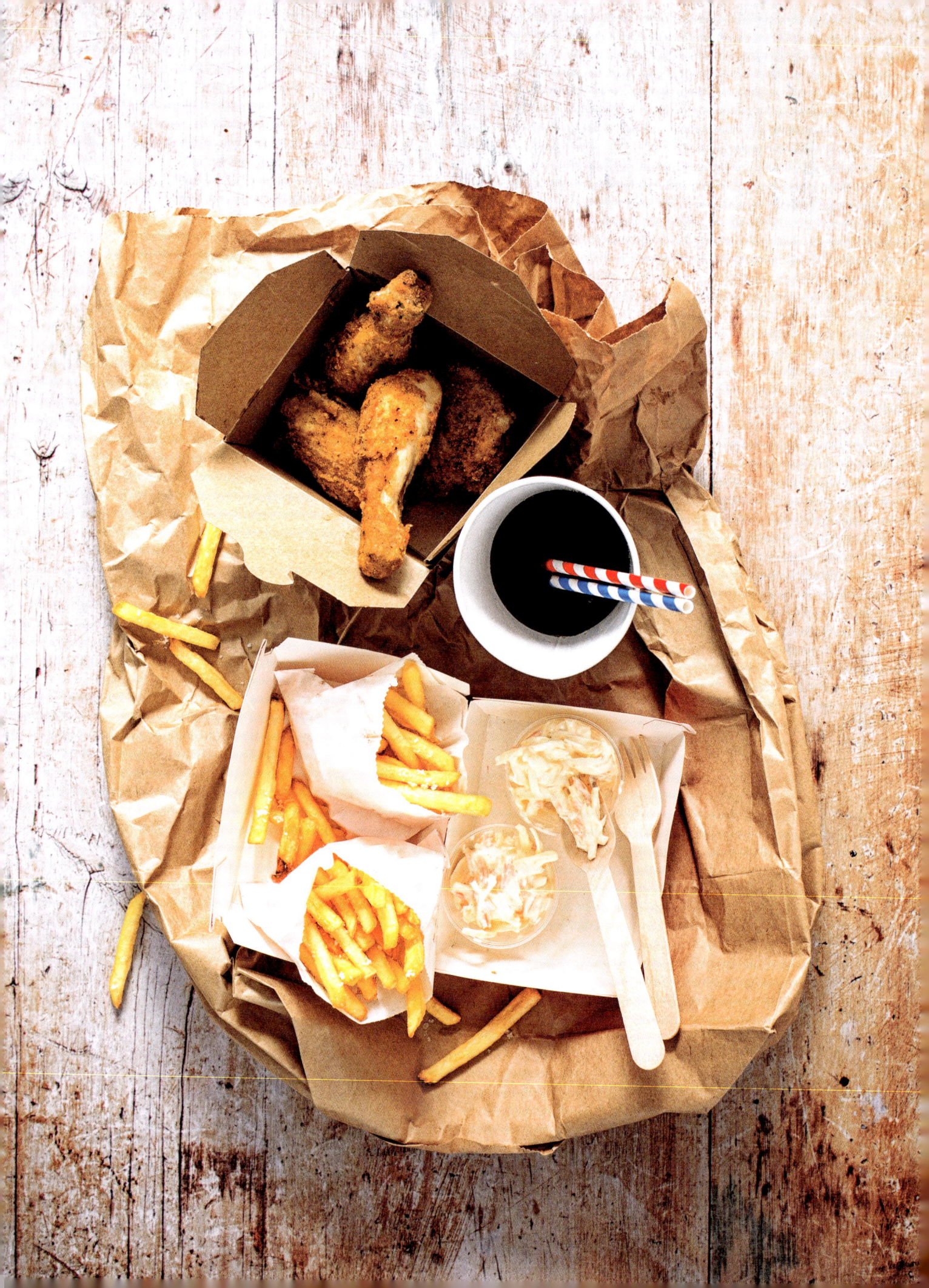

DER FEIND IN DER WESTLICHEN ERNÄHRUNG

Lassen Sie uns nun einen Blick auf unseren westlichen Ernährungsstil werfen und prüfen, inwiefern er unser Immunsystem unterstützt und stärkt. Welche schlechten Angewohnheiten haben wir angenommen und wie können wir bessere entwickeln?

WAS IST SCHLECHTE ERNÄHRUNG?
Schlechte Ernährung beschreibt man am besten so: Man bekommt aus dem Essen nicht alle für eine gute Gesundheit wichtigen Nährstoffe und isst Produkte, die mit der Zeit zu Übergewicht führen und das Wohlbefinden beeinträchtigen. Zu Problemen kann es kommen durch:

- zu viel Salz,
- zu wenig Obst und Gemüse,
- den ungenügenden Verzehr von Nüssen und Saaten,
- zu wenig Omega-3-Fettsäuren,
- zu wenig Ballaststoffe,
- zu viel Zucker,
- zu viel verarbeitetes Fleisch.

Eine schlechte Ernährung kann das Immunsystem schwächen. Essen ist Medizin, und die Vitamine und Nährstoffe, die wir unserem Körper zuführen, spielen eine große Rolle dabei, unser Immunsystem stark zu erhalten.

VERZEHR VON STARK VERARBEITETEN SPEISEN UND GETRÄNKEN
Statt vollwertiger, nahrhafter Lebensmittel nehmen viele Menschen heute ein Übermaß an stark verarbeiteten Speisen und Getränken zu sich und etablieren so eine schlechte, ungesunde Ernährung.

Stark verarbeitete Speisen und Getränke sind heute das größte Problem in der westlichen Ernährung, da sie bei vielen Menschen einen großen Teil des Speiseplans ausmachen.

Zu den stark verarbeiteten Speisen und Getränken gehören im Wesentlichen alle industriell hergestellten Fertigprodukte mit fünf oder mehr Zutaten, zu denen normalerweise Zucker, ungesunde Öle und Salz zählen. Ballaststoffe, Vitamine und Mineralstoffe sind dagegen Mangelware. Limonaden, Eiscreme, Süßwaren, industriell hergestelltes Brot und Brötchen, Margarine, viele Aufstriche, Frühstücksmüslis und »Frucht«joghurts sind nur ein paar Beispiele dafür.

Da diese Lebensmittel von der Lebensmittelindustrie absichtlich so entwickelt wurden, dass sie wenig kosten und ausgesprochen gut schmecken, werden sie gerne und viel verzehrt. Darüber hinaus können sie süchtig machen und regen unter Umständen den Appetit an. In extremen Fällen essen Menschen ausschließlich solche verarbeiteten Lebensmittel und keinerlei empfehlenswerte Alternativen. Eine mangelhafte Nährstoffversorgung ist dann die Folge.

Für die Gesundheit und die Funktionsfähigkeit der Immunzellen ist es aber wichtig, im Rahmen einer abwechslungsreichen Ernährung ausreichend Nährstoffe zu sich zu nehmen. Eine einseitige und nährstoffarme Ernährung – zum Beispiel mit stark verarbeiteten Lebensmitteln – kann sich negativ auf das Immunsystem auswirken. Es wird angenommen, dass eine westliche Ernährung mit viel raffiniertem Zucker und rotem Fleisch sowie wenig Obst und Gemüse die gesunden Mikroorganismen im Darm schädigen kann. Dies führt zu chronischen Entzündungen im Darm und damit verbunden zu einer geschwächten Immunität. Beschäftigen wir uns also als Nächstes mit dem Darm ...

> **CHRONISCHE ERKRANKUNGEN**
> 80 Prozent der chronischen Erkrankungen sind auf den Lebensstil zurückzuführen und im Zusammenhang mit Umweltfaktoren zu sehen. Und in puncto Lebensstil ist eine schlechte Ernährung der wichtigste Faktor. Sie ist heute für mehr Erkrankungen und Todesfälle verantwortlich als Bewegungsmangel, Rauchen und Alkohol zusammen. Die Zahl der Todesfälle aufgrund von suboptimaler Ernährung wird derzeit auf weltweit 11 Millionen pro Jahr geschätzt.

DAS DARMMIKROBIOM VERBESSERN

In unserem Darm leben sehr viele Mikroorganismen, die gemeinhin als Darmmikrobiota bezeichnet werden. Es sind etwa 38 Billionen Mikroorganismen – mindestens so viele Zellen, wie wir im ganzen Körper haben. Ihr kollektives Genom, das Darmmikrobiom, enthält 150 Mal so viele Gene wie das menschliche Genom. Natürlich musste unser Körper einen Weg finden, wie er mit so vielen Gästen zurechtkommt.

SYMBIOTISCHE BEZIEHUNG

Unser Körper hat mit unseren Mikroorganismen eine Beziehung zu beiderseitigem Wohl entwickelt, die Symbiose. Dies ist ein Begriff aus der Biologie. Er beschreibt alle Möglichkeiten der engen biologischen Interaktion zwischen zwei verschiedenen Arten, die zusammenleben. Die Wissenschaft fängt gerade erst an, das Ausmaß dieses wechselseitigen Einflusses zu enträtseln, doch es ist schon heute klar, wie stark sich diese Beziehung auf unsere Gesundheit und das Gleichgewicht in unserem Körper auswirkt. Wissenschaftliche Forschungen belegen, dass das Darmmikrobiom eine Schlüsselfunktion bei der Immunantwort des Körpers innehat.

WIE VIEL IMMUNSYSTEM STECKT IM DARM?

Unser Immunsystem hat sich zusammen mit einer vielfältigen Darmflora entwickelt, und dies nicht nur, um eine Verteidigung gegen Krankheitserreger aufzubauen, sondern auch, um eine Toleranz für nützliche Mikroorganismen zu erzielen. In der Folge haben Immunsystem und Darmmikrobiota eine Wechselbeziehung etabliert, in der sie sich gegenseitig regulieren und kooperieren, um einander zu unterstützen. Die Tatsache, dass 70 bis 80 Prozent aller Immunzellen des Menschen in unserem Darm leben, im sogenannten darmassoziierten lymphatischen Gewebe (GALT), zeigt dies deutlich.

Abgesehen vom Mikrobiom befinden sich auch die Körperzellen, die diese Prozesse durchführen, im Darm. Dieses Gewebe ist auf vielerlei Art und Weise an den Aktivitäten im Darm beteiligt:

- Es erhöht die Durchlässigkeit des Darms als Reaktion auf ein besonderes Lebensmittel (Leaky Gut),
- es provoziert eine Schädigung der Schleimhäute im Darm, zum Beispiel bei Zöliakie oder einer Lebensmittelallergie.

KÖNNEN PROBIOTISCHE LEBENSMITTEL UNSERE DARMFLORA VERBESSERN?

Die Wissenschaft hat herausgefunden, dass probiotische Lebensmittel bei manchen Erkrankungen in Zusammenhang mit der Immunantwort hilfreich sein können, zum Beispiel bei Allergien, Ekzemen und Virusinfektionen. Bestimmte Stämme können die Funktion von Immunzellen im Darm und an anderen Orten im Körper regulieren.

Da probiotische Nahrungsergänzungsmittel über den Mund aufgenommen werden, ist es wichtig, dass die enthaltenen Bakterien Verdauungssäfte und Gallenflüssigkeit in Magen und Darm überleben, damit sie sich vermehren und einnisten können. Viele in Supermärkten und Drogerien erhältliche Probiotika sind jedoch nicht entsprechend getestet worden. Machen Sie sich also schlau, bevor Sie ein probiotisches Nahrungsergänzungsmittel auswählen. Ein hochwertiges Probiotikum sollte den Magentrakt intakt durchlaufen und in den Darm gelangen können, wo die Nährstoffe aufgenommen werden.

VIELFÄLTIGE BAKTERIEN SIND AM BESTEN

Probiotische Nahrungsergänzungsmittel enthalten normalerweise nur wenige verschiedene Bakterientypen. Auch wenn sie an sich sehr gut sind, stimmen viele Experten jedoch darin überein, dass Vielfalt für die Darmflora entscheidend ist. Je mehr Bakterienfamilien sich in Ihrem Darm befinden, umso gesünder werden Sie wahrscheinlich sein.

Da zwischen Darm und Immunsystem eine so enge Beziehung besteht, wird alles, was Sie für die Darmgesundheit tun, auch Ihr Immunsystem stärken und umgekehrt.

DREI WEGE ZU EINER BESSEREN DARMFLORA (MIKROBIOM)

1. BALLASTSTOFFE ESSEN

Mikroorganismen im Darm ernähren sich von Ballaststoffen. Nehmen Sie bei jeder Mahlzeit Ballaststoffe zu sich, um das Verdauungssystem gesund zu erhalten. Füllen Sie Ihren Teller mit einer breiten Palette aus Gemüse in verschiedenen Farben. Empfehlenswerte Lebensmittel: Beeren, Kiwis, Bohnen, Linsen, Zwiebeln, Knoblauch, Nüsse und Saaten.

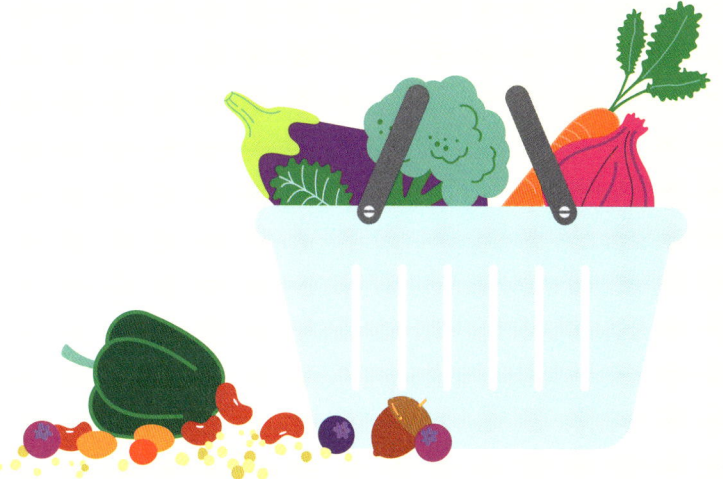

2. FERMENTIERTE LEBENSMITTEL KONSUMIEREN

Fermentierte Lebensmittel enthalten mehr probiotische Bakterien als probiotische Nahrungsergänzungsmittel. Ein gesunder Stuhlgang ist ein Zeichen für einen gesunden Darm. Empfehlenswerte Lebensmittel: Joghurt mit Lebendkulturen, fermentiertes Gemüse, Sauerkraut, Kimchi, unverarbeiteter Apfelessig, Tempeh, Miso, Kombucha-Tee und Kefir.

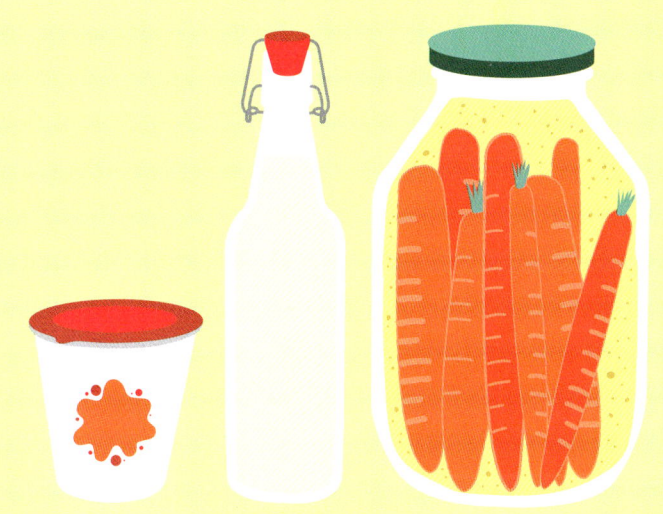

3. INTERVALLFASTEN

Wird bis zu 16 Stunden nichts gegessen, kann der Darm sich selbst heilen und erholen. Die Nacht zählt dabei mit, versuchen Sie daher, früh zu Abend zu essen und am nächsten Tag etwas später zu frühstücken.
Unser Darm und unser Immunsystem sind so sehr miteinander verknüpft, dass man den einen nicht ohne das andere unterstützen kann und umgekehrt. Viele Rezepte in diesem Buch fördern die Darmgesundheit, was wiederum eine Stärkung des Immunsystems zur Folge hat. Wer den Darm pflegt, pflegt auch das Immunsystem.

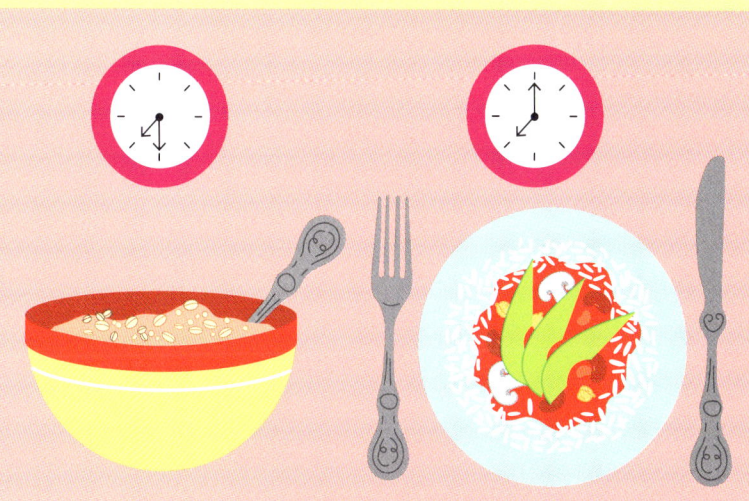

EMPFOHLENE LEBENSMITTEL
PROTEINE, KOHLENHYDRATE UND FETTE

Was wir essen, wirkt sich auf unsere Gedanken, unser Verhalten, unsere Stimmung und unsere Laune aus und auch auf unsere Fähigkeit, sportliche Leistung zu erbringen, zu entspannen und zu schlafen. Es betrifft Hormone, Haut, Blut, Organe, Knochen und Muskeln. Erfahren Sie nun, welche Nahrungsmittel empfehlenswert sind und wie sie die Immunabwehr stärken.

NAHRUNGSMITTEL FÜR EIN STARKES IMMUNSYSTEM

Auch unser Immunsystem ist von der Versorgung mit Nahrung abhängig – folglich hängt seine Stärke von der Qualität des Essens ab. Für den Aufbau eines starken Immunsystems braucht man:

60 % Kohlenhydrate
Hauptsächlich vollwertige Lebensmittel, darunter andere Getreidearten als Weizen sowie viel Obst und Gemüse

20 % Fett
Vor allem essenzielle Fettsäuren aus Nüssen, Saaten und Fisch

20 % Protein
Hochwertiges Protein, das alle Aminosäuren liefert.

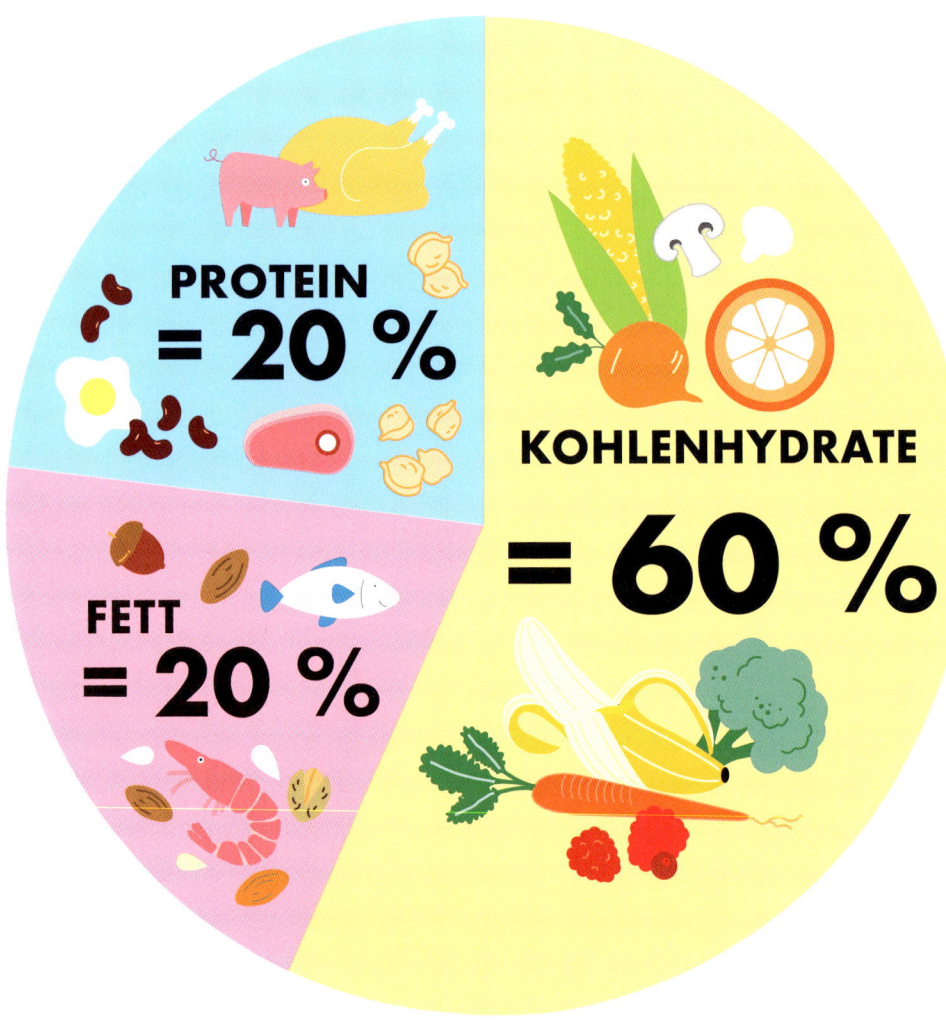

WAS SIND PROTEINE?

Proteine sind große Moleküle, die unsere Zellen brauchen, damit sie korrekt arbeiten können. Hormone, Enzyme, Neurotransmitter, Immunzellen und Antikörper werden aus Proteinen gebildet. Sie bestehen aus Aminosäuren und steuern so grundsätzliche Funktionen wie Gedächtnis, Schlaf, Stimmung, Energielevel, Entspannung, Anspannung und Art und Weise der Immunantwort.

Wie Proteine unser Immunsystem beeinflussen

In der Forschung hat sich gezeigt, dass eine schlechte Versorgung mit Proteinen vielfältige unerfreuliche Auswirkungen auf das Immunsystem haben kann. Eine unzureichende Proteinversorgung ist in der Tat womöglich ein wichtiger Faktor in der Serokonversion bei HIV (der Prozess, in dessen Verlauf eine Person mit direktem Kontakt zum HI-Virus mit diesem infiziert wird). Studien haben belegt, dass ein Mangel an hochwertigem Protein zum Abbau von Immunzellen, zur Unfähigkeit des Körpers, Antikörper zu bilden, und zu anderen Problemen rund um die Immunabwehr führen kann. Zusätzlich haben Tierversuche bewiesen, dass das Immunsystem schon erheblich beeinträchtigt werden kann, wenn die Zufuhr von geeigneten Proteinen um nur 25 Prozent gesenkt wird.

Aminosäuren und Proteine

Protein besteht aus den 20 Aminosäuren, die der Körper zum Wachsen und Heilen benötigt, und manche dieser Aminosäuren sind für die Immunabwehr offenbar besonders wichtig. Die Aminosäuren Glutamin und Arginin beispielsweise werden wegen ihrer Fähigkeit, das Immunsystem anzuregen, vor Operationen bei Patienten innerhalb einer Ernährungstherapie eingesetzt. Interessanterweise kann nicht nur ein Mangel dieser Aminosäuren das Immunsystem schädigen – ein Ungleichgewicht im Verhältnis der Aminosäuren untereinander kann die Immunantwort ebenfalls beeinträchtigen.

Immunfreundliche, hochwertige Proteine sind enthalten in:

- vielerlei Hülsenfrüchten und Linsen (in luftdichten Behältern an einem kühlen Ort aufbewahren),
- Nüssen und Saaten,
- Milchprodukten und Milch,
- Eiern,
- Fisch,
- Hähnchen,
- Vollkorngetreide.

Es ist wichtig, sich für hochwertige Proteine zu entscheiden und Mahlzeiten mit einem vollständigen Aminosäurenprofil zu verzehren – sie liefern alle essenziellen Aminosäuren, die der Körper braucht. Ein gutes Aminosäurenprofil erhält man zum Beispiel durch eine Mahlzeit mit Hülsenfrüchten und Vollkorngetreide.

Wie viel Protein braucht man am Tag?

Ein Mensch benötigt durchschnittlich 0,8 g Protein pro Kilogramm Körpergewicht. Dieser Wert kann je nach Grad der körperlichen Aktivität, dem Gesundheitszustand und der Körperzusammensetzung variieren. Um die Proteinaufnahme zur Stärkung der Immunität zu erhöhen, sollten Sie möglichst bei jeder Mahlzeit (einschließlich Snacks) proteinreiche Nahrungsmittel essen.

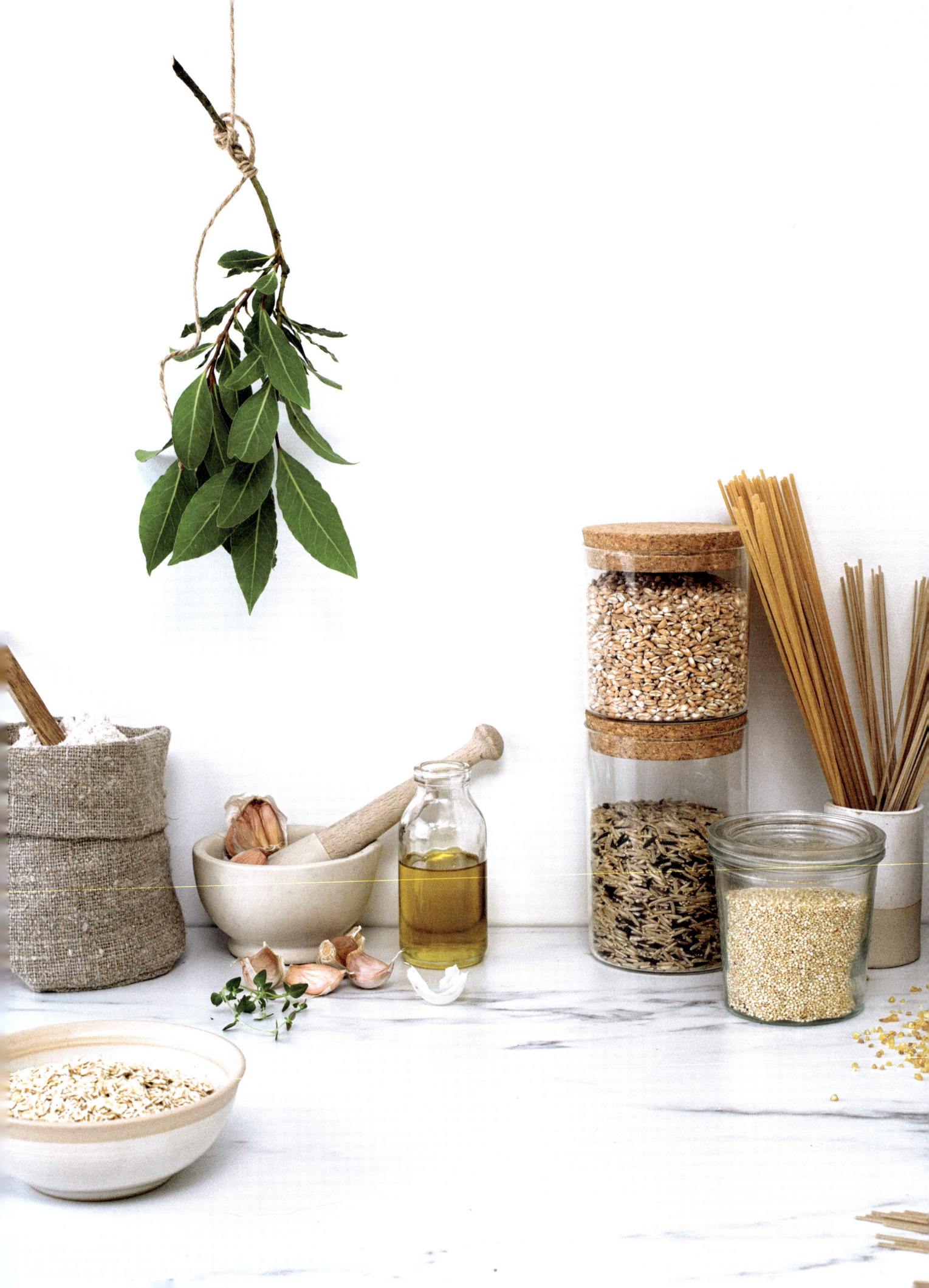

KOHLENHYDRATE

Getreide, Obst, Gemüse, Bohnen, Erbsen, Linsen, Nüsse und die meisten verarbeiteten Lebensmittel liefern Kohlenhydrate. Sie werden im Körper in einfache Zucker aufgebrochen und aus diesen wird Energie gewonnen.

Komplexe Kohlenhydrate wie zum Beispiel aus unraffinierten Nahrungsmitteln sind am besten, denn sie enthalten auch gleich die Nährstoffe, die für ihre Verwertung benötigt werden.

Stärke

Stärke zählt zu den komplexen Kohlenhydraten und wir nehmen sie über Getreide, Brot, Hülsenfrüchte und stärkehaltiges Gemüse wie Kartoffeln zu uns. Nudeln, Pizza, Gebäck, Kekse, Kuchen, Brot, Torten und viele Frühstücksmüslis werden aus Weizen hergestellt. Eine einseitige weizenbasierte Ernährung kann zu der verbreiteten Glutenallergie führen (Gluten ist ein Protein im Weizen). Wer weniger Weizen zu sich nimmt und bei Getreide variiert, macht seinem Immunsystem das Leben leichter.
Essen Sie doch stattdessen auch einmal Gerste, Haferflocken, Roggen, Reis, Mais oder Buchweizen.

ESSEN SIE ROHKOST

Es ist eine gute Angewohnheit, vor einer gekochten Mahlzeit etwas Rohkost zu verzehren. Das hilft dem Immunsystem, mit dem nachfolgenden gekochten Essen besser zurechtzukommen. Rohkost schont die Immunabwehr – vor einer gekochten Mahlzeit genossen, reduziert Rohkost die Zerstörung weißer Blutkörperchen.

Zucker

Zuckerarten wie etwa Glukose sind der Treibstoff für Gehirn, Muskeln und Immunsystem. Ist der Zuckerhaushalt im Ungleichgewicht (in der westlichen Ernährung häufig der Fall), kann dies zu einem Vitamin-B-Mangel führen. Stark verarbeitete Lebensmittel und Getränke enthalten raffinierten Zucker, die sogenannte Saccharose. Sie benötigt Nährstoffe für ihren Stoffwechsel und muss sie irgendwo abziehen. So werden lebenswichtige Vitamine wie das Vitamin B vergeudet. Verzichten Sie daher möglichst auf stark verarbeitete Speisen und Getränke.

Ballaststoffe

Vollwertige Lebensmittel und grünes Gemüse sind für unsere Bakterien wichtig. Sie wiederum halten uns innerlich rein und versorgen uns mit einem Bonus an B-Vitaminen, essenziellen Aminosäuren und Fetten. Ein sauberer Verdauungstrakt ist besser für das Immunsystem, denn Verstopfung kann dazu führen, dass sich Toxine ansammeln und in den Blutkreislauf aufgenommen werden.
Beispiele für Lieferanten löslicher Ballaststoffe, die gut für das Immunsystem sind:

- Haferkleie
- Gerste
- Nüsse
- Saaten
- Zitrusfrüchte
- Linsen
- Äpfel
- Erdbeeren
- Karotten

FETTE

Mit der richtigen Art von Fetten bleiben Zellmembranen stark, ohne sind sie schwach und angreifbarer. Die westliche Ernährung liefert normalerweise zu viel Fett, und zudem noch Fette, die nicht gut für uns sind.

Gesättigte Fette – hauptsächlich aus Fleisch und Milchprodukten – sind für den Körper nicht lebensnotwendig. Gute Fette werden vom Körper bestens aufgenommen, und einige Fette sind für eine gute Gesundheit absolut notwendig. Ohne sie könnten wir schlicht nicht funktionieren. Einfach ungesättigte Fette wie Olivenöl werden sehr gut verarbeitet.

Olivenöl nativ extra – ein gesundes Fett

Olivenöl nativ extra ist Bestandteil der mediterranen Ernährung und ein Grundnahrungsmittel für einige der gesündesten Populationen der Welt. Studien haben gezeigt, dass die Fettsäuren und Antioxidantien in Olivenöl einen großen gesundheitlichen Nutzen bieten können. Olivenöl weist geringe Mengen an Vitamin E und K auf und enthält das entzündungshemmende Oleocanthal.

Andere Öle wie Kokosöl und Avocadoöl, die einen hohen Rauchpunkt haben, sind ebenfalls relativ gesunde Öle und können zusammen mit Olivenöl verwendet werden. Olivenöl nativ extra wird am besten über Salate, Suppen und Toast geträufelt.

Omega-3-Fette statt Omega-6-Fette

Die Omega-3-Fettsäuren, die im Körper mithilfe der dreifach ungesättigten Fettsäure Alpha-Linolensäure gebildet werden, sind hinsichtlich ihrer Auswirkungen auf das Immunsystem und auf die Entzündungsreaktion untersucht worden. Ernährungsweisen mit wenig Omega-3-Fettsäuren werden mit chronischen Entzündungsbeschwerden und Autoimmunerkrankungen in Verbindung gebracht. Um einen günstigen Anteil der Omega-3-Fettsäuren im Körper zu erreichen, ist es wichtig, die Menge der Omega-6-Fettsäuren in der Ernährung zu reduzieren und die Menge der Omega-3-Fettsäuren zu erhöhen. Dies ist über eine Verringerung von Fleisch, Milchprodukten und verarbeiteten Nahrungsmitteln bei erhöhtem Verzehr von Omega-3-reichen Nahrungsmitteln zu erzielen. Dazu gehören: wild lebender Kaltwasserfisch wie Lachs, Leinsaat, Hanf und Kürbiskerne sowie die jeweiligen Öle, Walnüsse und grünes Blattgemüse wie Grünkohl und Schwarzkohl.

Weitere gesunde, fettreiche Nahrungsmittel

Avocado: Dieses fettreiche Nahrungsmittel enthält sehr viele einfach ungesättigte Fettsäuren, Ölsäure genannt. Sie wirkt entzündungshemmend. Köstlich in Salaten, Smoothies oder Dips.

Chiasamen: die besten pflanzenbasierten Omega-3-Quellen. Außerdem liefern sie Antioxidantien, Ballaststoffe, Protein, Eisen und Kalzium. Probieren Sie sie in Smoothies und über Nacht eingeweicht im Joghurt als köstliche Frühstückscreme.

Dunkle Schokolade: enthält eine gute Menge gesunder Fette und zudem Kalium, Kalzium und Magnesium. Die Schokolade sollte einen Kakaoanteil von mindestens 70 Prozent aufweisen.

Fette Fische: Fettreicher Fisch wie Thunfisch, Hering, Makrele, Lachs, Sardine und Forelle steckt voller Omega-3-Fettsäuren. Holen Sie sich Ideen in den Fischrezepten in diesem Buch.

Leinsaat: enthält sehr viele Omega-3-Fettsäuren und zugleich eine gesunde Portion Ballaststoffe. Sie lässt sich sehr gut in einen Smoothie mixen oder auf Joghurt oder jedes andere Frühstück streuen.

Nüsse: Mandeln, Paranüsse und Walnüsse sind reich an gesunden Fetten. Durch den Genuss verschiedener Nüsse bekommen Sie ein vielfältiges Nährstoffprofil. Bereiten Sie doch einfach einmal gemischte Nuss-Toppings vor und streuen Sie diese auf Suppen, Salate, Currys und Frühstücksgerichte.

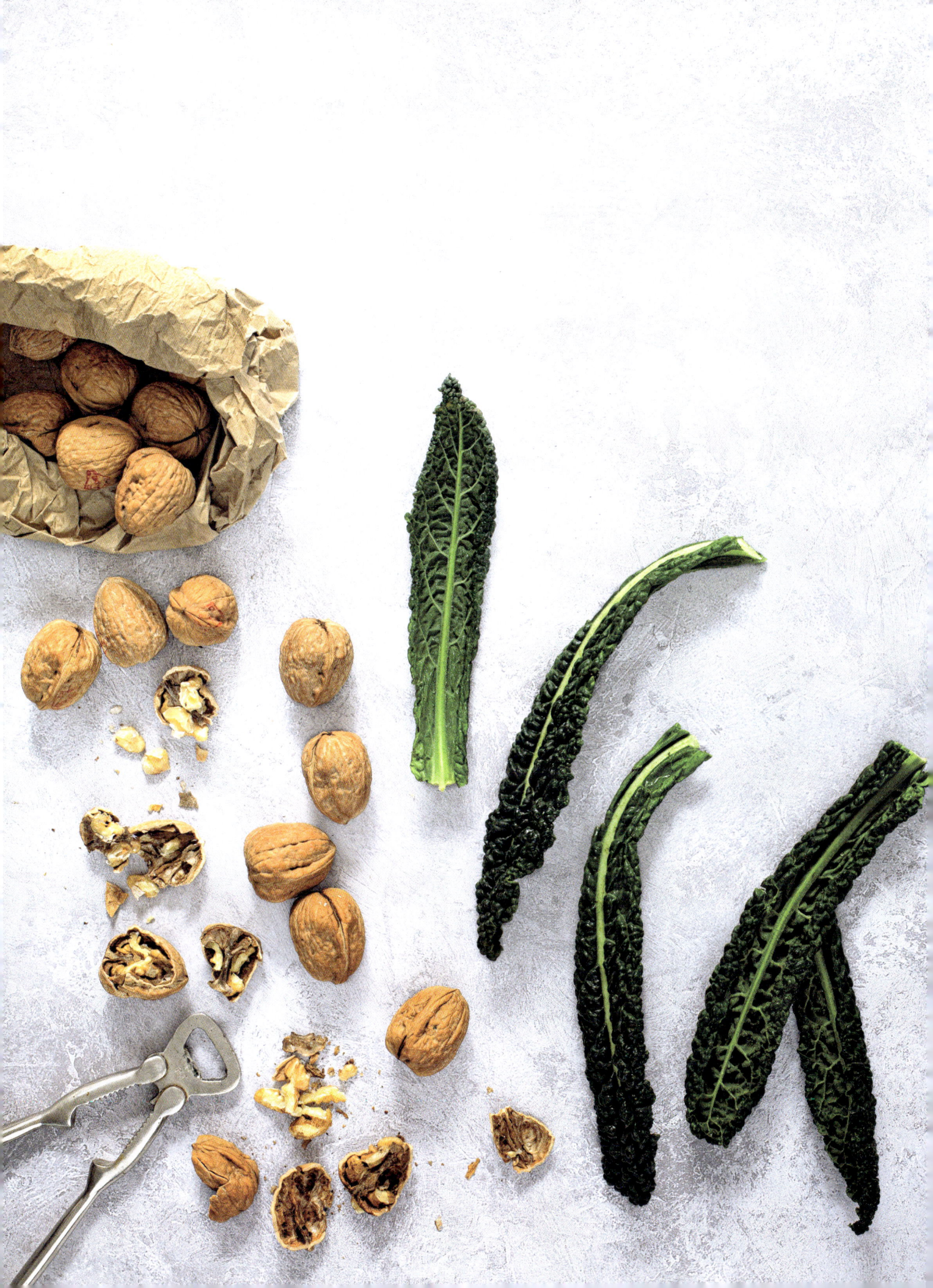

VITAMINE UND MINERALSTOFFE FÜR EINE BESSERE IMMUNFUNKTION

Ohne Mikronährstoffe würde das Immunsystem nicht korrekt arbeiten. Unser Körper braucht viele Vitamine und Mineralstoffe, um zu funktionieren, und einige unterstützen die Immunfunktion ganz besonders gut.

NAHRUNGSMITTEL IN ALLEN FARBEN DES REGENBOGENS ESSEN

Wenn wir bei jeder Mahlzeit eine farbenfrohe Bandbreite an Gemüse zu uns nehmen, bekommen wir die Vitamine, Mineralstoffe und sekundären Pflanzenstoffe, die für ein starkes Immunsystem unverzichtbar sind.

Nachstehend einige der lebenswichtigen Vitamine und Mineralstoffe, gewissermaßen die »Personenschützer« Ihres Immunsystems.

ZINK

Wichtig bei der Abwehr von Infektionen, gerade wenn wir älter werden, weil Zink für die Gesundheit der Thymusdrüse eine Rolle spielt. Diese bildet die T-Zellen zur Abtötung von Erregern.
Empfohlene Tageszufuhr: 10–15 mg

Nahrungsmittel: Austern – Haferflocken – Ingwer – Erdnüsse – Rindersteak – Eier – Butterbohnen – Lammkoteletts – Mandeln – Pekannüsse – Walnüsse – Spalterbsen – Sardinen – Paranüsse – Hähnchen – Buchweizen

SELEN

Selenmangel wird mit einer Verschlechterung der Immunfunktion in Zusammenhang gebracht. Selen spielt eine Rolle bei der Bildung von Zytokinen, also von Molekülen, die bei der Koordination des Immunsystems eine bedeutende Rolle spielen.
Empfohlene Tageszufuhr: 60–75 mg

Nahrungsmittel: Paranüsse – Apfelessig – Jakobsmuscheln – Hummer – Garnelen – roter Mangold – Hafer – Venusmuscheln – Krabben – Austern – Kabeljau – brauner Reis – Lammfleisch – Rüben – Knoblauch

VITAMIN C

Die erste Verteidigungslinie zur Abwehr von Keimen und Infektionen sind die Schleimhäute von Nase, Darm und Lungen. Wichtiger Baustein ist hier Kollagen. Vitamin C spielt eine wesentliche Rolle bei der Synthese von Kollagen. Ohne eine adäquate Vitamin-C-Zufuhr kann der Körper das Kollagen, das er für die Gesunderhaltung dieser Schleimhäute benötigt, nicht herstellen. Vitamin C unterstützt außerdem unsere Immunantwort auf Viren und Infektionen, indem es die Bildung von weißen Blutkörperchen, Enzymen und Antikörpern steigert – allesamt wichtige Faktoren in unserem Verteidigungssystem. Es wirkt ferner entzündungshemmend und als Antioxidans; dies ist bei der Begrenzung von Schäden durch freie Radikale wichtig, die bei einer Immunantwort freigesetzt werden.
Empfohlene Tageszufuhr: 40 mg

Nahrungsmittel: Kirschen – rote Paprikaschoten – Grünkohl – Petersilie – Blattkohl – Brokkoli – Lauch – Rosenkohl – Brunnenkresse – Blumenkohl – Rotkohl – Erdbeeren – Spinat – Orangen – Weißkohl – Zitronensaft – Grapefruit

VITAMIN A

Kann spezifische Teile des Immunsystems direkt ansprechen. Es unterstützt die Immunfunktion beispielsweise, indem es die Produktion und die Aktivität der Lymphozyten anregt. Diese greifen Eindringlinge an und unterstützen die Bildung von Proteinen, den sogenannten Antikörpern, die ihrerseits auch helfen, Infektionen abzuwehren.
Empfohlene Tageszufuhr: 600–700 µg

Nahrungsmittel: Kalbsleber – Hühnerleber – Karotten – Blattkohl – Grünkohl – Süßkartoffeln – Petersilie – Spinat – Mangold – Schnittlauch – Butternusskürbis – Brunnenkresse – Paprikaschoten – Cantaloupe-Melone – Butter – Chicorée – Aprikosen – Nektarinen

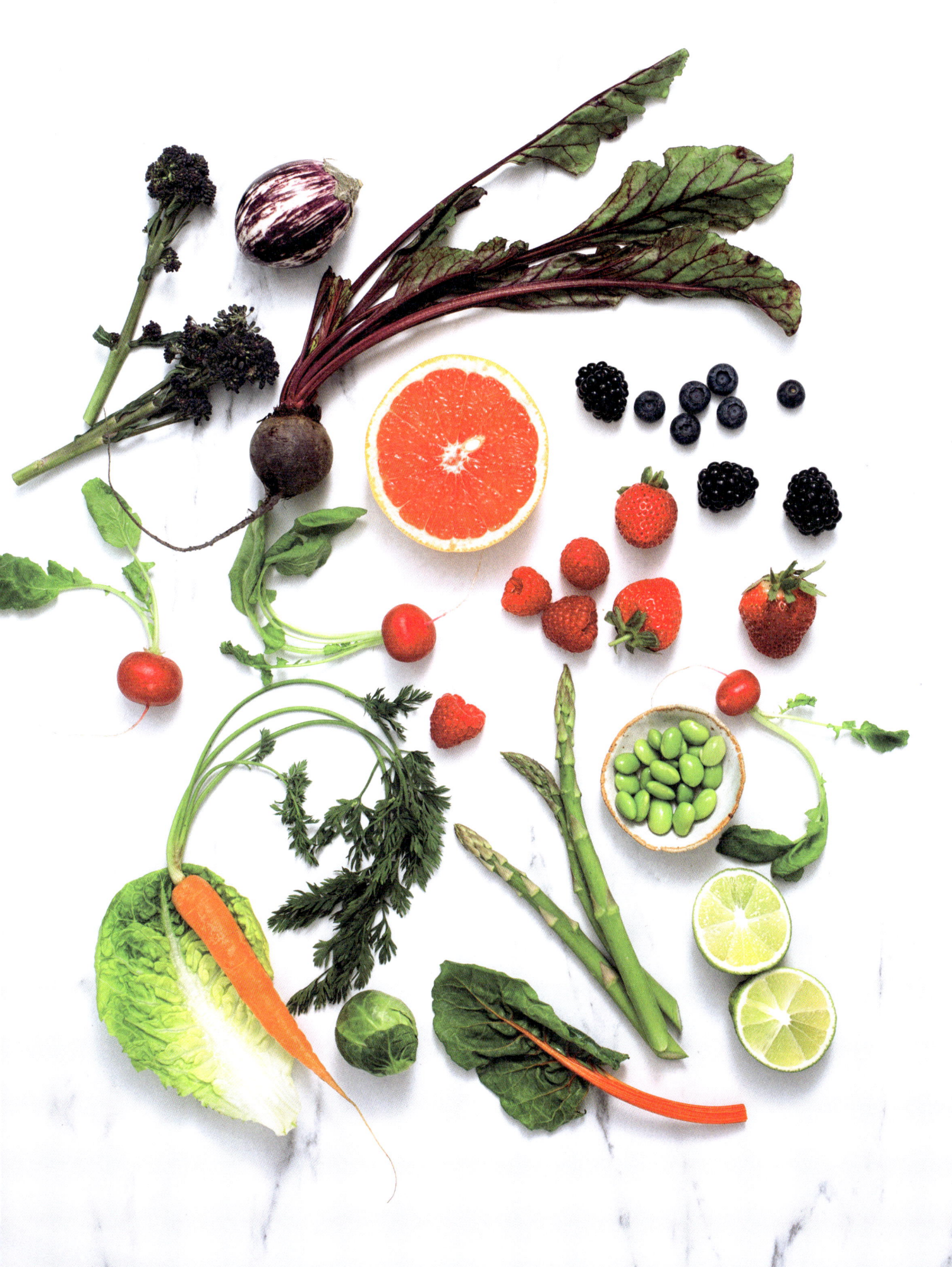

WIE MAN EINE ERKÄLTUNG MIT NATÜRLICHEN MITTELN AUSBREMST

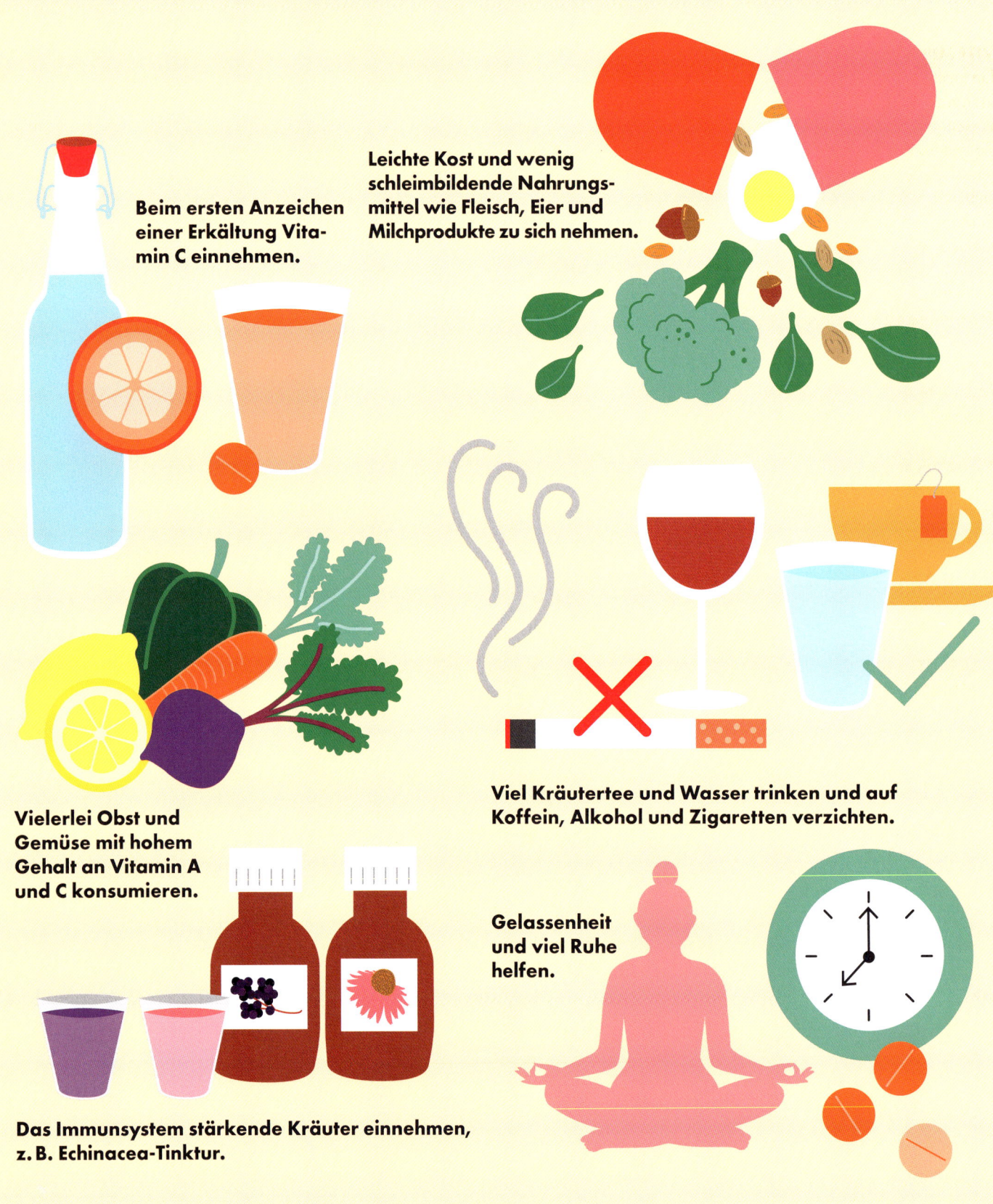

Beim ersten Anzeichen einer Erkältung Vitamin C einnehmen.

Leichte Kost und wenig schleimbildende Nahrungsmittel wie Fleisch, Eier und Milchprodukte zu sich nehmen.

Vielerlei Obst und Gemüse mit hohem Gehalt an Vitamin A und C konsumieren.

Viel Kräutertee und Wasser trinken und auf Koffein, Alkohol und Zigaretten verzichten.

Das Immunsystem stärkende Kräuter einnehmen, z. B. Echinacea-Tinktur.

Gelassenheit und viel Ruhe helfen.

VITAMIN E

Ein kraftvolles Antioxidans. Es hilft, Körperzellen zu schützen, indem es die Zellwände stärkt. Dieses Vitamin unterstützt zudem die Funktion der T-Zellen, indem es die Abwehr der Zellmembranen verbessert und Entzündungen reduziert. Sobald eine T-Zelle einen Krankheitserreger identifiziert hat, teilt sie sich immer wieder. Sie klont sich selbst in dem Versuch, den Eindringling zu überwältigen. Diese Immunantwort ist jedoch weniger wirkungsvoll, wenn eine hohe oxidative Belastung besteht, zum Beispiel, wenn man raucht, gestresst ist oder sich schlecht ernährt.

Empfohlene Tageszufuhr: 3-4 mg

Nahrungsmittel: Sonnenblumenkerne – Mandeln – Mandelmus – Erdnüsse – Erdnussmus – Olivenöl – Spinat – Spargel – Lachs – brauner Reis – Pekannüsse – Karotten

VITAMIN D

Zählt zu den wichtigsten Nährstoffen für das Immunsystem: Viele Immunzellen haben Vitamin-D-Rezeptoren. Offenbar kontrolliert es das Immunsystem, indem es T-Zellen dann aktiviert, wenn sie zum Bekämpfen einer Infektion gebraucht werden, jedoch verhindert, dass sie überreagieren. Zudem reguliert Vitamin D die Bildung von Entzündungszytokinen und hilft Immunzellen, sich an Antigene (Proteine auf der Oberfläche von Bakterien und Viren) zu binden. Über die Ernährung ist die Zufuhr begrenzt, Quellen sind hauptsächlich fettreicher Fisch, Eier und Pilze. Daher empfehlen Gesundheitsexperten, eine tägliche Ergänzung in Höhe von 10 μg zu erwägen, insbesondere in den Wintermonaten von Oktober bis März.

Empfohlene Tageszufuhr: 400 IE

VITAMIN B2 (RIBOFLAVIN)

Dieses Vitamin ist für die Gesunderhaltung der roten Blutkörperchen wichtig, die ihrerseits die Funktion des Immunsystems unterstützen. Außerdem hat es eine antioxidative Wirkung und arbeitet bei der Stärkung des Immunsystems gegen Infektionen mit.

Empfohlene Tageszufuhr: 1,1 - 1,3 mg

Nahrungsmittel: Eier – mageres Fleisch – Spinat – Grünkohl – Brunnenkresse – Brokkoli

---

SCHRITT FÜR SCHRITT: WIE MAN EINE ERKÄLTUNG MIT NATÜRLICHEN MITTELN AUSBREMST

- Greifen Sie beim ersten Anzeichen von Erkältungssymptomen zu Vitamin C. Rühren Sie 6 g Pulver in einen mit Wasser verdünnten Obstsaft ein und trinken Sie dies über den Tag verteilt.
- Nehmen Sie ergänzend andere immunstärkende Vitamine und Mineralstoffe ein (S. 32), insbesondere die Vitamine A und E, Selen und Zink.
- Wählen Sie leichte Kost, vorzugsweise Obst und Gemüse, darunter Nahrungsmittel mit viel Vitamin A und C: Karotten, Rote Bete, grüne Paprikaschoten und Zitrusfrüchte. Verzichten Sie auf schleimbildende und fette Nahrungsmittel wie Fleisch, Eier und Milchprodukte.
- Meiden Sie Alkohol, Zigaretten, Tee und Kaffee. Trinken Sie viel Wasser und Kräutertees.
- Stärken Sie das Immunsystem mit Kräutern (S. 36): zweimal täglich 15 Tropfen Echinacea-Tinktur und bei Grippe oder schwerer Erkältung viermal täglich 1 EL Holunderextrakt einnehmen.
- Ruhen Sie sich aus. Gehen Sie die Dinge langsam an und vermeiden Sie Stress. Entspannen Sie sich und schlafen Sie viel.
- Wenn Sie denken, die Erkältung sei vorüber, warten Sie 24 Stunden und verringern dann die Vitamin-C-Zufuhr auf dreimal täglich 1 g. Kehren Sie nach drei Tagen zum normalen Alltag zurück.

DIE IMMUNABWEHR MIT KRÄUTERN, BEEREN UND PILZEN STÄRKEN

Genauso wie Vitamine und Mineralstoffe können Kräuter, Beeren und Pilze eine wichtige Rolle im Immunsystem spielen, indem sie eine gesunde Reaktion auf Stress fördern und eine gute Immunabwehr unterstützen.

KRÄUTER, DIE DAS IMMUNSYSTEM HERVORRAGEND UNTERSTÜTZEN

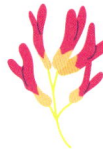

Tragant (Astragalus): Dieses Immunstimulans erhöht die Anzahl der weißen Blutkörperchen und regt die Bildung von Antikörpern an, wodurch der Körper Widerstandsfähigkeit gegen Viren und Bakterien aufbaut. Tragant scheint Immunzellen im Ruhezustand zu erhöhter Aktivität zu animieren. Nach der Einnahme zeigte sich ein Anstieg bei der Anzahl der Makrophagen. Die natürlichen Killerzellen sind zudem deutlich besser in der Lage, Eindringlinge zu bekämpfen.
Wird als Pulver oder Tee eingenommen.

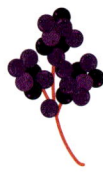

Holunderbeeren: Holunderbeeren sind besonders reich an Flavonoiden, vor allem an Anthozyanen, denen sie die tief violette Farbe verdanken. Diese Antioxidantien helfen, das Immunsystem stark und widerstandsfähig zu erhalten. Man geht auch davon aus, dass die winzigen Beeren antivirale Wirkstoffe enthalten, und diese Verbindungen sollen so stark sein, dass sie Viren deaktivieren. Viren können sich nicht selbst vermehren, sondern müssen dafür in eine gesunde Zelle hineingelangen. Pfiffigerweise sind sie mit sogenannten Hämagglutinin-Stacheln überzogen, die sie beim Durchdringen der Zellwand unterstützen. Holunderbeeren weisen in hoher Konzentration Bioflavonoide auf, die offenbar die Wirksamkeit dieses Enzyms verhindern, sodass Viren deaktiviert und unfähig gemacht werden, die Zellwand zu durchdringen und sich zu vermehren.
Wird als Holunderbeerenextrakt eingenommen.

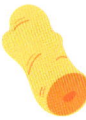

Curcumin: Eine Gruppe von Stoffen, die aus der Wurzel der Kurkumapflanze gewonnen werden. Die Pflanze wird seit Jahrtausenden als Gewürz und Heilkraut genutzt. Die Forschung hat gezeigt, dass Curcumin dabei helfen kann, bestimmte, zu Überaktivität neigende Teile des Immunsystems zu regulieren. Außerdem wurde herausgefunden, dass Curcumin die Anzahl der Darmbakterien erhöht und so die Darmgesundheit und folglich auch das Immunsystem verbessert.
Wird als Kapsel, als Pulver oder Tee eingenommen.

Echinacea: Diese Pflanze wird schon seit Langem als kraftvolles Stimulans für das Immunsystem mit bedeutendem therapeutischem Wert geschätzt. Es gilt als erwiesen, dass sie die Gefahr, sich eine Erkältung zuzuziehen, um bis zu 5 Prozent und deren Dauer um ein bis zwei Tage verringern kann (Quelle: The Lancet).
Wird als Kapsel oder Pulver eingenommen.

Knoblauch: Knoblauch zählt zu den effektivsten natürlichen antimikrobiellen Mitteln. Er regt die Bildung weißer Blutkörperchen an und wirkt gegen eine große Bandbreite von Bakterien, Pilzen, Parasiten und Viren. Trotz der Entwicklung moderner Antibiotika und einem besseren Verständnis der Mikrobiologie gilt Knoblauch bei vielen MedizinerInnen noch immer als Mittel der Wahl bei Infektionskrankheiten.
Empfohlen wird 1 Zehe pro Tag. Gekocht oder roh verzehren.

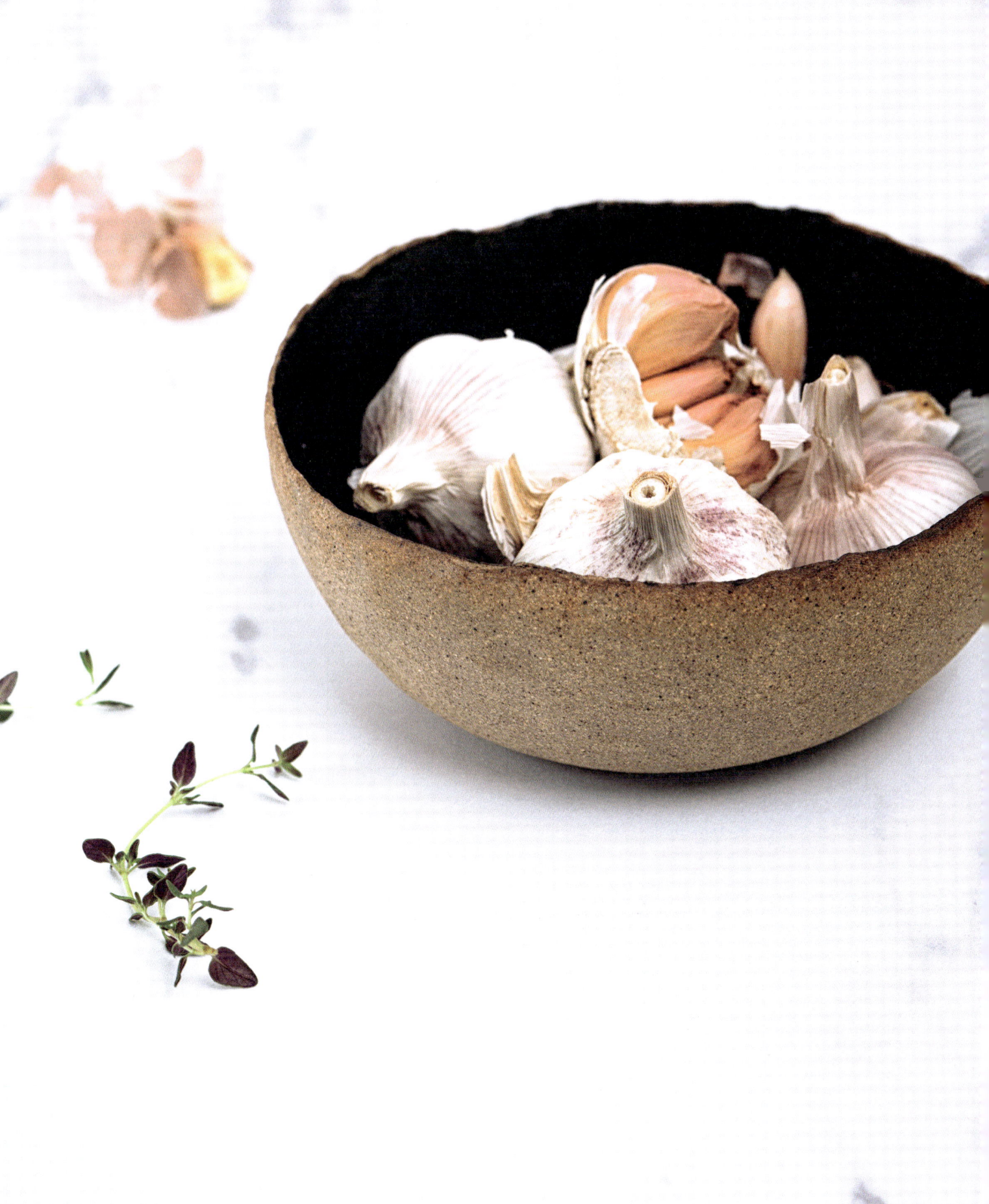

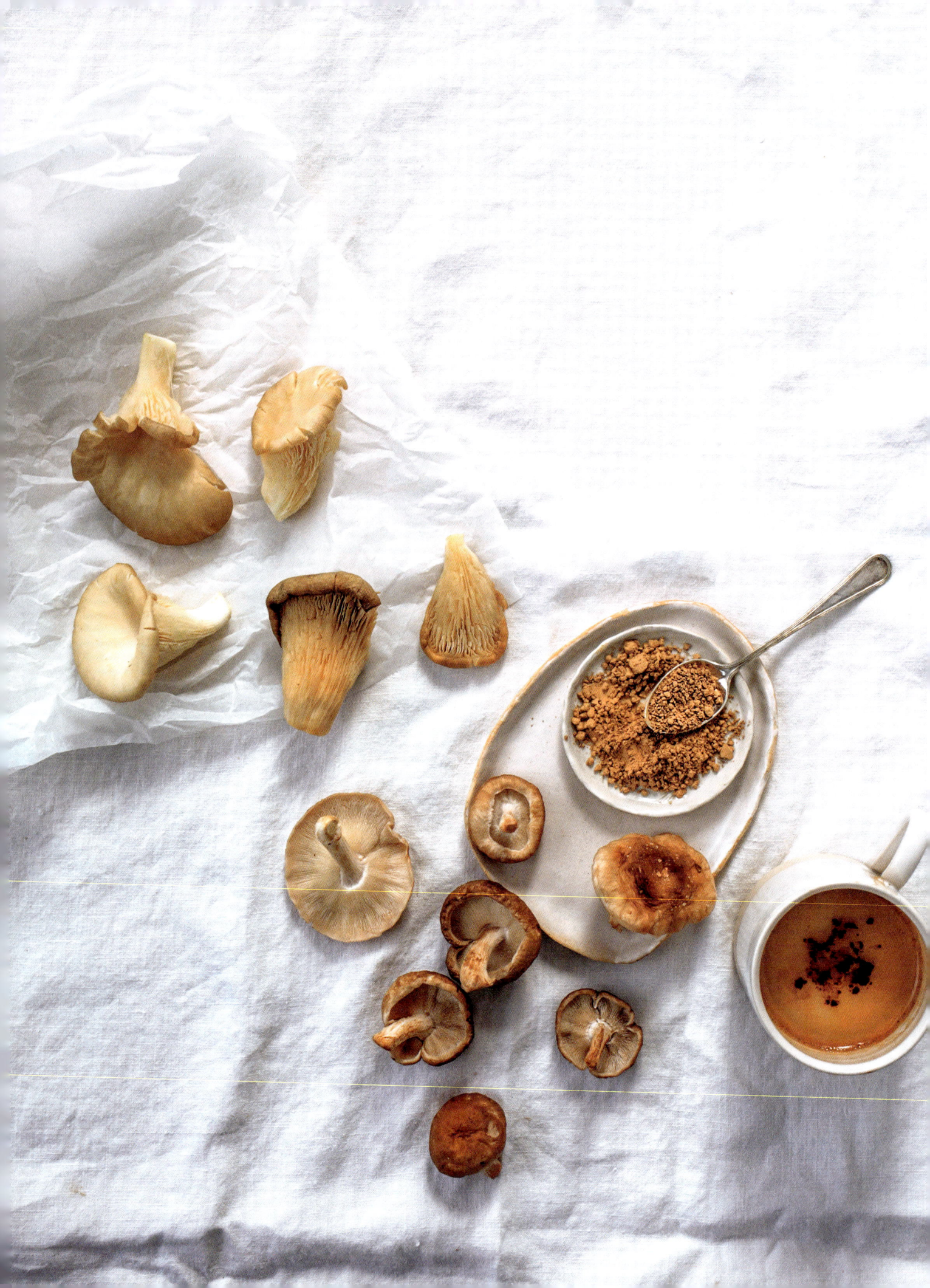

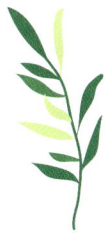
Olivenblätter: Sie unterstützen die Immunfunktion und fördern allgemein die Gesundheit. Sie schaffen Linderung bei Husten, Erkältungen und Grippe und weisen fünfmal mehr antioxidierende Wirkung auf als die entsprechende Menge Vitamin C. Zudem besitzen Olivenblätter antivirale Eigenschaften: Die Forschung hat gezeigt, dass Olivenblattextrakte eine Reihe krankheitserregender Mikroorganismen wirksam bekämpfen können. Die kraftvollen Stoffe zerstören eindringende Organismen und verhindern, dass Viren sich vermehren und eine Infektion verursachen.
Wird als Kapsel oder Tee eingenommen.

AUCH PILZE SIND EINE WICHTIGE UNTERSTÜTZUNG FÜR DAS IMMUNSYSTEM

Pilze kann man auch in Pulverform zu sich nehmen. Austern- und Shiitakepilze sind in den meisten Supermärkten erhältlich.

Chaga-Pilz: reich an Beta-Glucanen, die zu den stärksten und heilkräftigsten bekannten Polysacchariden zählen. Bekannt ist der Pilz dafür, dass er das Immunsystem aktiviert und den Blutzucker bei Menschen mit anormalen Blutzuckerspitzen reguliert. Der in diesem Pilz gefundene Stoff hilft dem Immunsystem, zwischen körpereigenen und körperfremden Zellen zu unterscheiden, sodass es präzise reagieren und den Körper vor Krankheitserregern schützen kann.

Cordyceps: Dieser Pilz ist ein kraftvoller Immun-Booster. Er regt das Immunsystem an, indem er die Anzahl an natürlichen Killerzellen, die den Körper vor Viren und Bakterien schützen, erhöht und ihre Aktivität steigert.

Austernpilz: Austernpilze enthalten komplexe Kohlenhydrate, die aus kleinen Zuckermolekülen bestehen, den sogenannten Polysacchariden. Diese stärken das Immunsystem auf natürliche Weise und optimieren die Immunantwort auf Krankheiten und Infektionen.

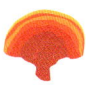
Reishi: Dieser Pilz enthält Hunderte von biologisch aktiven Molekülen. Sie unterstützen nicht nur das Immunsystem, sondern fördern auch ein langes Leben, den Schlaf, das Herz-Kreislauf-System und das Gehirn und können helfen, Erschöpfung zu lindern.

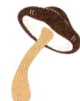
Shiitake: Der Shiitakepilz ist so gut wie einzigartig in seiner Fähigkeit, das Immunsystem zu regulieren. Er zeigt auch starke antimykotische und antibakterielle Effekte.

SELBST ENTSCHEIDEN UND SICH KÜMMERN
Die Psychoneuroimmunologie ist ein relativ neuer Zweig der medizinischen Wissenschaft. Sie untersucht, wie sich unser Denken und Fühlen auf unsere Immunität auswirkt. Je mehr Sie über die Abläufe im Körper wissen und sich um sich selbst kümmern, desto besser werden Sie sich fühlen, und das wirkt sich gut auf Ihr Immunsystem aus.

SPROSSEN UND WIE MAN SIE SELBST ZIEHEN KANN

Sprossen können Sie einfach selbst ziehen, indem Sie verschiedene Samen und Hülsenfrüchte eine gewisse Zeit in klarem Wasser einweichen und keimen lassen.

WIE KÖNNEN SPROSSEN DAS IMMUNSYSTEM STÄRKEN?

Bringt man Samen und Hülsenfrüchte zum Keimen, so kann dies ihren Nährwert erheblich erhöhen. Der Keimling stellt aus der gespeicherten Stärke Vitamin C her, und dies macht aus den gekeimten Samen und Hülsenfrüchten kraftvolle Stimulanzien für weiße Blutkörperchen, die dem Körper helfen, Krankheiten und Infektionen zu bekämpfen. Keimlinge enthalten zudem viele Antioxidantien und sind folglich ideal zur Stärkung des körpereigenen Immunsystems. Sie können auch die Verdauung und den Blutkreislauf fördern.

3 Topgründe, mit dem Sprossenziehen zu beginnen

- Die Keimlinge stecken voller Nährstoffe und sind super gesund.
- Durch das Keimen wird Stärke aus dem Korn eliminiert, die Gase erzeugen kann.
- Der Vitamin-C-Gehalt in der Sprosse steigt an, und dies hilft Ihnen im Kampf gegen Erkrankungen.

Sprossen lassen sich ganz einfach und mit minimaler Ausrüstung zu Hause selbst ziehen. In Keimlingen ist die Bioverfügbarkeit der Nährstoffe besser und Lektine und Phytinsäuren sind reduziert. Sprossen bringen ein gesundes Extra in Salate, Pfannengerichte oder auf Sandwiches.

Folgende Samen werden am häufigsten für Sprossen verwendet:

- Alfalfa
- Brokkoli
- Rotklee
- Linsen
- Mungbohnen (produzieren das meiste Vitamin C)
- Kürbiskerne
- Sonnenblumenkerne

WAS BRAUCHT MAN ZUM SPROSSENZIEHEN?

Sie können Utensilien kaufen, die extra zum Sprossenziehen entwickelt wurden, aber Einmachgläser mit weiter Öffnung sind genauso gut.

Sie brauchen:

- ein Einmachglas (1 l Fassungsvermögen) mit weiter Öffnung,
- ein Stück Musselin sowie ein Gummiband oder etwas Schnur,
- eine Schale oder Kiste, damit das Gefäß schräg auf dem Kopf stehen kann,
- Bio-Sprossensamen.

Und so geht's:

- Die gesamte Ausrüstung muss sauber und steril sein.
- Geben Sie Sprossensamen nach Belieben in das Glas. Nehmen Sie etwa 1 TL Samen wie Alfalfa oder Brokkoli oder 60 g Bohnen oder Linsen.
- Gießen Sie 240 ml gefiltertes Wasser dazu, dann legen Sie den Musselin über das Gefäß und fixieren ihn mit dem Gummiband oder der Schnur. Lassen Sie die Samen über Nacht oder 12 Stunden einweichen.
- Gießen Sie das Wasser durch ein feinmaschiges Sieb ab und geben Sie die Sprossen wieder in das Gefäß. Spülen Sie sie mit gefiltertem Wasser und gießen Sie das Wasser wieder ab. Stellen Sie das Glas leicht schräg auf den Kopf, damit überschüssiges Wasser ablaufen kann und Luft hineinkommt.
- Spülen Sie die Sprossen mehrmals täglich mit gefiltertem Wasser und stellen das Glas immer wieder schräg auf. Nach 1–2 Tagen müssten erste kleine Keime zu sehen sein; die meisten Sprossen können nach 3–7 Tagen geerntet werden.
- Spülen Sie die fertigen Sprossen gründlich mit kaltem, gefiltertem Wasser ab und bewahren Sie sie in einem verschließbaren Behälter bis zu 1 Woche im Kühlschrank auf.

Manche Samen (wie Walnüsse und Pekannüsse) keimen nicht und manche Bohnen (wie Kidneybohnen) können schädlich sein und sollten nie als Sprossen gegessen werden. Generell sollte man nicht zu viele Sprossen roh essen, da sie sonst leichtes Unwohlsein herbeiführen können. Achten Sie besonders darauf, dass sich keine Bakterien bilden.

Sie können auch Microgreens (oder Mikrogrün) wie Chiasamen und Leinsamen selbst ziehen. Während Sprossen in Wasser keimen und heranwachsen, werden Microgreens auf Erde und mit Sonnenlicht gezogen. Sie haben einen höheren Gehalt an bestimmten Nährstoffen. Man kann sie in der Küche auf einem Sprossentablett ziehen.

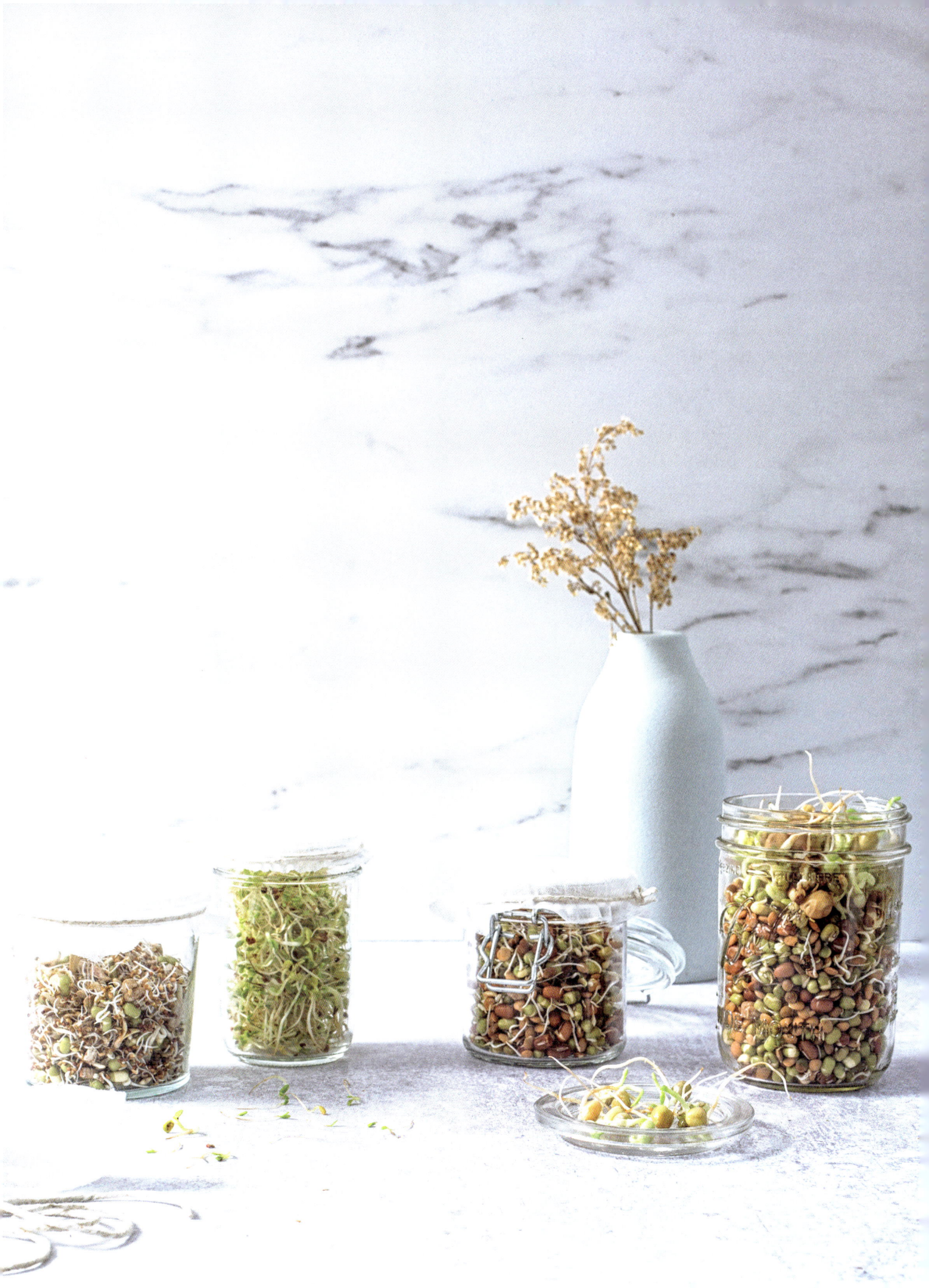

NAHRUNGSMITTEL ZUR STÄRKUNG DES IMMUNSYSTEMS

Sich Wissen über die Ernährung anzueignen ist das eine, es in die Praxis umzusetzen das andere. Nachstehend finden Sie zur Unterstützung eine Aufstellung von Nahrungsmitteln, die für das Immunsystem förderlich sind.

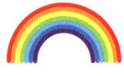

Stellen Sie Ihre Mahlzeiten nach dem Regenbogenprinzip zusammen. Obst und Gemüse gibt es in allen möglichen Arten und Farben, von dunklen Rot- bis leuchtenden Orangetönen, von tiefem Grün bis zu üppigem Gelb. Erfreuen Sie sich in jeder Woche an dieser Palette und essen Sie mindestens fünf bis sieben Portionen Obst und Gemüse täglich. Die Rezepte in diesem Buch sind dabei als Orientierung gedacht, variieren Sie ruhig bei den Gemüsesorten und tauschen Sie das Obst je nach Jahreszeit aus. Achten Sie darauf, sämtliches Obst und Gemüse vor dem Essen gut abzuwaschen, um eventuelle Giftstoffe zu entfernen.

Kraft aus Saaten! Saaten wie Kürbis- und Sonnenblumenkerne, Hanf- und Leinsaat stecken voller Immunkraft und sind eine hervorragende geschmackliche Zugabe zu Ihren Mahlzeiten. Streuen Sie sie auf Ihr Frühstück, über Salate, mischen Sie sie gemahlen in Pestos und in allerlei gesunde Snacks (siehe S. 176).

Knoblauch ist Ihr Freund. Knoblauch sollte täglich gegessen werden, vor allem, wenn der Winter naht – schließlich ist er eine hervorragende Quelle für Vitamin C, Selen und Mangan und enthält zudem eine gesundheitsfördernde Verbindung namens Allicin, die ihm Geschmack und Geruch verleiht. Allicin kann helfen, die Anzahl der Viren bekämpfenden T-Zellen im Blutkreislauf beträchtlich zu erhöhen, und lindert bekanntermaßen Erkältungs- und Grippesymptome. In Untersuchungen hat sich auch gezeigt, dass Knoblauch Stress reduzieren kann: Erwiesenermaßen bekämpft Knoblauch Stress und Erschöpfung, indem er auf die Nebennieren einwirkt, sodass diese weniger Stresshormone bilden. Das wiederum verringert die Erschöpfung und Sie bleiben fit, um Eindringlinge zu bekämpfen.

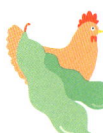

Essen Sie ausreichend Proteine. Kraftwerke des Immunsystems wie Antikörper und Zellen basieren auf Eiweiß. Sie brauchen es täglich, um zu funktionieren. Protein baut und repariert unser Körpergewebe und bekämpft virale und bakterielle Infektionen. Daher müssen wir täglich Eiweiß zu uns nehmen, und zwar etwa 55 bis 80 g. Quinoa, Tofu, Tempeh, Edamame-Bohnen, Fisch, Freiland-Hühner, diverse Hülsenfrüchte und Getreide sind ausgezeichnete Proteinquellen.

Unbedingt Vollkorngetreide! Vollkorngetreide erhält die Gesundheit unseres Verdauungssystems, reguliert Entzündungen und trägt so dazu bei, dass unser Immunsystem optimale Bedingungen für seine Tätigkeit hat. Wir alle brauchen Ballaststoffe – unser Darm benötigt sie und auch die Stärke unseres Immunsystems hängt von ihnen ab. Haferflocken, Gerste, Reis, Roggen, Buchweizen und Dinkel sind allesamt gute Beispiele für Vollkorngetreide. Entdecken Sie die Rezepte in diesem Buch.

Der beste Pilz für Sie. Wenn es einen Pilz gibt, den man zum Wohle des Immunsystems regelmäßig verzehren sollte (obgleich alle Pilze gut sind), so ist es der Shiitakepilz. Er enthält viele B-Vitamine und außerdem Selen und andere medizinisch wirksame Verbindungen, sogenannte Polysaccharide. Sie modifizieren unser Immunsystem nicht nur, sondern bringen es auch in Balance, indem sie die Bildung der Immunzellen anregen, die für die Bekämpfung von Infektionen und Krebs zuständig sind. Lassen Sie sich von den Rezepten ab S. 70 für ein Pilzgericht inspirieren.

Knochenvorrat anlegen. Knochenbrühe ist gesund, denn sie enthält sehr viele Aminosäuren und zahlreiche Vitamine und Mineralstoffe, die die Immunabwehr unterstützen. Früher hat man bei Erkältungen oder Grippe gern Hühnersuppe empfohlen, und da ist auch etwas Wahres dran. Knochenbrühe hilft, Entzündungen im Körper zu reduzieren, fördert die Verdauung und tut dem Darm gut. Heben Sie Knochen, die beim Kochen übrig bleiben, auf und werfen Sie einen Blick in die Rezepte auf S. 70.

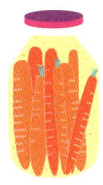

Probieren Sie fermentierte Lebensmittel. Die Bakterien in Ihrem Darm wirken sich erheblich auf Ihr Immunsystem aus. Fermentierte Lebensmittel sind reich an Probiotika, die wichtig sind für Ihre Darmflora. Tut man aber etwas für den Darm, bekommt man ein gesundes Immunsystem und verringert das Risiko für Infektionen wie etwa Erkältungen. Lassen Sie sich von den Rezepten mit Miso, Joghurt, fermentiertem Gemüse, Kimchi, Tempeh und Kefir anregen.

Ziehen Sie Sprossen. Denken Sie daran, selbst Sprossen zu ziehen, denn die sind in puncto Nährstoffe wahre Kraftprotze. Sie liefern dem Körper nicht nur essenzielle Vitamine und Mineralstoffe, sondern sie haben auch zahlreiche medizinische Vorzüge im Zusammenhang mit Immunität, Verdauung und Stoffwechsel zu bieten. Als Sprossen bezeichnet man junge Keimlinge, die aus Samen wachsen (siehe S. 40).

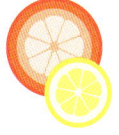

Gesund durch Zitrusfrüchte. Grapefruits, Orangen, Zitronen und Limetten sind Früchte, die den Körper auf natürliche Art und Weise entgiften können. Besonders die Grapefruit hat eine stark wachstumshemmende Wirkung auf Bakterien, Pilze, Parasiten und Viren, das heißt, sie kann bei Immunschwäche sowie bei Erkältungen und Grippe hilfreich sein. Zitronen, Limetten und Orangen enthalten viel Vitamin C, das dazu beiträgt, die Blutzellen gesund zu erhalten, und die Widerstandskraft gegen Infektionen erhöht.

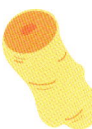

Nutzen Sie Kurkuma. Dieses Gewürz ist gut für die Leber und steckt voller antibakterieller, entzündungshemmender und antioxidativer Eigenschaften. Es ist bekannt, dass das Curcumin in der Kurkumawurzel dazu beitragen kann, ein hyperaktives Immunsystem zu regulieren, vor allem wenn es (zur besseren Aufnahme) gemeinsam mit schwarzem Pfeffer genossen wird. Curcumin hat ähnliche Eigenschaften wie Probiotika, dank derer es auf die Darmflora einwirken und die Beziehung zwischen Darm und Immunsystem unterstützen kann. Probieren Sie die eingelegten Kurkuma-Zwiebeln (siehe S. 74).

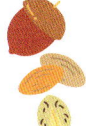

Knabbern Sie Nüsse! Nüsse haben eine hohe Nährstoffdichte, wenig Cholesterin, stecken voller Antioxidantien und enthalten bekanntermaßen gute, gesunde Fette. Paranüsse haben besondere, die Immunabwehr fördernde Eigenschaften, denn sie weisen erhebliche Mengen der Vitamine E und B auf. Diese Vitamine verbessern in Kombination jeweils die Leistung des anderen und steigern so die Immunabwehr.

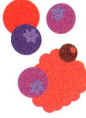

Beeren bringen Farbe ins Frühstück. Erdbeeren, Himbeeren, Brombeeren und Blaubeeren enthalten viel Vitamin C und Antioxidantien und besitzen obendrein entzündungshemmende und antibakterielle Eigenschaften. Essen Sie reichlich Beeren zum Frühstück oder nehmen Sie sie als Saft oder Smoothie zu sich, um alle Vorteile zu nutzen, die sie bieten.

DEN LEBENSSTIL ÄNDERN

Der Lebensstil spielt für die Funktion des Immunsystems eine große Rolle. Es ist nicht immer einfach herauszufinden, wie sich vorzeitiges Altern und Erkrankungen vermeiden lassen, doch eines ist sicher: Sport, Sonnenlicht, Stress, Wasseraufnahme und Schlaf sind Bereiche, um die wir uns unbedingt kümmern müssen.

SPORT

Beim Thema Sport ist es mitunter schwer, das richtige Maß zu bestimmen. Bei zu wenig Bewegung wird das Immunsystem womöglich geschwächt, zu viel Sport schränkt die Immunfunktion allerdings auch erheblich ein. Epidemiologische Untersuchungen zeigen, dass aktive Menschen pro Jahr signifikant weniger Infektionen der oberen Atemwege bekommen als weniger aktive Menschen.

Die Lymphe in Bewegung halten. Es ist bekannt, dass das lymphatische System von Muskelkontraktionen abhängig ist, damit die Lymphe im Fluss bleibt. Die Lymphflüssigkeit ist schwerer, wenn sie viel Fett enthält. Fettreiche Ernährung bei wenig Bewegung ist daher ein Rezept für ein »bewegungsfaules« ineffizientes Immunsystem. Die Immunzellen sind zu einem großen Teil in der Lymphflüssigkeit und da liegt es auf der Hand, dass es wichtig ist, sie im Fluss zu halten. Da jeder Mensch anders ist, ist auch das richtige Maß an Bewegung bei jedem verschieden.

Glückshormone bilden. Bewegung verbessert das Fettprofil des Blutes. Sie stärkt das Herz, verringert den Ruhepuls und erhöht unser Wohlbefinden, denn sie bewirkt, dass Endorphine, die sogenannten Glückshormone, gebildet werden.

Nicht übertreiben. Bewegung ist gut für Sie, doch Sie sollten es nicht übertreiben. Wer sowieso schon Sport macht, sollte nicht noch mehr sporteln, um die Immunabwehr zu stärken. Anstrengender Ausdauersport wie etwa Marathonlaufen und intensives Training in Fitnessstudios können auch schädlich sein.

Studien zeigen, dass Menschen mit einem moderat aktiven Lebensstil am meisten profitieren, wenn Sie mit einem Training beginnen.
Dieses Training könnte zum Beispiel wie folgt aussehen:
- ein paar Mal pro Woche mit den Kindern Fahrrad fahren,
- täglich 20–30 Minuten spazieren gehen,
- jeden zweiten Tag im Fitnessstudio trainieren,
- regelmäßig Sport treiben.

Durch Bewegung fühlt man sich gesünder und hat mehr Energie. Probieren Sie doch einige der nachstehend beschriebenen Sportarten aus und gelangen Sie so zu mehr Wohlbefinden.

Welche Art von Sport ist am besten? Regelmäßiger Sport ist der beste, ob nun wöchentlich oder jeden zweiten Tag. Wichtig ist, dass dabei Herzschlag und Atmung auf ein angenehm hohes Level getrieben werden.

SPORTARTEN, DIE ZUR VERBESSERUNG DER IMMUNFUNKTION BEITRAGEN KÖNNEN:

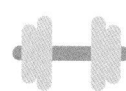

Krafttraining. Es verbessert die Körperkraft und die Ausdauer. Muskeln werden aufgebaut, Kalorien verbrannt, Knochen und Gelenke gestärkt, die Ausdauer steigt und die Verletzungsgefahr bei anderen Trainingseinheiten verringert sich.

Die Top Fünf der Kraftübungen:
Kniebeugen: trainieren nicht nur die Beine, sondern auch Körpermitte und Oberkörper.
Liegestütze: Traditionelle Liegestütze sind gut, um im Oberkörper Kraft aufzubauen.
Planke: Ob auf den Händen, seitlich oder auf den Unterarmen ausgeführt, sie steigert die Kraft im gesamten Körper.
Kreuzheben: baut Stabilität im Rumpf und Griffkraft auf.
Rudern: Die Grundbewegung beim Rudern ist vergleichbar mit dem Bankdrücken in umgekehrter Richtung. Man benutzt den Oberkörper, um ein Gewicht heranzuziehen und nicht zu drücken.

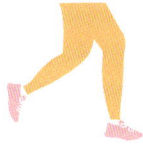

Spazierengehen und Wandern. Sich an der frischen Luft und in der Natur zu bewegen kann die mentale Gesundheit deutlich stärken. Spazierengehen und Wandern sind dafür ganz hervorragend geeignet.

Tun Sie sich mit jemandem zusammen oder schließen Sie sich einer Wandergruppe an. Oder versuchen Sie einfach, jeden zweiten Tag 30 Minuten spazieren zu gehen, und bauen Sie das weiter aus. Es gibt sehr viele Apps und Gruppen, die das gemeinsame Spazierengehen fördern und Ihnen bei der Motivation helfen.

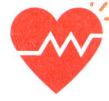

Hochintensives Intervalltraining (HIIT). Hierbei führen Sie eine Übung eine bestimmte Zeit lang so schnell aus, wie Sie können (normalerweise zwischen 20 und 60 Sekunden) und ruhen sich anschließend genauso lange aus. Verglichen mit langsam und stetig ausgeführten Übungen erhöht HIIT den Herzschlag stärker und schneller. Das Ganze ist sehr anstrengend, hat aber einen Pluspunkt: Normalerweise dauert es insgesamt nur 15–20 Minuten. Wenn Sie nicht regelmäßig trainieren, bauen Sie zunächst mit Spaziergängen und Krafttraining ein Basis-Fitnesslevel auf, bevor Sie Intervalltraining ausprobieren.

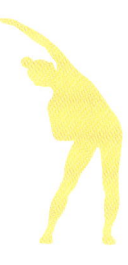

Dehn- und Beweglichkeitsübungen. Auch gymnastische Übungen sind der Gesundheit zuträglich. Mit regelmäßigen Yoga- oder Pilatesstunden lässt sich die Beweglichkeit ganz hervorragend verbessern. Dehnübungen unterstützen die Verteilung der Lymphzellen im gesamten Körper und Ihre Bewegungen werden im Alltag geschmeidiger. Online finden Sie viele Übungen und Programme zum Ausprobieren – suchen Sie sich etwas aus, das Ihnen gefällt, dann heißt es loslegen und dranbleiben.

Beispiel Kniesehnendehnung:
- Stellen Sie sich aufrecht hin, die Füße hüftbreit auseinander, die Knie leicht gebeugt, die Arme hängen seitlich nach unten.
- Beugen Sie sich aus der Hüfte nach vorne und atmen Sie dabei aus, lassen Sie den Kopf in Richtung Fußboden sinken. Kopf, Nacken und Schultern bleiben entspannt.
- Legen Sie die Arme um die Beine und bleiben Sie 45 Sekunden bis 2 Minuten so.
- Anschließend beugen Sie die Knie und richten sich langsam auf.
- Die Übung dehnt Nacken, Rücken, Gesäß, Kniesehnen und Waden.

ENTSPANNEN FÜR EINE BESSERE VERDAUUNG

Unser Nervensystem kann von einem gestressten in einen entspannteren Zustand übergehen, wenn wir den Körper in einer Yogaposition oder einer langen Dehnung halten, zum Beispiel in der Vorwärtsbeuge oder der Kniesehnendehnung. In der Vorwärtsbeuge ist der Kopf tiefer als das Herz – dies beruhigt den Geist und verlangsamt Herzschlag und Atmung; es kann sogar bei Kopfschmerzen helfen. Zudem kann das Beugen des Rumpfes die Verdauung verbessern, was wiederum die Immunfunktion stärken kann.

MEHR LICHT!

Ihr Immunsystem würde sehr stark davon profitieren, wenn Sie sich angewöhnen könnten, sich mindestens 30 Minuten täglich im Freien aufzuhalten.

Licht ist sehr wichtig für unser Immunsystem. In der Haut befinden sich Zellen, die den Stoff Interleukin-1 (IL-1) bilden, eine Substanz, die das Immunsystem kraftvoll stärkt. Sie regt die T-Zellen zur Reproduktion an, sodass sie sich schnell vermehren. IL-1 wird von natürlichem Tageslicht angeregt. Grund genug, jeden Tag etwas Zeit im Freien zu verbringen. Bauen Sie es in Ihren Alltag ein und versuchen Sie, täglich eine halbe Stunde Tageslicht abzubekommen.

DIE VERBINDUNG ZWISCHEN GEIST UND KÖRPER

Dass zwischen mentalen und emotionalen Befindlichkeiten und dem Zustand des Immunsystems ein Zusammenhang besteht, ist nicht zu leugnen. Die Forschung hat bewiesen, dass sich die Anzahl der Immunzellen, der Immunglobulinspiegel und die Immunzellenaktivität je nach mentaler Verfassung verändern.

WAS IST GUT FÜR DIE IMMUNITÄT

Ruhe, Fürsorge und Empathie – Entspannung und Meditation – Lachen – gute Beziehungen – Gefühle ausdrücken – Zufriedenheit bei der Arbeit – Tai Chi und Yoga – Musik

WAS IST SCHLECHT FÜR DIE IMMUNITÄT

Chronischer Stress – Ärger und Reizbarkeit – Kummer – Pessimismus – Einsamkeit – Gefühle unterdrücken – Unzufriedenheit bei der Arbeit – Schlafmangel – Lärm

Psychologen glauben mittlerweile, dass Gedanken und Gefühle eine »Ganzkörpererfahrung« sind. Schließlich reagieren Immunzellen auf exakt dieselben Neurotransmitter – »chemische Boten« –, die für das Denken zuständig sind.

WIE WIR UNSER MENTALES WOHLBEFINDEN VERBESSERN KÖNNEN

Zu sich und anderen freundlich sein.
Niedergeschlagenheit oder Ängste können Entzündungen und Infektionen verursachen, während höhere Entzündungswerte die Wahrscheinlichkeit steigern, niedergeschlagen zu sein. Geist und Gefühle positiv und gesund zu erhalten ist also mit das Beste, was Sie tun können, um Ihr Immunsystem gesund und stark zu machen.

Drei Strategien für ein dauerhaft positives Lebensgefühl

- Denken Sie zweimal am Tag an drei Dinge, für die Sie dankbar sind.
- Seien Sie mindestens zweimal pro Tag einfach so besonders freundlich zu jemandem.
- Gehen Sie mindestens zweimal pro Woche auf eine befreundete Person zu, die Hilfe braucht.

Vermeiden Sie lang anhaltenden Stress. Wenn man gestresst ist, kann es schwierig sein, mit Situationen zurechtzukommen. Versuchen Sie, jede Situation, in die das Leben Sie bringt, als Möglichkeit zu begreifen, etwas zu lernen. Das kann Ihnen dabei helfen, Ihre angespannte mentale Verfassung sowie Ihren Blick darauf zu verändern, und so den Grad der Belastung verringern.

Versuchen Sie, glücklich zu sein. Nimmt man alle Dinge zu ernst, bleiben oft die kleinen Freuden des Alltags auf der Strecke. Lachen ist da ganz wichtig, versuchen Sie es und öffnen Sie Ihren Geist für das Schöne.

Freuen Sie sich an Ihrer Arbeit. Das ist leichter gesagt als getan! Es kann aber helfen, einmal gründlich darüber nachzudenken, was Sie wirklich gerne tun.

Entspannen Sie sich. Entspannung ist wirklich wichtig und sollte daher in jeden Tag eingebaut werden. Selbstfürsorge ist etwas, das jeder ganz individuell für sich tun kann. Probieren Sie es mit Meditation oder, wenn das nichts für Sie ist, mit Spaziergängen allein oder mit Freunden. Auch Tai Chi oder Yoga können beruhigend wirken und beim Entspannen unterstützen. Überlegen Sie sich, was Ihnen beim Entspannen hilft, und tun Sie das möglichst täglich.

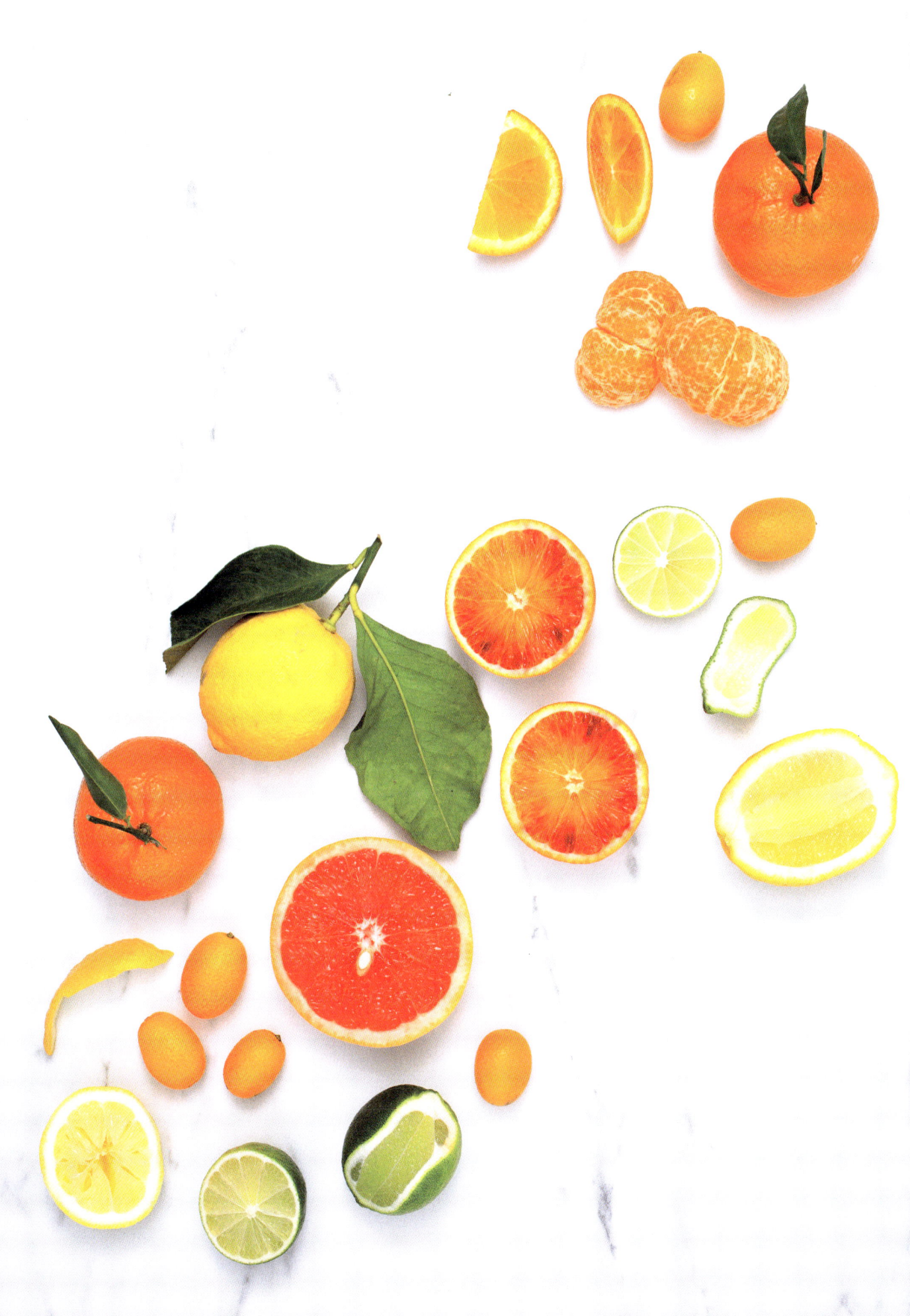

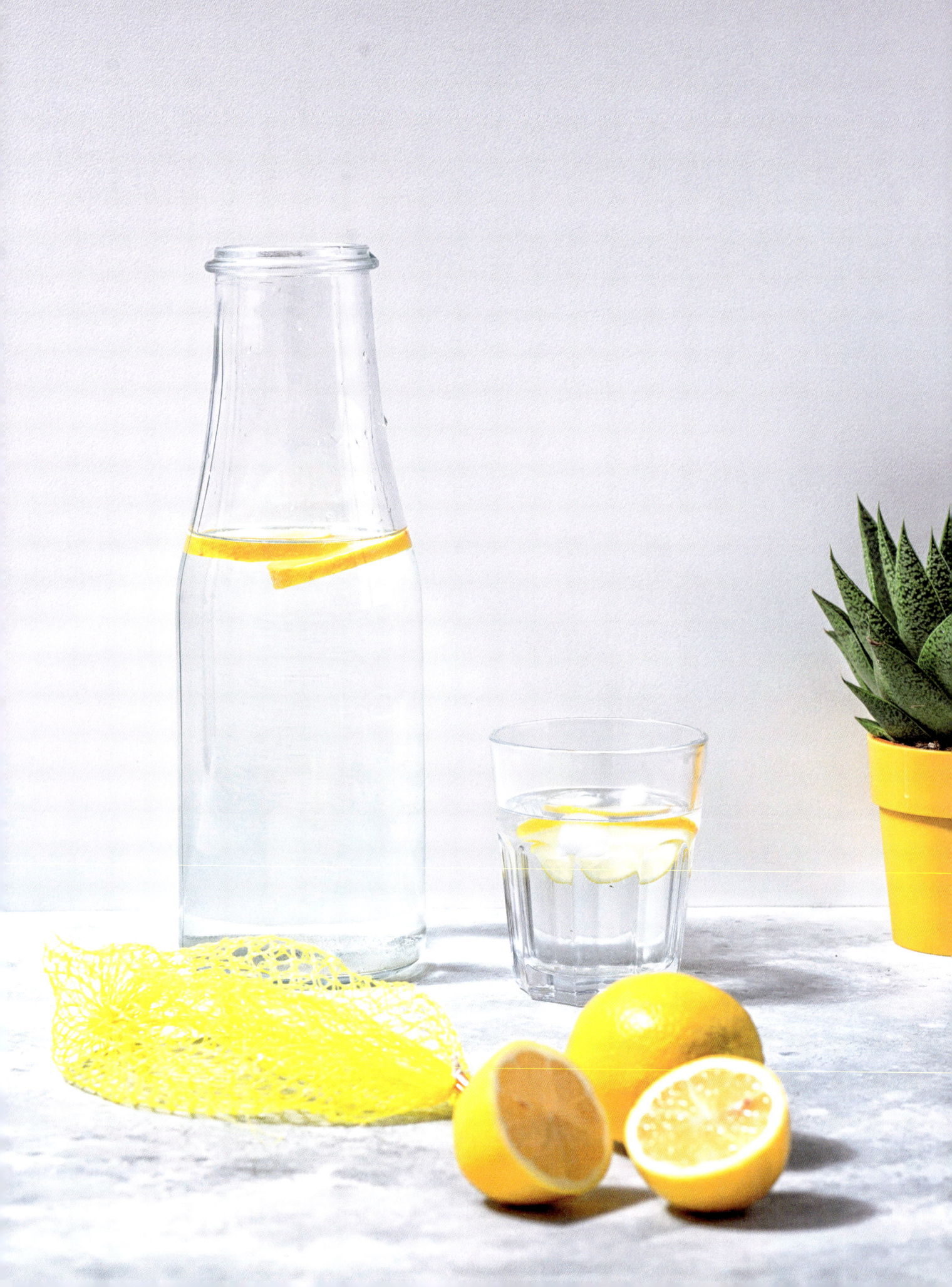

TRINKEN SIE GENUG WASSER?

Ein wichtiger Faktor bei der Gesunderhaltung des Immunsystems ist ausreichende Flüssigkeitszufuhr. Das Funktionieren unseres Organismus ist stark abhängig von den Nährstoffen im Blut und unser Blut besteht hauptsächlich aus Wasser! Wenn wir nicht genügend Wasser aufweisen, können die Nährstoffe nicht gut zu allen Organen befördert werden.

Mit ausreichend Flüssigkeit versorgt zu sein ist sehr wichtig für die Entgiftung im Körper, den Lymphfluss und den Abtransport aller körperfremden Eindringlinge und anderer Abfallstoffe. Dehydrierung kann zu Muskelverspannung, Kopfschmerzen, niedriger Serotoninproduktion und Verdauungsbeschwerden beitragen.

Empfehlung: 6–8 Gläser Wasser = 1,2 Liter (Trinken Sie für jede Tasse Kaffee zusätzlich 250 ml Wasser und für jeden Viertelliter Alkohol zusätzlich 500 ml Wasser).

Träufeln Sie Zitronensaft in Ihr Wasser, denn Zitronen sind eine hervorragende Vitamin-C-Quelle. Pressen Sie die Zitrone über dem Wasserglas aus oder legen Sie einige Zitronenscheiben in das Wasser. Dies unterstützt die Verdauung und hilft bei der Entgiftung.

Eine Tasse heißer Tee ist ein wunderbares Getränk zur Stärkung des Immunsystems. Tee kann dem Körper Antioxidantien liefern, die schädliche freie Radikale zerstören und vor Krankheiten schützen. Grüner Tee hat die kraftvolle Fähigkeit, die Anzahl der »regulatorischen T-Zellen« zu steigern, die bei der Immunfunktion und der Suppression von Autoimmunerkrankungen eine Schlüsselrolle spielen.

Nehmen Sie Elektrolyte wie Kalium, Magnesium, Natrium und Kalzium in Form von zuckerarmem Elektrolytpulver oder Kokoswasser zu sich, ist die Versorgung Ihres Körpers gesichert.

Auch die Schlafqualität ist wichtig, denn Schlafmangel kann das Immunsystem beeinträchtigen. Untersuchungen zeigen, dass die Wahrscheinlichkeit einer Erkrankung nach dem Kontakt mit einem Virus bei Menschen, die nicht gut oder nicht genug schlafen, höher ist. Schlafmangel kann sich auch darauf auswirken, wie schnell man nach einer Erkrankung wieder gesund wird.

Im Schlaf setzt das Immunsystem Proteine frei, sogenannte Zytokine. Manche davon unterstützen das Schlafen. Bestimmte Zytokine sollten vermehrt auftreten, wenn man eine Infektion oder eine Entzündung hat oder wenn man unter Stress steht. Schlafmangel kann die Produktion dieser Schutz-Zytokine allerdings senken. Darüber hinaus verringert sich die Anzahl der Antikörper und Zellen, die Infektionen bekämpfen, wenn man nicht genug schläft.

WIE VIEL SCHLAF BRAUCHT MAN, UM DIE IMMUNFUNKTION ZU VERBESSERN?

Bei den meisten Erwachsenen liegt die optimale Schlafdauer bei 7–8 Stunden pro Nacht. Teenager brauchen neun bis zehn Stunden und Kinder im Schulalter zehn oder mehr Stunden Schlaf.

WAS TUN FÜR EINEN BESSEREN SCHLAF?

Versuchen Sie, jeden Tag möglichst zur selben Zeit schlafen zu gehen und aufzustehen, damit der natürliche Schlaf-Wach-Rhythmus Ihres Körpers nicht durcheinanderkommt. Schlafen Sie auch am Wochenende möglichst nicht sehr viel länger. Seien Sie in puncto Mittagsschlaf vernünftig und belassen Sie es bei nur 15 bis 20 Minuten am frühen Nachmittag, falls Sie das brauchen. Im Folgenden ein paar Tipps, wie Sie nachts besser schlafen.

1. Achten Sie auf die Lichtzufuhr
Setzen Sie sich am Morgen dem hellen Tageslicht aus. Verbringen Sie unter Tag mehr Zeit im Freien. Lassen Sie möglichst viel natürliches Licht in Ihren Wohn- oder Arbeitsbereich. Meiden Sie ein bis zwei Stunden vor dem Schlafengehen helle Bildschirme. Verzichten Sie spätabends auf Fernsehen. Achten Sie darauf, dass der Raum dunkel ist, wenn Sie schlafen gehen.

2. Bewegung am Tag
Je mehr Sie sich am Tag bewegen, umso mehr hilft das Ihrer Schlafqualität; sogar leichter Sport verbessert schon den Schlaf. Treiben Sie aber möglichst kurz vor dem Schlafengehen keinen Sport, denn dies beschleunigt den Stoffwechsel, erhöht die Körpertemperatur und regt die Cortisolproduktion an. All dies kann den Schlaf beeinträchtigen.

3. Vernünftig essen und trinken
Schränken Sie den Koffeinkonsum ein und verzichten Sie am Abend auf große Mahlzeiten sowie auf große Flüssigkeitsmengen, damit Sie nachts nicht auf die Toilette müssen.

4. Zur Ruhe kommen
Je überreizter das Gehirn im Laufe des Tages ist, umso schwerer kann es sein, in der Nacht Ruhe zu finden. Tun Sie sich selbst einen Gefallen und nutzen Sie Ihr Handy und die sozialen Medien nur zu bestimmten Zeiten. Dies kann helfen, Ihren Geist vor dem Schlafengehen zu beruhigen.

5. Schlafumgebung verbessern
Ihr Schlafzimmer sollte dunkel, kühl und ruhig sein. Reservieren Sie das Bett für Schlafen und Sex. Wenn Sie im Bett nicht arbeiten, nicht fernsehen und und sich nicht mit Handy, Tablet oder Computer beschäftigen, bringt Ihr Gehirn das Schlafzimmer ausschließlich mit Schlafen und Sex in Verbindung und dadurch wird es leichter, in der Nacht ruhig zu werden.

6. Wiedereinschlafen lernen
So schwer es auch sein mag – denken Sie nicht so viel und versuchen Sie, sich auf das Gefühl in Ihrem Körper zu konzentrieren, oder machen Sie 15 Minuten lang Atemübungen. Wenn Sie länger als 15 Minuten wach liegen, stehen Sie auf und beschäftigen Sie sich mit etwas Ruhigem, das nicht anregt: Lesen Sie zum Beispiel bei gedämpftem Licht in einem Buch. Wenn Sie aufwachen und sich über etwas Sorgen machen, schreiben Sie es auf und verschieben Sie die Sorge auf den nächsten Tag, wenn es einfacher ist, das Problem zu lösen.

ÜBUNG FÜR DIE TIEFENATMUNG
Bauchatmung statt Brustatmung kann die Entspannungsreaktion aktivieren, den Herzschlag verlangsamen sowie Blutdruck und Stresspegel senken und somit dabei helfen, in den Schlaf hinüberzugleiten.

- Legen Sie sich ins Bett und schließen Sie die Augen.
- Legen Sie eine Hand auf die Brust und die andere auf den Bauch.
- Atmen Sie durch die Nase ein. Die Hand auf dem Bauch sollte sich heben. Die Hand auf der Brust sollte sich nur sehr wenig bewegen.
- Atmen Sie durch den Mund aus; stoßen Sie dabei so viel Luft aus wie möglich, indem Sie die Bauchmuskeln zusammenziehen. Die Hand auf dem Bauch sollte beim Ausatmen nach innen sinken, die andere Hand sollte sich jedoch sehr wenig bewegen.
- Atmen Sie weiter durch die Nase ein und durch den Mund aus. Versuchen Sie, so viel einzuatmen, dass der Unterbauch sich hebt und senkt. Zählen Sie beim Ausatmen langsam.

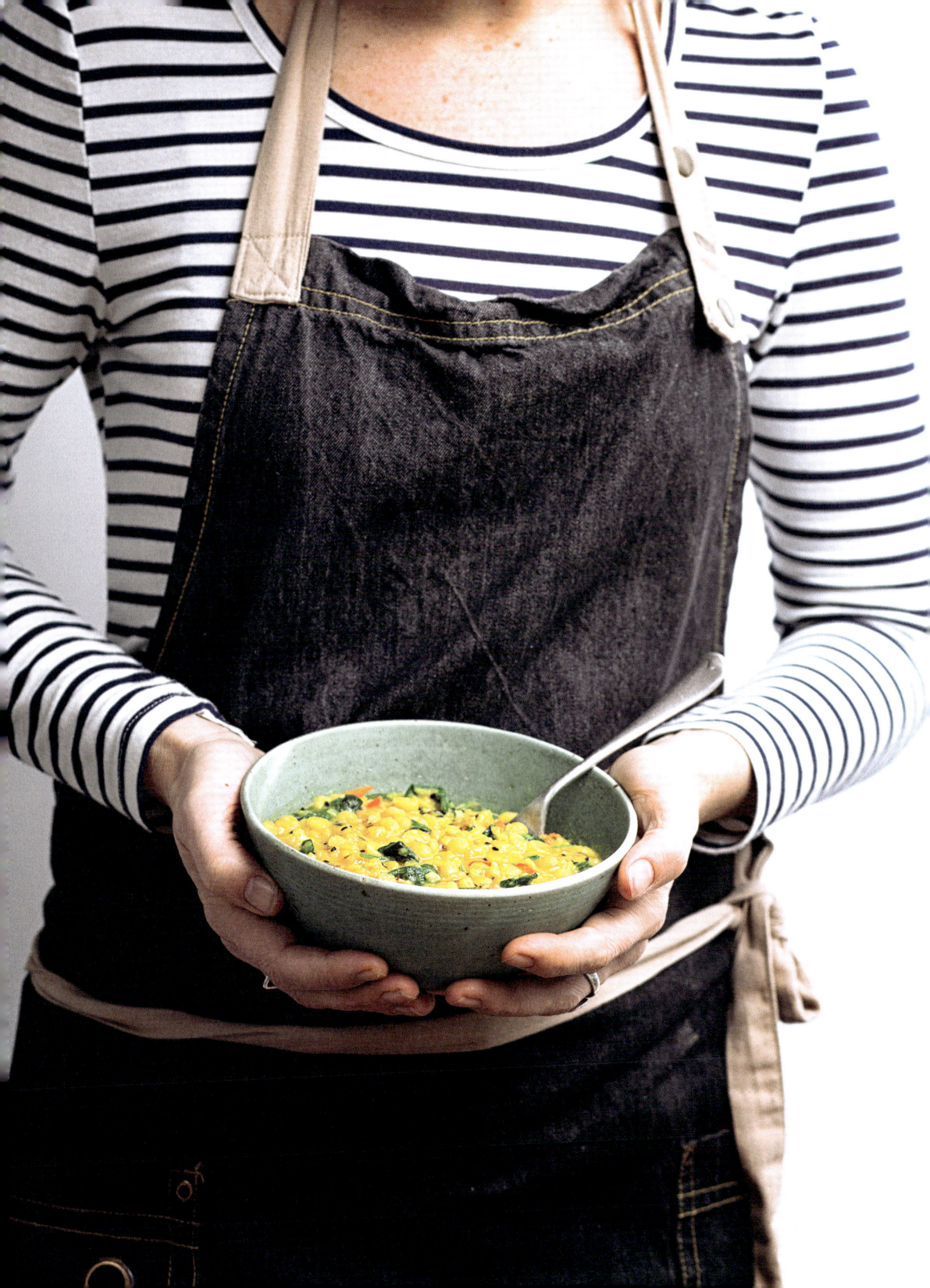

DIE BESSERE WAHL FÜR DAS IMMUNSYSTEM

Auf den nächsten Seiten sehen Sie, welche Lebensmittel Sie in Ihrer Ernährung durch andere ersetzen sollten. Wenn Sie mehr Lebensmittel zu sich nehmen, die ausgleichend auf das Immunsystem wirken, so kann dies den Immunstatus des Körpers verbessern.

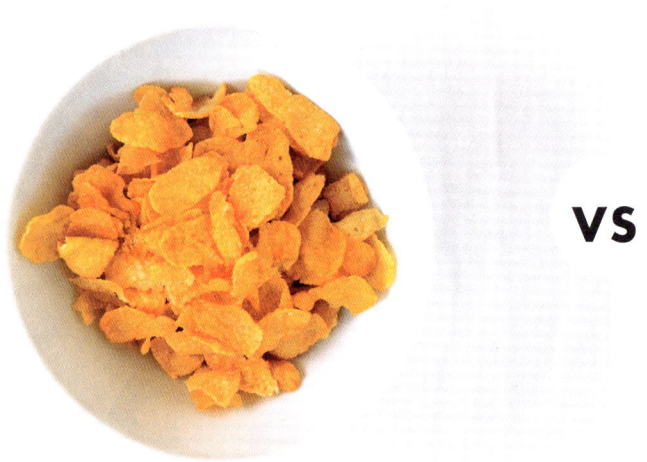 VS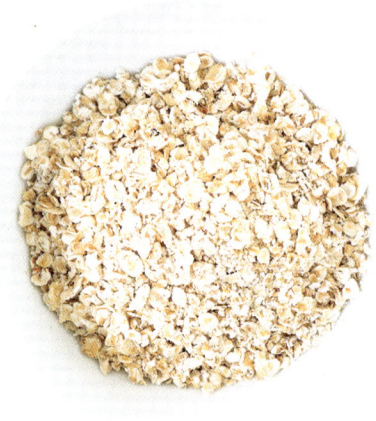

CORNFLAKES
Pro Portion: 100 kcal / 4 g Fett / 29 g Kohlenhydrate / 4 g Protein / Portionsgröße 25 g

HAFERFLOCKEN
Pro Portion: 190 kcal / 9 g Fett / 83 g Kohlenhydrate / 15 g Protein / Portionsgröße 50 g

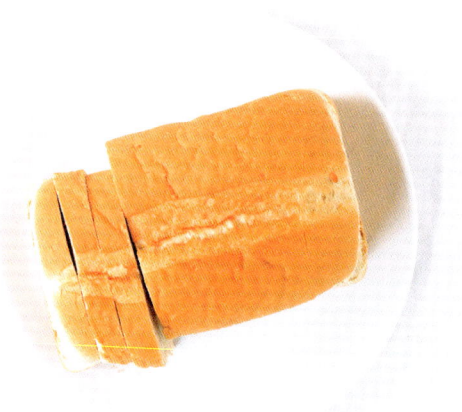 VS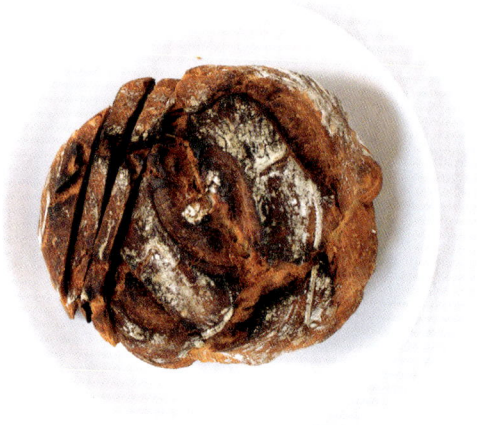

WEISSBROT
Pro Portion: 67 kcal / 0,8 g Fett / 12 g Kohlenhydrate / 2,2 g Protein / Portionsgröße 1 Scheibe (25 g)

URGETREIDEBROT
Pro Portion: 70 kcal / 1,5 g Fett / 13 g Kohlenhydrate / 2 g Protein / Portionsgröße 1 Scheibe (28 g)

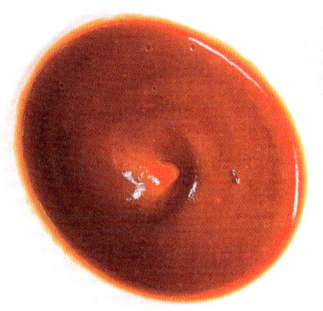 VS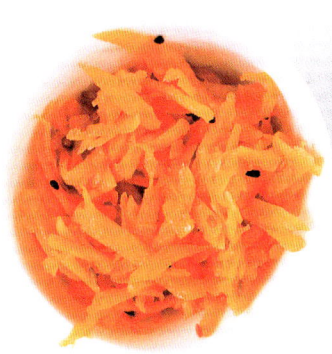

WÜRZSOSSEN WIE TOMATENKETCHUP
Pro Portion: 17 kcal / 0 g Fett / 4,7 g Kohlenhydrate / 0,2 g Protein / Portionsgröße 1 EL

FERMENTIERTES GEMÜSE
Pro Portion: 9,5 kcal / 0,1 g Fett / 2,1 g Kohlenhydrate / 0,5 g Protein / Portionsgröße 50 g

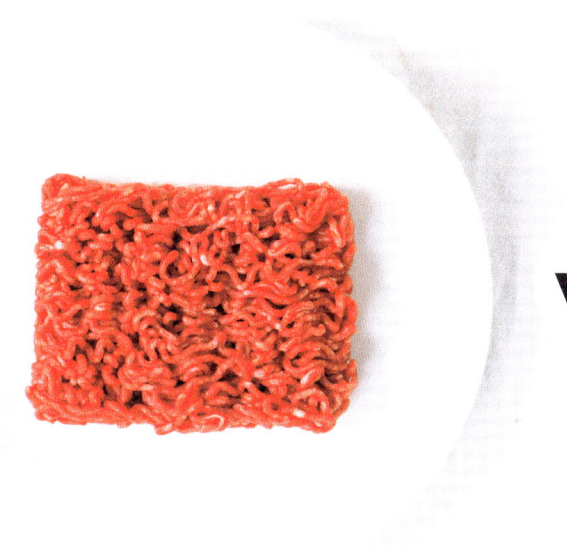 VS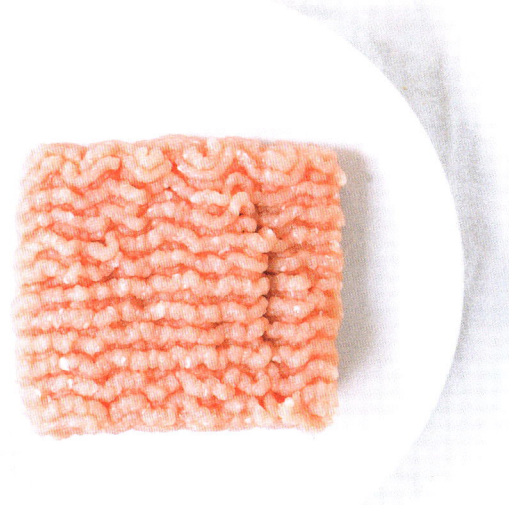

RINDERHACKFLEISCH
Pro Portion: 255 kcal / 17 g Fett / 0 g Kohlenhydrate / 24 g Protein / Portionsgröße 125 g

PUTENHACKFLEISCH
Pro Portion: 151 kcal / 5 g Fett / 2 g Kohlenhydrate / 22 g Protein / Portionsgröße 125 g

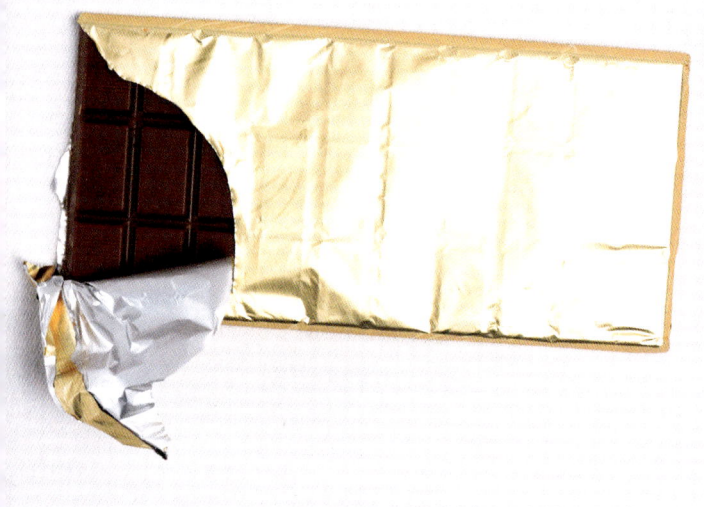
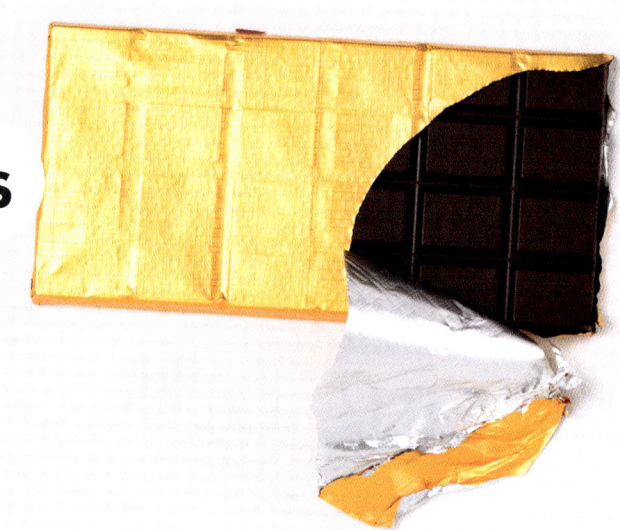

VOLLMILCHSCHOKOLADE
Pro Portion: 161 kcal / 8,9 g Fett / 18 g Kohlenhydrate / 2,3 g Protein / Portionsgröße 30 g

DUNKLE SCHOKOLADE
Pro Portion: 164 kcal / 9,4 g Fett / 18 g Kohlenhydrate / 1,3 g Protein / Portionsgröße 30 g

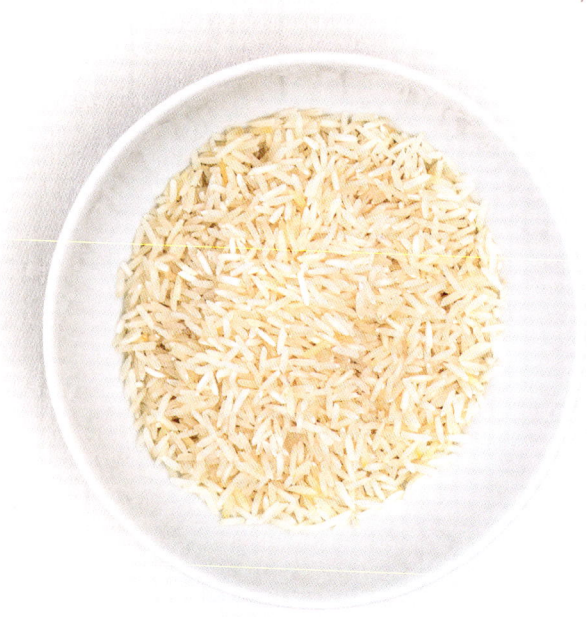
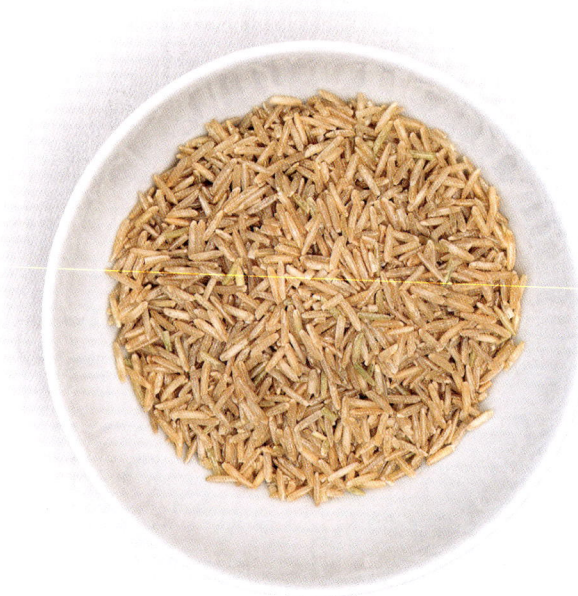

WEISSER REIS
Pro Portion: 117 kcal / 0,3 g Fett / 25 g Kohlenhydrate / 2,4 g Protein / Portionsgröße 90 g

BRAUNER REIS
Pro Portion: 101 kcal / 0,8 g Fett / 21 g Kohlenhydrate / 2,1 g Protein / Portionsgröße 90 g

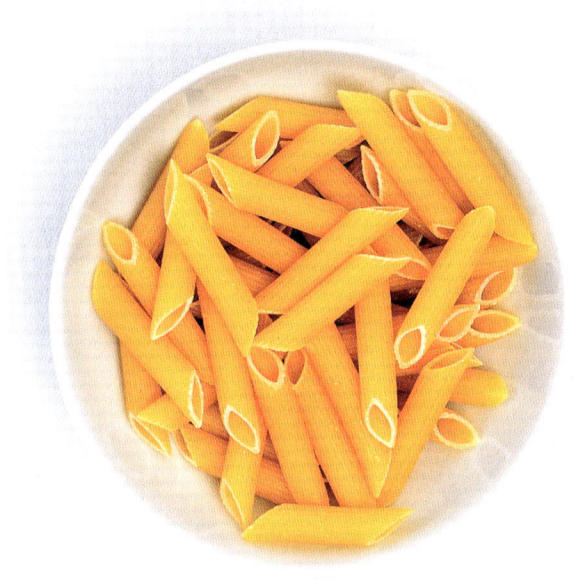

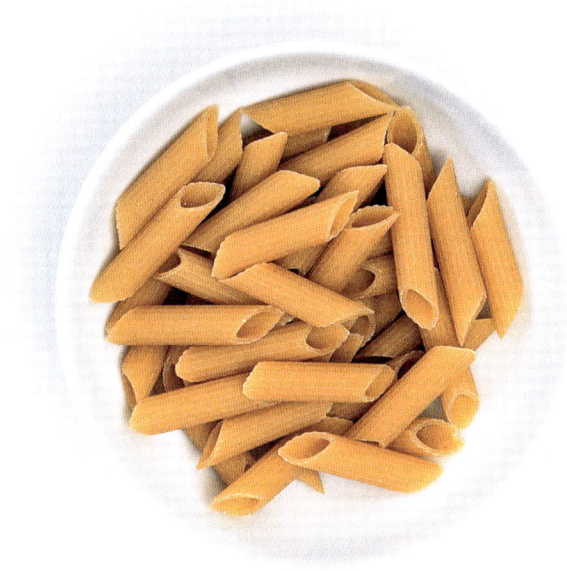

WEISSMEHLNUDELN
Pro Portion: 87 kcal / 0,5 g Fett / 17 g Kohlenhydrate / 3,2 g Protein / Portionsgröße 55 g

VOLLKORNNUDELN
Pro Portion: 82 kcal / 0,9 g Fett / 17 g Kohlenhydrate / 3,3 g Protein / Portionsgröße 55 g

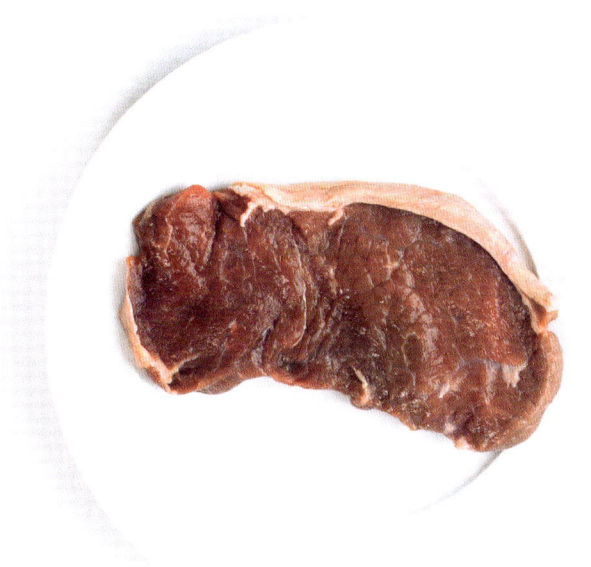

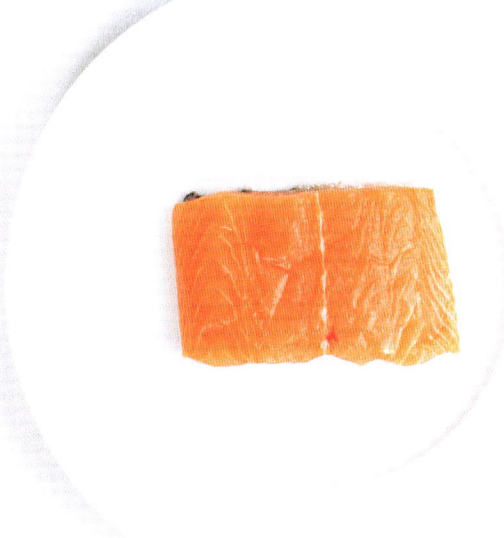

RINDERSTEAK
Pro Portion: 222 kcal / 15 g Fett / 0 g Kohlenhydrate / 21 g Protein / Portionsgröße 80 g

LACHSFILET
Pro Portion: 165 kcal / 9,9 g Fett / 0 g Kohlenhydrate / 18 g Protein / Portionsgröße 80 g

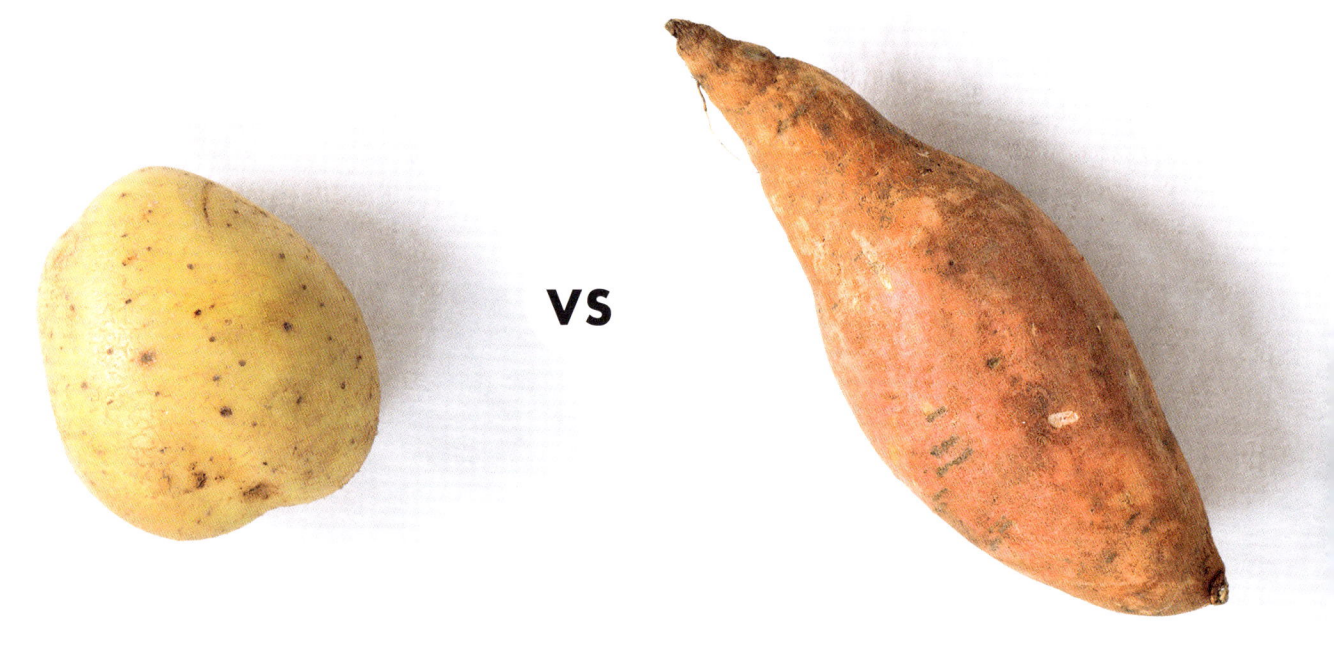

KARTOFFEL
Pro Portion: 161 kcal / 0,2 g Fett / 37 g Kohlenhydrate / 4,3 g Protein / Portionsgröße 1 mittelgroße Kartoffel (173 g)

SÜSSKARTOFFEL
Pro Portion: 103 kcal / 0,2 g Fett / 24 g Kohlenhydrate / 2,3 g Protein / Portionsgröße 1 mittelgroße Süßkartoffel (130 g)

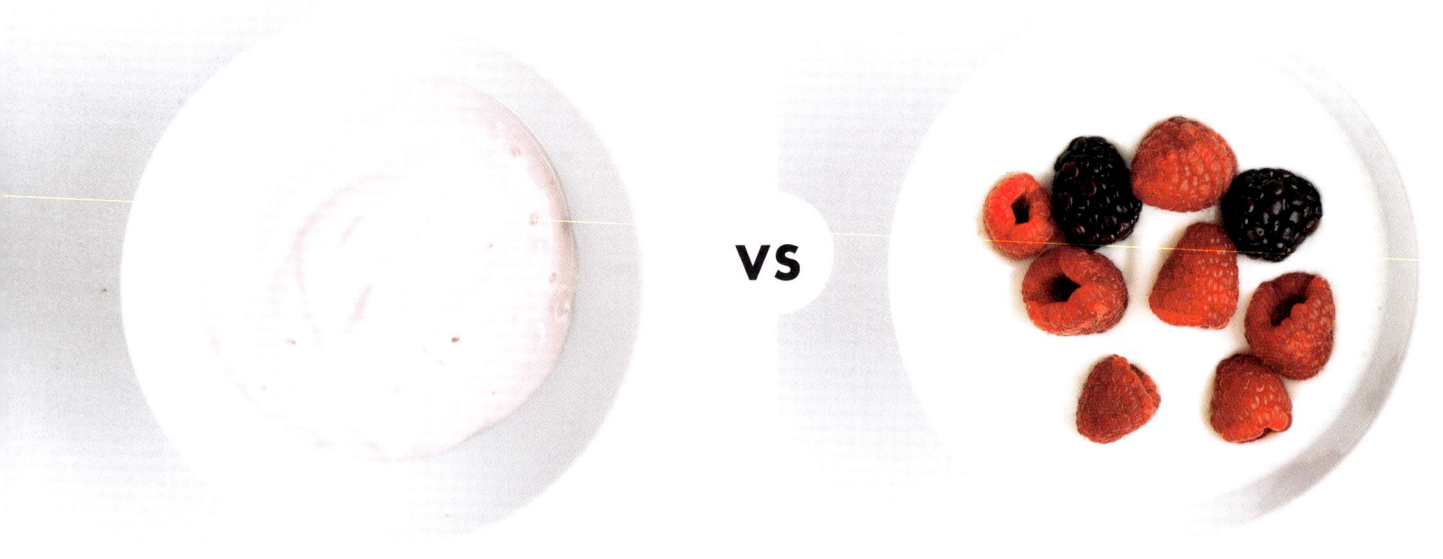

FRUCHTJOGHURT
Pro Portion: 105 kcal / 0,2 g Fett / 21 g Kohlenhydrate / 4,8 g Protein / Portionsgröße 110 g

NATURJOGHURT MIT FRISCHEM OBST
Pro Portion: 75 kcal / 1,7 g Fett / 9,2 g Kohlenhydrate / 5,9 g Protein / Portionsgröße 110 g

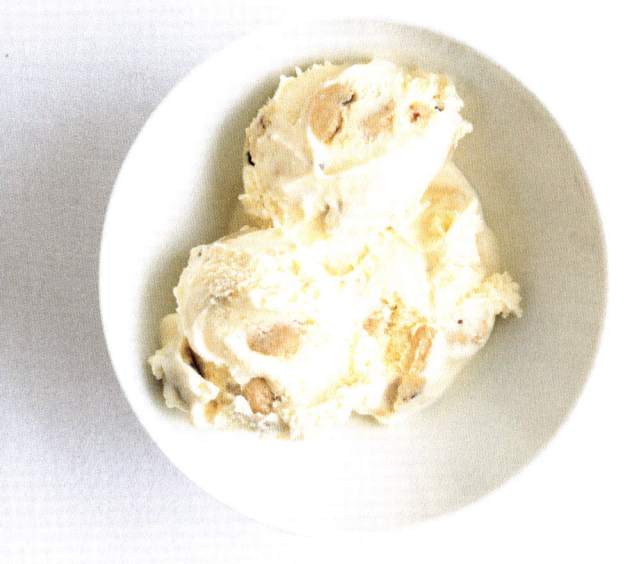 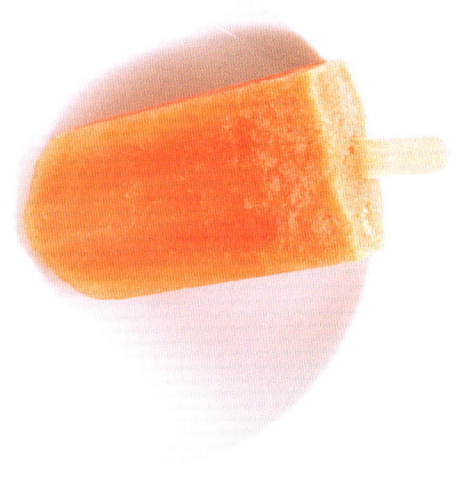

EISCREME
Pro Portion: 207 kcal / 11 g Fett / 24 g Kohlenhydrate / 3,5 g Protein / Portionsgröße 100 g

EIS AUS OBSTSAFT
Pro Portion: 79 kcal / 0,2 g Fett / 19 g Kohlenhydrate / 0 g Protein / Portionsgröße 100 g

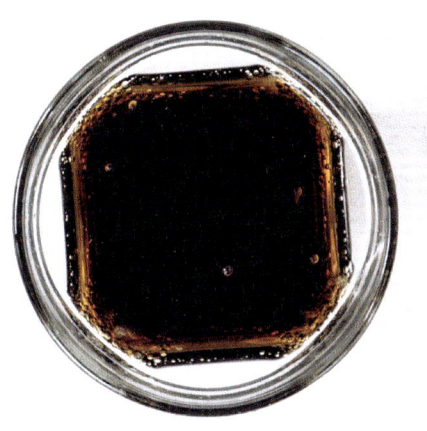 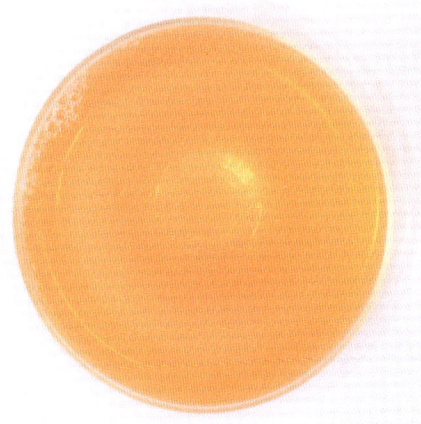

BRAUSEGETRÄNK
Pro Portion: 95 kcal / 0,6 g Fett / 23 g Kohlenhydrate / 0 g Protein / Portionsgröße 225 ml

KOMBUCHA
Pro Portion: 31 kcal / 0,5 g Fett / 5,3 g Kohlenhydrate / 2,7 g Protein / Portionsgröße 225 ml

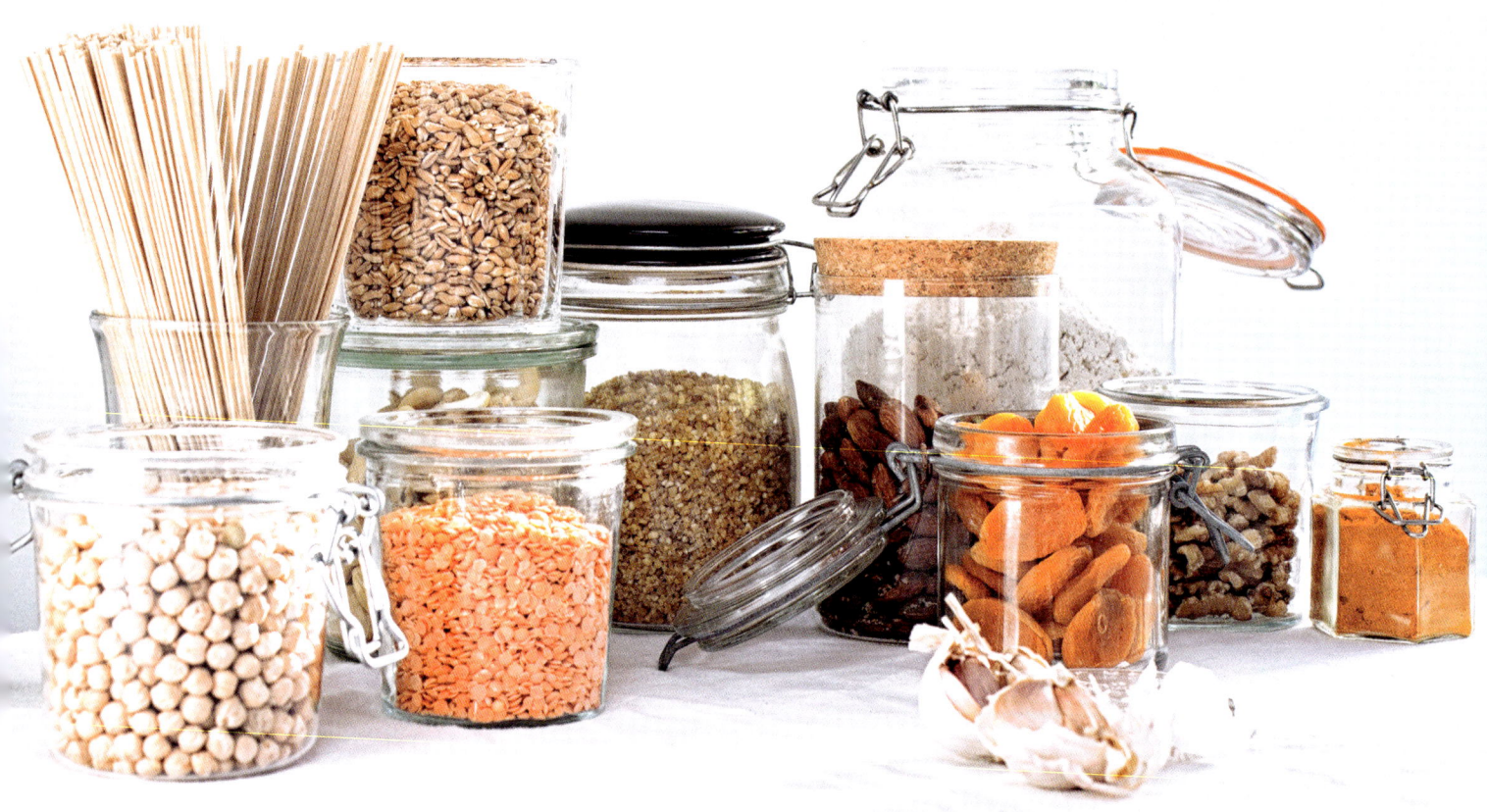

IMMUNAUSGLEICHENDE GRUNDNAHRUNGSMITTEL
DAS GEHÖRT IN DEN VORRATSSCHRANK

Für eine immunfreundliche Ernährung müssen Sie nicht Ihren gesamten Vorratsschrank umkrempeln. Höchstwahrscheinlich stehen viele der nachstehend aufgelisteten Dinge schon darin. Diese Nahrungsmittel sind das Fundament für Ihren 28-Tage-Plan mit Mahlzeiten für die nächsten Wochen und vielleicht auch für die Zukunft.

NAHRUNGSMITTEL FÜR DEN VORRAT

Nüsse und Saaten: Sie sind eine wunderbare Proteinquelle. Man kann sie als Snack essen, auf das Frühstück und über Salate streuen, in Aufstriche und Pestos geben. Nüsse, Mandeln und Cashewkerne lassen sich gut in Aufstriche und Pestos verarbeiten. Hanf- und Leinsaat sowie Chiasamen enthalten vollständige Proteine, das heißt Proteine mit allen essenziellen Aminosäuren.

Kräuter und Gewürze: Knoblauch, Ingwer, Kurkuma, Cayennepfeffer und Zimt, diese fünf wichtigen Zutaten geben jedem Gericht ein intensives Aroma und unterstützen den Körper für eine bessere Immunantwort. Diese Gewürze sind Alleskönner – vom Bekämpfen von Grippesymptomen bis zum Verringern von Entzündungen.

Hochwertige Öle: Olivenöl nativ extra und Hanföl sind zwei sehr wichtige Öle, wenn es um die Immunfunktion geht. Nehmen Sie sie nicht zum Braten, sondern träufeln Sie etwas davon über gekochte oder rohe Speisen. Sie fügen den Gerichten eine besondere Geschmacksnote hinzu und fördern die Immungesundheit.

Mehle für Brot und Kuchen: Normales Weizenmehl wird gern zum Backen und Kochen verwendet, doch aufgrund seiner Verarbeitung besitzt es wenig Nährwert. Verwenden Sie daher zur Abwechslung und als geschmackliche Variante Vollkornmehl wie etwa Dinkel, Buchweizen und Roggen.

Essig: Apfelessig hat viele Vorzüge, er unterstützt das Immunsystem und ganz besonders die Darmflora. Verwenden Sie ihn wie jeden anderen Essig in Salatdressings, für eingelegtes Gemüse und Soßen. Oder geben Sie einfach morgens vor dem Essen 1 EL in eine Tasse heißes Wasser, um die Verdauung anzukurbeln.

Bohnen, Erbsen und Linsen: Diese Ballaststofflieferanten enthalten viel Zink und fördern die Verdauung. Am besten nehmen Sie getrocknete Hülsenfrüchte und kochen diese selbst. Wichtig ist, sie über Nacht in Wasser einweichen zu lassen, bevor Sie sie am nächsten Tag etwa 30–60 Minuten garen. Bereiten Sie eine größere Menge für die ganze Woche zu und geben Sie die Hülsenfrüchte zu Vollkorngerichten und Salaten hinzu. Wenn Sie keine Zeit zum Kochen haben, bekommen Sie im Handel von Kichererbsen über Cannellini-, Mung- und Butterbohnen bis zu braunen und roten Linsen sowie Edamame-Bohnen eine breite Palette an Hülsenfrüchten aus Dose oder Glas.

Nudeln aller Art: Nudeln als Grundnahrungsmittel im Vorratsschrank zu haben, ist sinnvoll, denn damit bringen Sie schnell eine sättigende Mahlzeit auf den Tisch. Kaufen Sie Vollkorn-, Linsen- oder Kichererbsennudeln, die noch mehr Nährstoffe haben. Das gilt auch für asiatische Nudeln: Probieren Sie doch einmal Buchweizennudeln (Soba).

Trockenfrüchte: Legen Sie sich einen Vorrat an getrockneten Aprikosen, Pflaumen, Kirschen oder anderen Lieblings-Trockenfrüchten zu. Sie enthalten viele Ballaststoffe, sind ein gesunder Snack und schmecken köstlich in Porridge zum Frühstück sowie in Salaten.

Vollkorn: Die kraftvollen, leicht verdaulichen Getreidekörner sind wichtig und man kann sie gut zu den meisten Mahlzeiten hinzugeben. Sie sind eine hervorragende Grundlage für viele Gerichte und können in Kombination mit Bohnen, Erbsen oder Linsen eine Proteinbombe sein – sehr hilfreich an Tagen, an denen Sie wenig Fleisch oder Fisch essen. Getreide und Pseudogetreide wie zum Beispiel brauner Reis, Vollkorndinkel oder Freekeh und Quinoa können Sie mit Linsen, Kichererbsen, Mungbohnen oder Cannellinibohnen zu einer sehr proteinhaltigen Speise kombinieren.

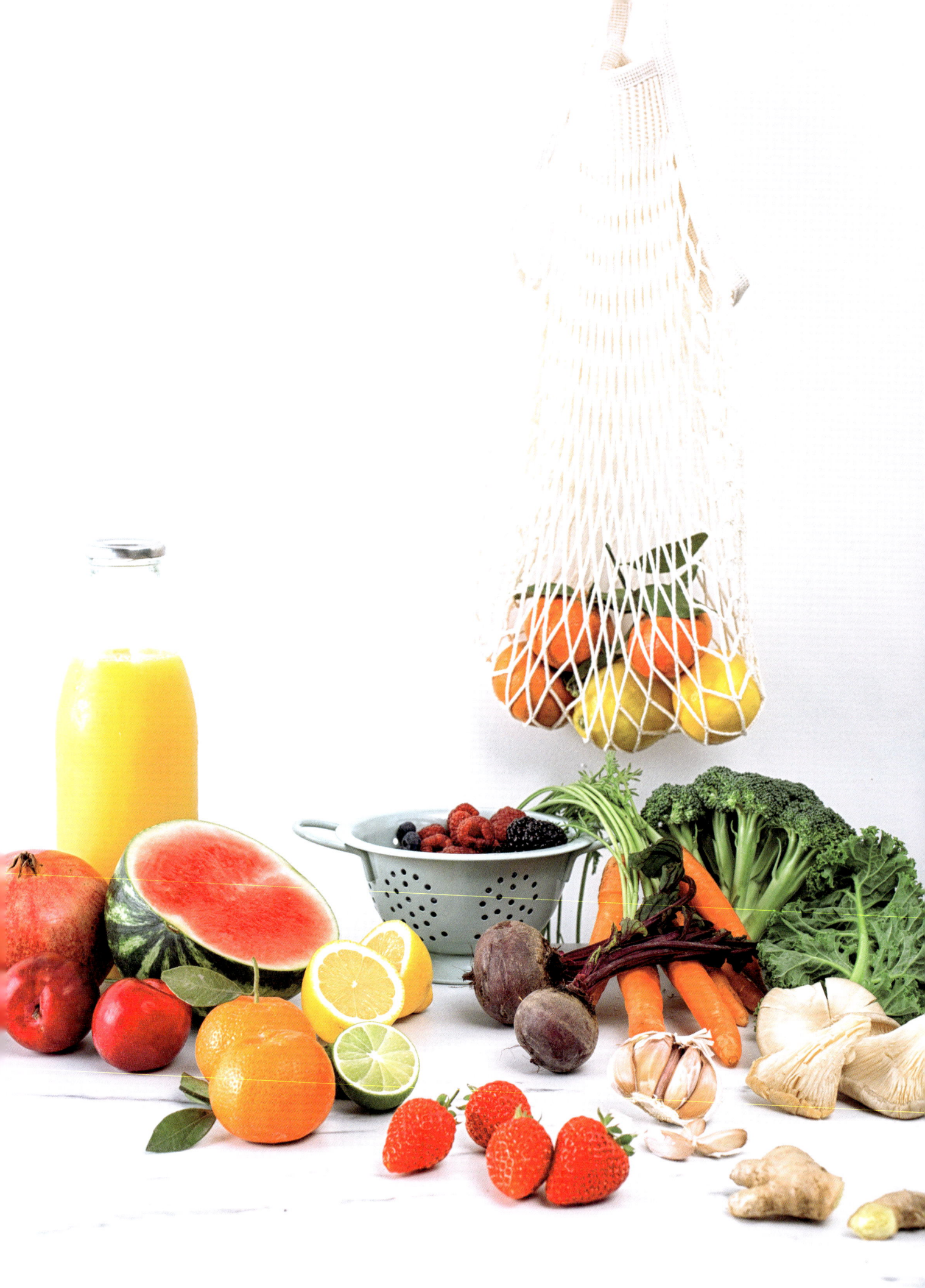

OBST UND GEMÜSE

Das meiste Obst und Gemüse können Sie gut einige Zeit im Kühlschrank aufbewahren. Im Gemüsefach behält es die Feuchtigkeit besser, sodass es länger frisch bleibt.

NAHRUNGSMITTEL FÜR DEN VORRAT

Beeren: viel Vitamin C, wenig Zucker und jede Menge Ballaststoffe. Bauen Sie ausreichend Beeren als Frühstück oder in Form von Smoothies in Ihre Ernährung ein. Sie enthalten viele Antioxidantien und können helfen, das Immunsystem zu stärken. Genießen Sie Acaibeeren, Blaubeeren, Erdbeeren, Himbeeren, Brombeeren und Gojibeeren.

Zitrusfrüchte: Auch sie enthalten viel Vitamin C und sind kraftvolle Antioxidantien, die die Bildung weißer Blutkörperchen unterstützen und das Abwehrsystem des Körpers stärken. Zitronen, Limetten und Grapefruits können ein wichtiges Element bei der Abwehr von Krankheiten wie Erkältungen sein. Sie können auch die abgeriebene Schale gut über Salate und andere herzhafte Gerichte streuen und mit dem Saft Dressings und Marinaden zaubern.

Granatäpfel: Sie helfen dem Körper, Bakterien und diverse Arten von Viren zu bekämpfen. Geben Sie die Kerne in Joghurt oder Salate, essen Sie sie pur oder verarbeiten Sie sie zu einem köstlichen durststillenden Saft.

Wassermelone: enthält eine große Menge des Antioxidans Glutathion, das bei der Bekämpfung von Infektionen hilft. Genießen Sie sie einfach pur oder als energiespendenden Saft.

Pilze: enthalten verschiedene wichtige Nährstoffe, die das Immunsystem erheblich kräftigen, darunter Selen, B-Vitamine und Zink. Pilze sind so vielseitig – man kann sie einfach braten, eine Suppe oder Soße damit kochen oder sie füllen.

Rote Bete: Knolle, Stiele und Blätter enthalten eine riesige Menge Nährstoffe zur Unterstützung und Förderung eines gesunden Immunsystems. Kosten Sie sie als Saft, roh in einem Salat und die Blätter gedämpft und in ein Reis- oder Eintopfgericht gerührt.

Paprikaschoten: enthalten viel Beta-Carotin, die Vitamine K1, E, A und C sowie Folat. Die verschiedenen Paprikaschoten liefern unterschiedliche Nährstoffe, wechseln Sie also bei den Farben ab. Verarbeiten Sie sie in Eintöpfen, Salaten, Soßen und Pfannengerichten.

Brokkoli, Blumenkohl und Rosenkohl: Diese Kohlsorten enthalten das Antioxidans Sulforaphan. Erwiesenermaßen kurbelt es die Immunantwort an. Suchen Sie in den Rezepten in diesem Buch nach Ideen, wie Sie diese Gemüse am besten zubereiten.

Karotten: hervorragende Beta-Carotin-Lieferanten (Provitamin A). Dieses Antioxidans hilft, Ihr Immunsystem im Kampf gegen freie Radikale, Zellschädigung und Entzündung zu unterstützen. Kosten Sie die rohe Karottensuppe von S. 120.

Weißkohl: Spendet Glutathion, das zum Erhalt des Immunsystems beiträgt. Genießen Sie ihn in Suppen und Eintöpfen, in Pfannengerichten oder verarbeiten Sie ihn zu Sauerkraut (S. 72).

Spinat: Spinat enthält Folat, das Ihrem Körper hilft, neue Zellen zu bilden und die DNA zu reparieren. Zudem beinhaltet er Vitamin C, Ballaststoffe und Antioxidantien. Verzehren Sie ihn in einem Smoothie, in Pesto, in einem gemischten Salat oder aber kurz gedämpft in Eintöpfen, Pfannengerichten und Soßen.

Süßkartoffel: Diese nährstoffreiche Kartoffel enthält viel Vitamin A, C und E, die allesamt die Immunität stärken. Die Schale liefert zusätzliche Ballaststoffe und Kalium, die der Gesundheit noch weiter nützen.

Knoblauch: Diese Grundzutat kann mehr als nur den Geschmack von Speisen etwas aufpeppen. Roher Knoblauch kann dank seiner Fähigkeit, Bakterien, Viren und Pilze zu bekämpfen, bei Hautinfektionen helfen.

Ingwer: eine hervorragende Quelle für Antioxidantien. In einer Tasse mit heißem Wasser als Tee aufgießen oder aber als Zutat in Pfannengerichten und eingelegtem Gemüse.

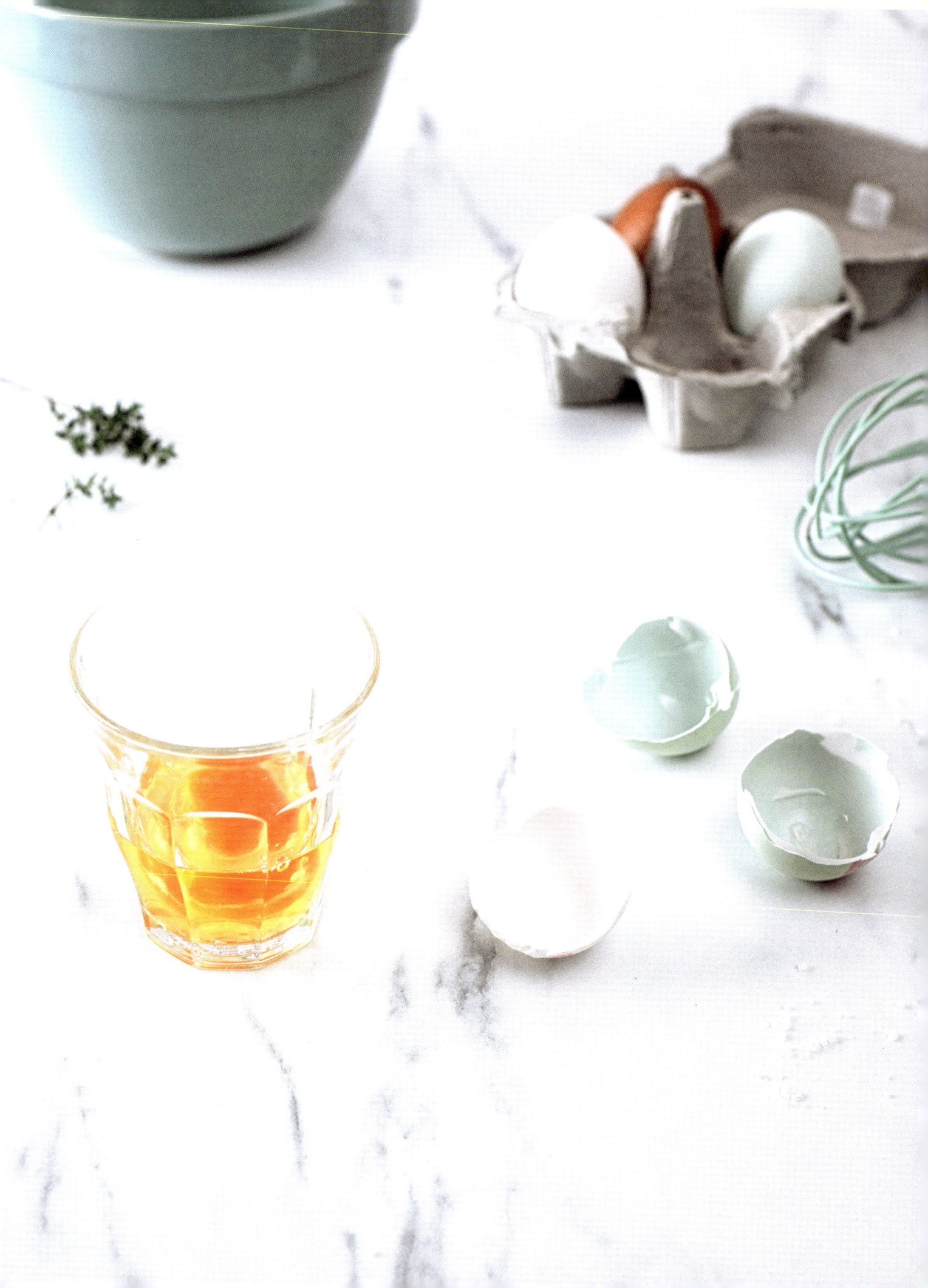

MILCHPRODUKTE UND PROTEINE

Milchprodukte und Proteine weisen viele Nährstoffe auf und sind gut für die Gesundheit, besonders, wenn sie ausgewogen genossen werden. Nachstehend einige Zutaten, die Sie für die Rezepte in diesem Buch besorgen sollten.

NAHRUNGSMITTEL FÜR DEN VORRAT

Joghurt: Frischer Joghurt mit lebenden Kulturen ist am besten. Wenn Sie Joghurt selbst machen, können Sie genau darauf achten, dass er viele der Nährstoffe enthält, die Sie brauchen (siehe S. 92). Joghurt ist gut für die Verdauung und die Immungesundheit. Verzehren Sie ihn zum Frühstück und rühren Sie ihn in Soßen und Dips.

Kefir: eine natürliche Quelle für Vitamin B 12, das zum Funktionieren des Immunsystems beiträgt. Kefir wird genauso verwendet wie Joghurt. Geben Sie ihn in Smoothies oder Dressings und genießen Sie ihn zum Frühstück. Kefir ist ein fermentiertes Nahrungsmittel, das traditionell aus Milch und Kefirknollen gemacht wird (siehe S. 74).

Eier: Eier sind eine hervorragende Proteinquelle und bereichern das Frühstück nicht nur am Wochenende. Sie enthalten Nährstoffe wie die Vitamine B und E, Zink und Selen, die der Körper für die korrekte Immunfunktion benötigt. Kaufen Sie möglichst Bio-Eier.

Milch: Kuhmilch enthält Probiotika, Vitamin B und Immunglobuline. Kaufen Sie Bio-Milch, um die in konventioneller Milch womöglich enthaltenen Pestizide oder Antibiotika zu vermeiden. Forschungsergebnisse zeigen, dass Rohmilch (falls Sie welche finden) das angeborene und das adaptive Immunsystem stärkt (siehe S. 6).

Pflanzliche Milchalternativen: sehr gesund und voller Nährstoffe, vor allem Mandeldrink (B-Vitamine und Eisen). Milchalternativen sind nicht nur einfacher zu verdauen, man kann sie auch zu Hause selbst herstellen.

Hähnchen und Pute: Die Proteine aus Hähnchen- und Putenfleisch versorgen Sie mit Aminosäuren, die die Bildung von Antikörpern, die gegen Infektionen kämpfen, fördern. Kochen Sie eine Brühe aus Hühnerknochen (siehe S. 70), um die Gelatine, Chondroitin und andere für den Darm günstige Nährstoffe zu gewinnen.

Fisch: Fettreicher Fisch wie Lachs, Makrele, Kabeljau und Thunfisch ist eine gute Quelle für Vitamin A und B. Er unterstützt die Funktion des Immunsystems, hilft bei der Regulierung von Entzündungen, fördet die Bildung von roten und weißen Blutkörperchen, die für den Sauerstofftransport im Körper wichtig sind, und unterstützt den Kampf gegen Erkrankungen.

Tofu: Tofu ist ein beliebtes pflanzliches Protein. Es enthält alle neun essenziellen Aminosäuren sowie Eisen, Kalzium und viele andere Mineralstoffe und Vitamine und hat zudem wenig Kalorien. Fester Seidentofu kann mariniert und gebraten, aber auch wie Rührei zubereitet werden (siehe S. 142).

Tempeh: Dieses sehr nährstoffhaltige Sojaprodukt weist sehr viel Protein und diverse Vitamine und Mineralstoffe auf. Außerdem enthält es Probiotika, die der Gesundheit des Verdauungstrakts und des Darms förderlich sind und folglich die Immungesundheit verbessern. Tempeh ist recht hart. Man kann es zerkrümelt in Eintöpfe geben oder einfach in mundgerechte Stücke schneiden, braten und mit einer Soße servieren (S. 166).

SINNVOLLE ARBEITSGERÄTE

Auf dieser Seite werden Ihnen ein paar nützliche Utensilien vorgestellt, die Ihnen die Zubereitung der Gerichte ein wenig erleichtern sollen. Die Anleitungen in den Rezepten sind kurz und einfach gehalten und problemlos zu befolgen. Wenn Sie mit dem 28-Tage-Ernährungsplan für ein besseres Immunsystem beginnen, ist es sinnvoll, diese Dinge zur Hand zu haben.

NÜTZLICHE UTENSILIEN

Scharfe Messer: Ein Wellenschliffmesser und ein scharfes Küchenmesser sind praktisch für alle Schneidevorgänge in der Küche. Mit einem Wellenschliffmesser lassen sich weiches Obst und kleinere Zutaten wie Ingwer oder Knoblauch gut in Scheiben schneiden. Größeres Gemüse lässt sich mit einem scharfen, mittelgroßen Messer einfach zerkleinern.

Gemüseschäler: Obst und Gemüse enthalten viele Ballaststoffe und sind somit gut für den Darm. Da die Rezepte in diesem Buch viel Gemüse vorsehen, ist ein Gemüseschäler praktisch. Auch einen Spiralschneider können Sie vielfältig einsetzen und zum Beispiel Zucchini-Spaghetti damit schneiden.

Auflaufformen: Sie haben einen höheren Rand als ein Backblech und sind ideal zum Schmoren von Gemüse und Proteinlieferanten. Auch für die Herstellung von Granola eignen sie sich sehr gut.

Große Schüssel: Wenn Sie Bohnen gerne selbst kochen, müssen Sie sie über Nacht in Wasser einweichen, dazu brauchen Sie eine große Schüssel.

Hochleistungsmixer: für alles, was eine cremige Konsistenz haben soll, zum Beispiel Smoothie-Bowls, Dressings, Smoothies und Säfte.

Küchenmaschine: sehr praktisch, um Pesto, Soßen, Blumenkohlreis oder Proteinbällchen zu machen, um nur einige Anwendungsmöglichkeiten zu nennen. Mit einer Küchenmaschine geht vieles schneller, so können Sie sich ganz darauf konzentrieren, den Speisen das richtige Aroma zu verleihen.

Kastenform für Brot: Brot selbst zu backen, macht nicht nur Spaß, Sie können so auch gute und gesunde Zutaten nach Belieben kombinieren. Für ein Saatenbrot brauchen Sie eine Kastenform. Probieren Sie das Rezept von S. 90 aus.

Wiederverwendbare Gläser und Behälter: Alles steht und fällt mit der Vorbereitung, Sie brauchen also einige Gläser und Behälter als Küchenhelfer, in denen Sie Vorbereitetes aufbewahren können, das Sie dann im Laufe der Woche konsumieren. Nehmen Sie zum Beispiel Einmachgläser, die lassen sich gut verschließen und wieder säubern. Andere verschließbare Behälter lassen sich hingegen stapeln.

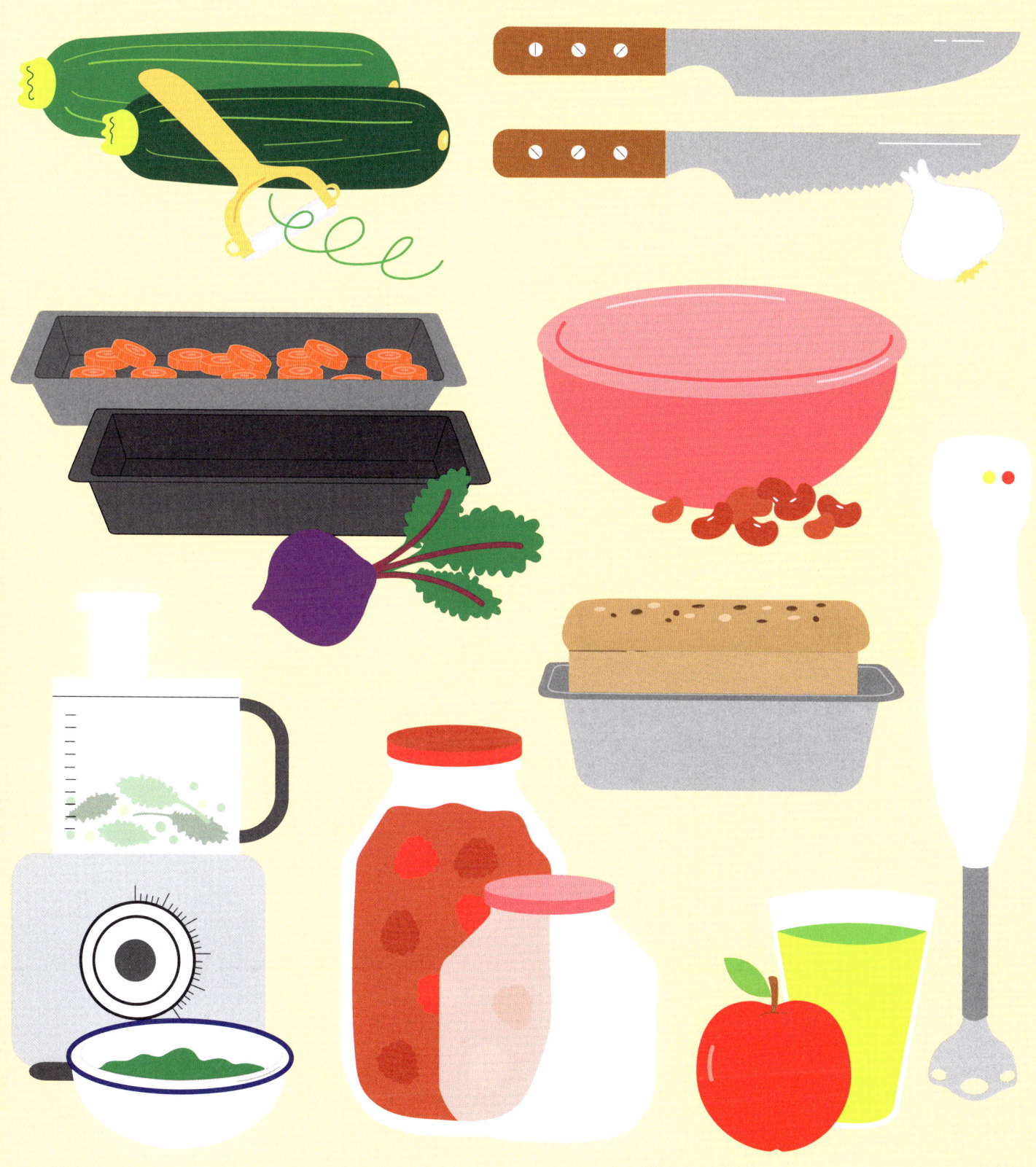

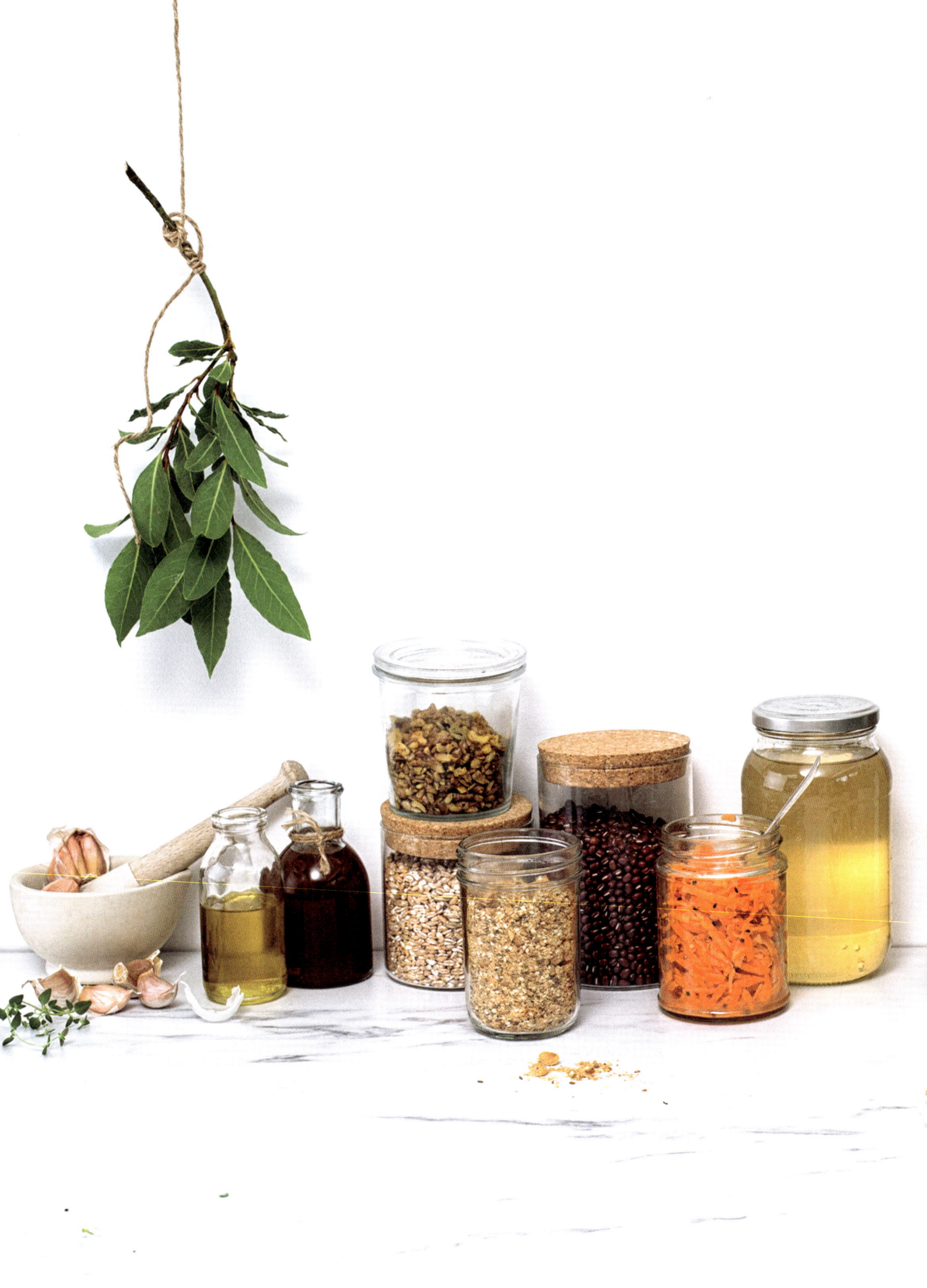

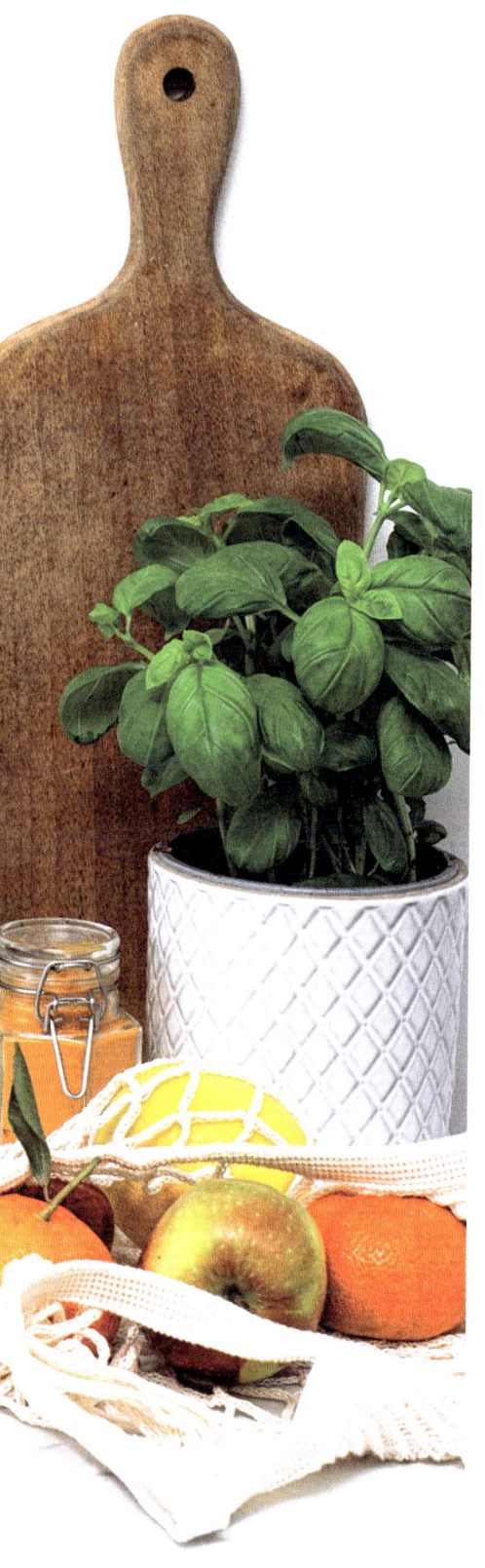

IN 28 TAGEN ZU EINEM STÄRKEREN IMMUNSYSTEM

Sie haben nun einiges über das Immunsystem erfahren und darüber, wie Lebensstil und Ernährung sich darauf auswirken können. Jetzt ist es an der Zeit, sich der Praxis zuzuwenden: dem Kochen. Auf den nächsten Seiten werden Sie köstliche und gesunde Rezepte entdecken, die Ihr Immunsystem stärken. Sie wissen nicht, was Sie zubereiten sollen? Hier ein kleiner Tipp: Stöbern Sie zunächst durch die Basics, überlegen Sie dann, was Sie trinken wollen, und werfen Sie einen Blick auf die Snacks. Alle Rezepte sind mit dem Ziel entstanden, Ihre Immunität zu stärken. Es ist an der Zeit, widerstandsfähiger und gesünder zu werden.

BASICS

Im Folgenden finden Sie alle Basiselemente, die Sie brauchen, um den 28-Tage-Plan für die Stärkung des Immunsystems durchzuführen. Viele dieser Zubereitungen kommen im Laufe der Wochen mehrmals zum Einsatz, und so haben Sie schon mal wichtige Dinge für jeden Tag bereit.

Entdecken Sie die Basisrezepte, die Ihnen die Zubereitung von Brühe und Getreide sowie aromatischen Dressings ermöglichen. Nusstoppings verleihen vielen Gerichten eine knackige Note und Textur und fermentiertes Gemüse gibt manchen Speisen einen ganz besonderen Kick.

ZEIT SPAREN

Vielleicht erscheint es Ihnen zunächst schwierig, alles selbst zu kochen, vor allem wenn Sie das bisher nicht gemacht haben. Aber keine Bange! Auf dieser Seite finden Sie hilfreiche Tipps, damit Sie alles in den Griff bekommen.

Im Voraus zubereiten: Wenn Sie manche Dinge im Voraus zubereiten, hilft Ihnen das im Alltag. Sie haben dann immer etwas Gesundes parat und können im Handumdrehen Essen auf den Tisch bringen. Von Dressings über eingelegtes oder fermentiertes Gemüse bis hin zu Brühen gibt es wunderbare Basisrezepte zum Selbermachen. Entdecken Sie, wie großartig die Dinge schmecken, wie viel Zeit Sie sparen und wie einfach alles herzustellen ist.

Richtig aufbewahren: Sofern Sie Dinge vorkochen, ist es wichtig, über eine breite Auswahl an unterschiedlichen Behältern oder Einmachgläsern zu verfügen. Denn nur wenn Zubereitungen gut gelagert und aufbewahrt werden können, ist das Vorbereiten sinnvoll. Schraubdeckel- und Einmachgläser sind toll und nehmen im Kühlschrank nicht viel Platz ein. Gefüllt mit Soßen oder Brühe für die bevorstehende Woche finden sie auch in der Kühlschranktür Platz. Reinigen Sie alle Behälter gründlich, bevor Sie sie mit den frischen Speisen befüllen, denn sonst können sich Bakterien ausbreiten.

Verwenden Sie auch Reste: Womöglich bleiben Reste von dem vorbereiteten Essen übrig. Frieren Sie sie ein und verwenden Sie sie später in einem anderen Gericht. Achten Sie darauf, alles eindeutig mit Datum und Inhalt zu beschriften, damit Sie auch nach einiger Zeit noch wissen, um welches Tiefkühlgut es sich handelt.

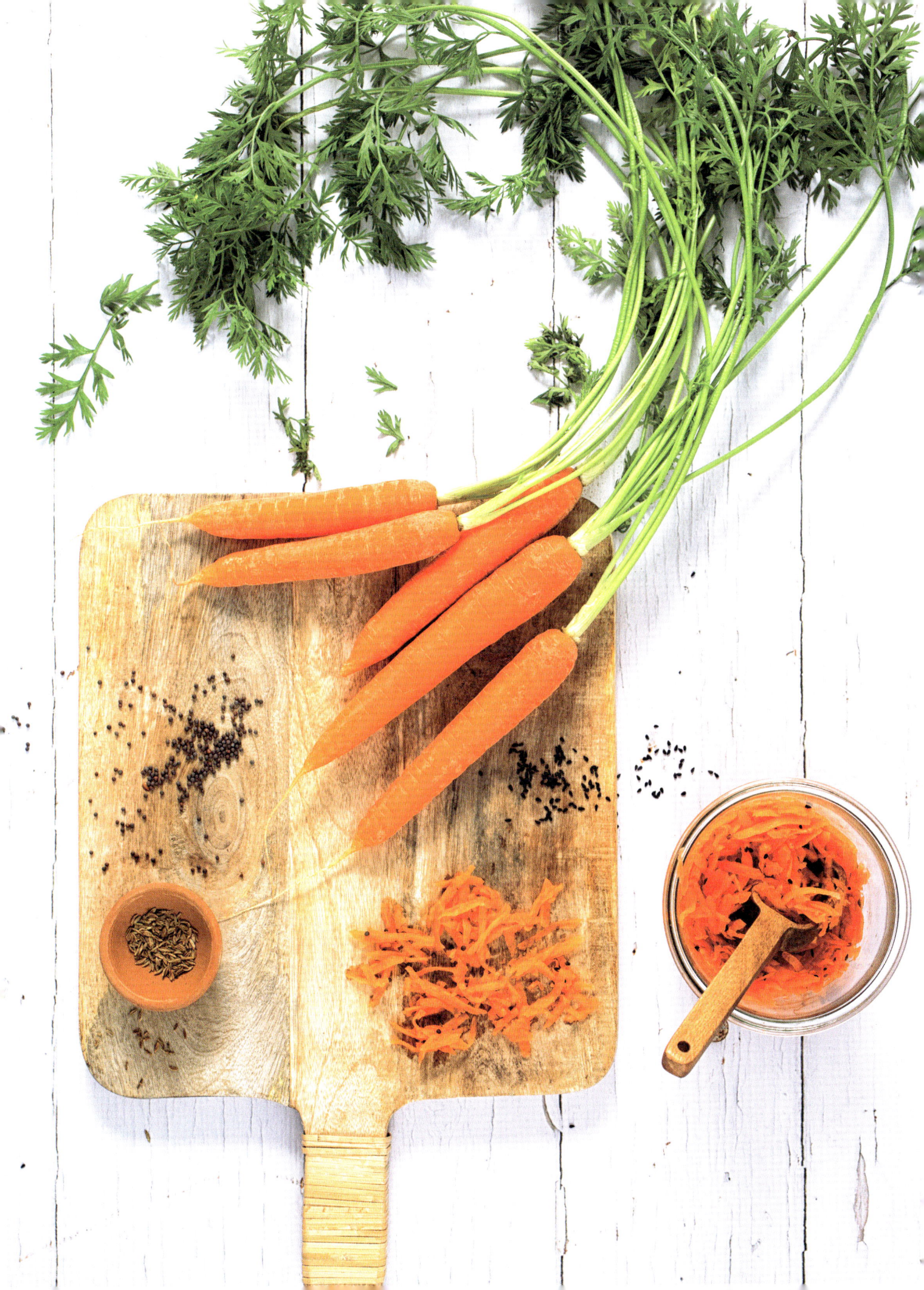

GRUNDREZEPTE

Eine Brühe ist ein Grundelement, mit dem Sie Suppen, Soßen, Eintöpfe und Risottos kochen können. Eine Knochenbrühe ist zudem eine hervorragende Unterstützung für den Darm, die Verdauung und natürlich das Immunsystem. Die folgenden Rezepte brauchen zwar etwas Zeit, doch Sie können das Ganze einfach vor sich hin köcheln lassen.

Brühe aus Hühnerknochen

FÜR 750 ML–1 L
VORBEREITUNG / KOCHZEIT
5 Minuten / 6 Stunden

1 ganze rohe Hühnerkarkasse vom Metzger oder aus dem Laden
1 Lorbeerblatt
5 schwarze Pfefferkörner
4 Knoblauchzehen, geschält
½ rote Zwiebel, mit Schale

01 Alle Zutaten in einen großen Kochtopf geben und so viel Wasser zugießen, dass das Huhn 5 cm hoch mit Wasser bedeckt ist. Brühe zum Kochen bringen, Deckel auflegen und alles 6 Stunden leicht köcheln lassen. Flüssigkeit durch ein Sieb abgießen und sofort verwenden oder abkühlen lassen und in einem Einmachglas oder einem anderen Behälter aufbewahren.
02 Im Kühlschrank bis zu 1 Woche haltbar – an der Oberfläche bildet sich eine Fettschicht. Soll die Brühe im Laufe der Woche für mehrere Gerichte verwendet werden, dann in mehreren Behältern aufbewahren, damit sich bei jeder Portion das Fett oben absetzen kann. Eingefroren bis zu 3 drei Monate haltbar.

Nährwertangaben pro Rezept:
126 kcal / 1,9 g Fett / 10,4 g Kohlenhydrate / 9,6 g Protein

Brühe aus Huhn, Gemüse und Kombu

FÜR 750 ML–1 L
VORBEREITUNG / KOCHZEIT
10 Minuten / 2 Stunden

2 EL Olivenöl
8 getrocknete Shiitakepilze
2 Stücke Kombu (10 × 15 cm), gesäubert
2 Zwiebeln, mit Schale, längs halbiert, in sehr dünne Scheiben geschnitten
1 Karotte, mit Schale, in sehr dünne Scheiben geschnitten
1 Stange Staudensellerie, in dünne Scheiben geschnitten
1 Knoblauchknolle, quer halbiert
6 Stängel Petersilie
400 g gekochte Knochenreste von Huhn oder Pute
1 TL schwarze Pfefferkörner

01 Den Ofen auf 150 °C Ober-/Unterhitze (Umluft: 130 °C) vorheizen. Öl in einer Tasse mit 2 EL Wasser vermischen. Pilze und Kombu in eine Auflaufform krümeln. Gemüse und Petersilie hinzugeben und mit dem Ölgemisch beträufeln. Durchrühren, damit das Gemüse gut mit dem Öl überzogen ist. 1 Stunde im Ofen backen, dabei nach der Hälfte der Zeit einmal durchrühren. Gemüse in einen großen Topf füllen, Knochen und Pfefferkörner hinzugeben und 3 l Wasser zugießen. Brühe zum Kochen bringen und dann ohne Deckel 1 Stunde köcheln lassen.
02 Abkühlen lassen, danach durch ein Sieb in eine große Schüssel abgießen; dabei die Zutaten ausdrücken, um möglichst viel Flüssigkeit zu gewinnen. Brühe gleich verwenden oder in einem Behälter aufbewahren.

Nährwertangaben pro Rezept:
523 kcal / 30 g Fett / 44,7 g Kohlenhydrate / 16,8 g Protein

Herzhafte Brühe mit Apfel, Miso und Seetang

FÜR 750 ML–1 L
VORBEREITUNG / KOCHZEIT
8 Minuten / 1 Stunde 50 Minuten

3 EL braune Misopaste
2 EL Olivenöl
2 Äpfel, halbiert, in dünne Scheiben geschnitten
2 rote Zwiebeln, mit Schale, in Scheiben geschnitten
1 Knoblauchknolle, quer halbiert
2 × 2 ½ cm Ingwer, in dünne Scheiben geschnitten
1 TL gemahlene Kurkuma oder 2 ½ cm frische Kurkuma, in dünne Scheiben geschnitten
1 TL schwarze Pfefferkörner
3 Noriblätter, ungeröstet

01 Den Ofen auf 150 °C Ober-/Unterhitze (Umluft: 130 °C) vorheizen. Misopaste in einer Tasse mit 2 EL Wasser und Olivenöl vermischen. Äpfel, Zwiebeln, Knoblauch und Ingwer in eine Auflaufform geben, das Misogemisch darübergießen und alles gründlich vermischen. 40–50 Minuten im Ofen backen, bis die Äpfel weich sind und duften. Mischung in einen großen Topf umfüllen, Kurkuma, Pfefferkörner sowie Nori hinzugeben und 2 ½ l Wasser angießen. Brühe zum Kochen bringen, dann 1 Stunde ohne Deckel köcheln lassen, bis sie auf die Hälfte eingekocht ist.
02 Abkühlen lassen, in eine große Schüssel abseihen und dabei die Zutaten ausdrücken, um möglichst viel Flüssigkeit zu gewinnen. Brühe gleich verwenden oder in 1 oder 2 Behälter umfüllen und im Kühlschrank bis zu 1 Woche aufbewahren.

Nährwertangaben pro Rezept:
460 kcal / 16 g Fett / 82,3 g Kohlenhydrate / 6,4 g Protein

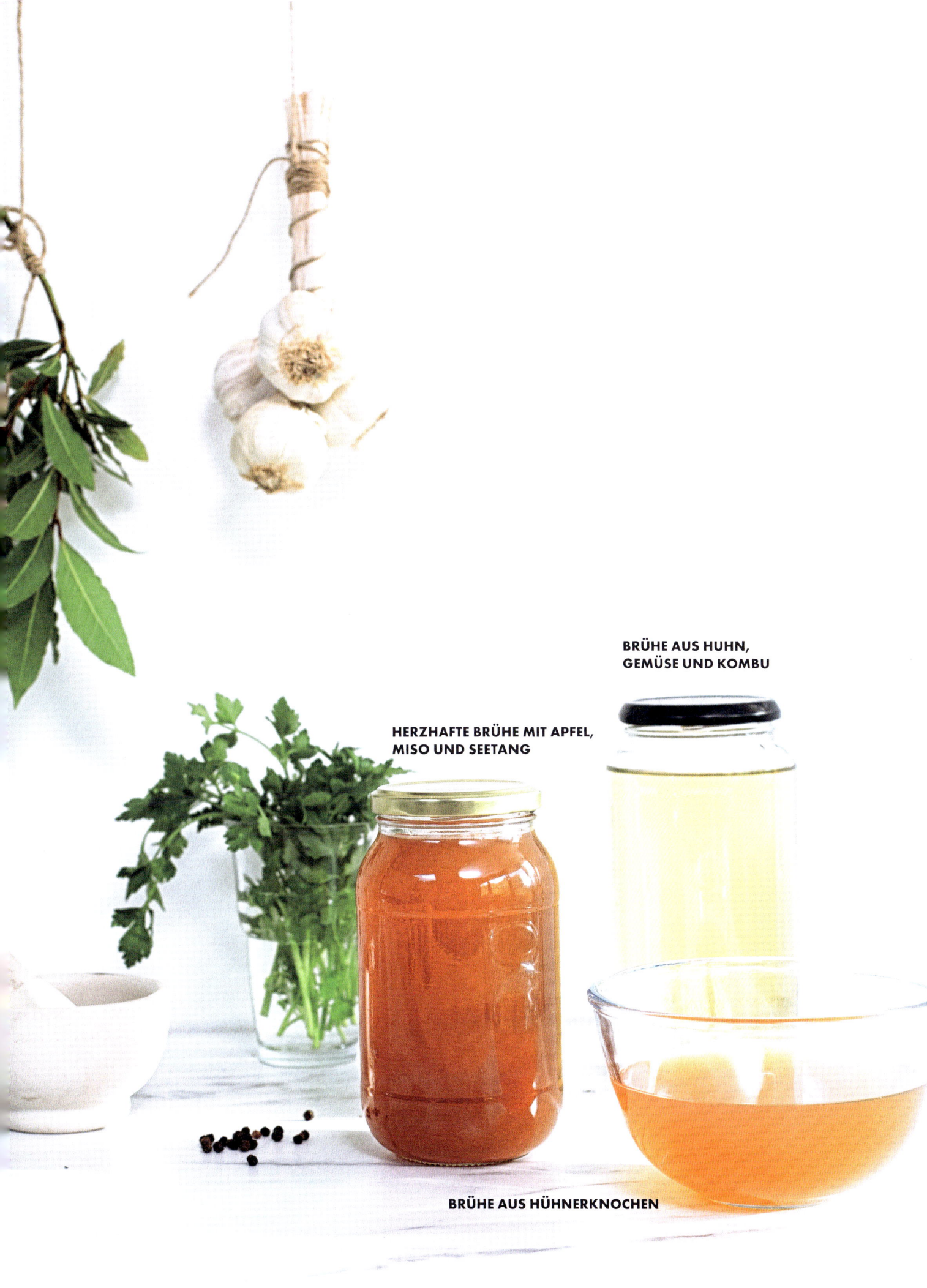

FERMENTIERTES GEMÜSE

Fermentiertes Gemüse ist gut für die Darmgesundheit und unterstützt die Immunfunktion. Sie sollten daher immer mindestens eine Sorte im Kühlschrank vorrätig haben, um das Gemüse als Snack zu genießen oder so manches Gericht etwas aufzuwerten. Kimchi schmeckt köstlich zu Eiern, Käse und geräuchertem Fisch.

Kimchi

FÜR 2 L
VORBEREITUNG / FERMENTIERZEIT
2 Stunden 20 Minuten / ab 1 Woche

1 Chinakohl
50 g Meersalz
1 Daikonrettich (optional)
1 reife Birne, entkernt
½ weiße Zwiebel, geschält
7 ½ cm Ingwer, geschält
5 Knoblauchzehen, geschält
60 g Gochugaru oder koreanisches rotes Chilipulver
1 TL thailändische Fischsoße (optional)
7 Frühlingszwiebeln, fein gehackt

01 Den Kohl in Viertel schneiden, den inneren Strunk entfernen, die Blätter zusammen lassen und in eine Schüssel geben. Das Salz bis an den Ansatz zwischen die Blätter reiben. Bei Zimmertemperatur 2 Stunden stehen lassen, bis der Kohl weich wird.
02 Die restlichen Zutaten außer den Frühlingszwiebeln im Mixer zu einer glatten Masse pürieren. Salz vom Kohl abspülen und das Wasser herausdrücken. Die Paste und die gehackten Frühlingszwiebeln bis zum Ansatz auf den Blättern verteilen. Kohl in ein sterilisiertes Gefäß geben (2 l Fassungsvermögen) und fest verschließen, dann den Deckel etwas lockern. Bei Zimmertemperatur 1 Woche an einem dunklen Ort stehen lassen. Für einen intensiveren Geschmack 1 weitere Woche in den Kühlschrank stellen. Hält sich im Kühlschrank 3–6 Monate.

Nährwertangaben pro Rezept:
603 kcal / 6,8 g Fett / 130,2 g Kohlenhydrate / 27,3 g Protein

Sauerkraut mit Roter Bete und Apfel

FÜR 1 L
VORBEREITUNG / FERMENTIERZEIT
15 Minuten / 3 Tage

1 Rotkohl, in Stücke geschnitten
2 Rote Bete, geschält, halbiert
1 rote Zwiebel, geschält, geviertelt
1 Apfel, entkernt, in Scheiben geschnitten
2 TL Fenchelsamen
2 EL Meersalz

01 Kohl, Rote Bete und Zwiebel in der Küchenmaschine fein hacken. Mit dem Apfel in eine große Schüssel geben und Fenchelsamen und Salz darüberstreuen. Gründlich vermischen, dann einen Teller oder einen Deckel auflegen und mit einem Gewicht beschweren, zum Beispiel ein paar Gemüsedosen. Ungefähr 24 Stunden stehen lassen, bis sich Lake bildet und Flüssigkeit austritt.
02 Schüssel mit einem Tuch abdecken und alles weitere 2 Tage fermentieren lassen. Eventuellen Schimmel mit einem Löffel entfernen. Sauerkraut nach 3 Tagen in 2 sterilisierte Gefäße (500 ml Fassungsvermögen) umfüllen und im Kühlschrank bis zu 6 Monate aufbewahren.

Nährwertangaben pro Rezept:
470 kcal / 2,2 g Fett / 112,1 g Kohlenhydrate / 17,4 g Protein

Fermentierte Karotten, indisch gewürzt

FÜR 500 ML
VORBEREITUNG / FERMENTIERZEIT
10 Minuten / ab 1 Woche

1 kg Karotten, geraspelt
1 EL Meersalz
1 TL schwarze Senfkörner
1 TL Kreuzkümmel
1 TL Schwarzkümmel
1 Prise rote Chiliflocken (optional)

01 Die geraspelten Karotten in eine Schüssel geben und das Salz 5 Minuten lang einkneten, bis Flüssigkeit austritt. Die Gewürze zufügen und gut untermischen.
02 Zutaten in ein sterilisiertes Einmachglas (500 ml Fassungsvermögen) pressen und so lange nach unten drücken, bis Saft über den Karotten steht (sollte das nicht passieren, ein wenig gefiltertes Wasser hinzugeben). Einen Kieselstein oder einen nicht metallischen Gegenstand zum Beschweren auf das Gemüse legen. Den Deckel schließen und Karotten 7 Tage fermentieren lassen, dabei direktes Sonnenlicht vermeiden. Wenn die Karotten schön würzig und säuerlich schmecken, im Kühlschrank aufbewahren. Bis zu 3 Monate haltbar.

Nährwertangaben pro Rezept:
203 kcal / 4,9 g Fett / 43,9 g Kohlenhydrate / 5,2 g Protein

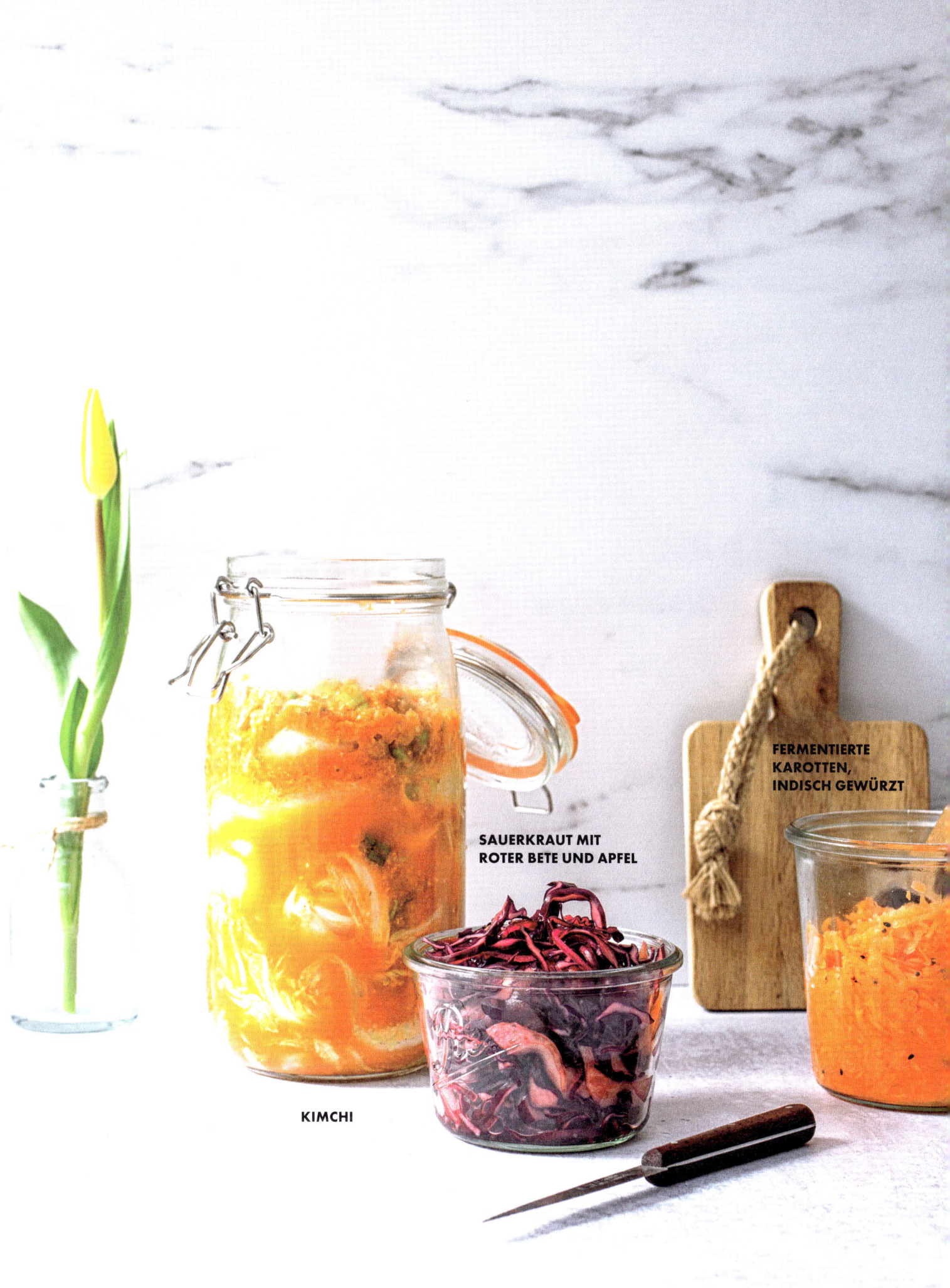

SAUERKRAUT MIT ROTER BETE UND APFEL

FERMENTIERTE KAROTTEN, INDISCH GEWÜRZT

KIMCHI

EINGELEGTES GEMÜSE

Diese köstlichen knackigen Geschmacksbomben geben allen Gerichten von Salaten und Sandwiches über Reisgerichte bis zu Eintöpfen das gewisse Etwas. Dieses Trio enthält viele antibakterielle Stoffe und hilft, Erkältungen abzuwehren. Knoblauch nimmt mitunter einen grün-bläulichen Ton an, wenn man ihn einlegt, ist jedoch deswegen nicht schlecht. Verwenden Sie gefiltertes Wasser, jodfreies Salz und ein Einmachglas mit Glasdeckel, wenn er weiß bleiben soll.

Eingelegter Ingwer mit Chili und Limettensaft

FÜR 250–300 G
VORBEREITUNG / KOCHZEIT
20 Minuten / 0 Minuten

140 g frischer Ingwer, geschält
2 EL Meersalz
1 grüne Chilischote, in Ringe geschnitten
5 Limetten

Ingwer in dünne Streifen schneiden und in ein steriles Einmachglas (300 ml Fassungsvermögen) geben. Salz und Chili hinzufügen, Glas mit einem Deckel verschließen und gut schütteln. Limetten auspressen und den Saft über den Ingwer gießen. Wieder mit dem Deckel verschließen und schütteln. Im Kühlschrank bis zu 2 Monate haltbar.

Nährwertangaben pro Rezept:
216 kcal / 1,9 g Fett / 60,5 g Kohlenhydrate / 5 g Protein

Eingelegter Knoblauch mit Thymian

FÜR 250–300 G
VORBEREITUNG / KOCHZEIT
10 Minuten / 10 Minuten

2 Knoblauchknollen
500 ml Apfelessig
1 EL Salz
1 Handvoll frischer Thymian

01 Wasser in einem Topf zum Kochen bringen. Die Knoblauchknollen in Zehen zerteilen und diese im Wasser 2 Minuten blanchieren. Dann mit einem Schaumlöffel herausnehmen. Nach dem Abkühlen die Schale entfernen.
02 Essig und Salz in einem Topf zum Kochen bringen. Köcheln lassen, bis das Salz sich aufgelöst hat. Den Knoblauch darin 2 Minuten garen, dann Topf vom Herd nehmen. Knoblauch und Thymian in ein steriles Einmachglas (300 ml Fassungsvermögen) geben und die Flüssigkeit bis 2 cm unter den Rand aufgießen. Abkühlen lassen, dann mit dem Deckel verschließen. Im Kühlschrank bis zu 3 Monate haltbar.

Nährwertangaben pro Rezept:
224 kcal / 0,8 g Fett / 32 g Kohlenhydrate / 5,5 g Protein

Eingelegte Kurkuma-Zwiebeln

FÜR 300 G
VORBEREITUNG / KOCHZEIT
10 Minuten / 10 Minuten

1 große Zwiebel, geschält, in Ringe geschnitten
1 EL rosa Pfefferkörner
1 EL Meersalz
2 TL gemahlene Kurkuma
120 ml Reisweinessig
60 ml Honig

01 Zwiebel und rosa Pfefferkörner in ein steriles Einmachglas (300 ml Fassungsvermögen) füllen. Die restlichen Zutaten mit 400 ml Wasser in einen Topf geben. Zum Kochen bringen, dann 5 Minuten köcheln lassen. Die heiße Flüssigkeit über die Zwiebeln gießen, das Glas locker mit einem Deckel verschließen und Zwiebeln abkühlen lassen.
02 Den Deckel fest verschließen und die Zwiebeln im Kühlschrank bis zu 1 Woche aufbewahren.

Nährwertangaben pro Rezept:
390 kcal / 0,9 g Fett / 95,7 g Kohlenhydrate / 4,2 g Protein

EINGELEGTE KURKUMA-ZWIEBELN

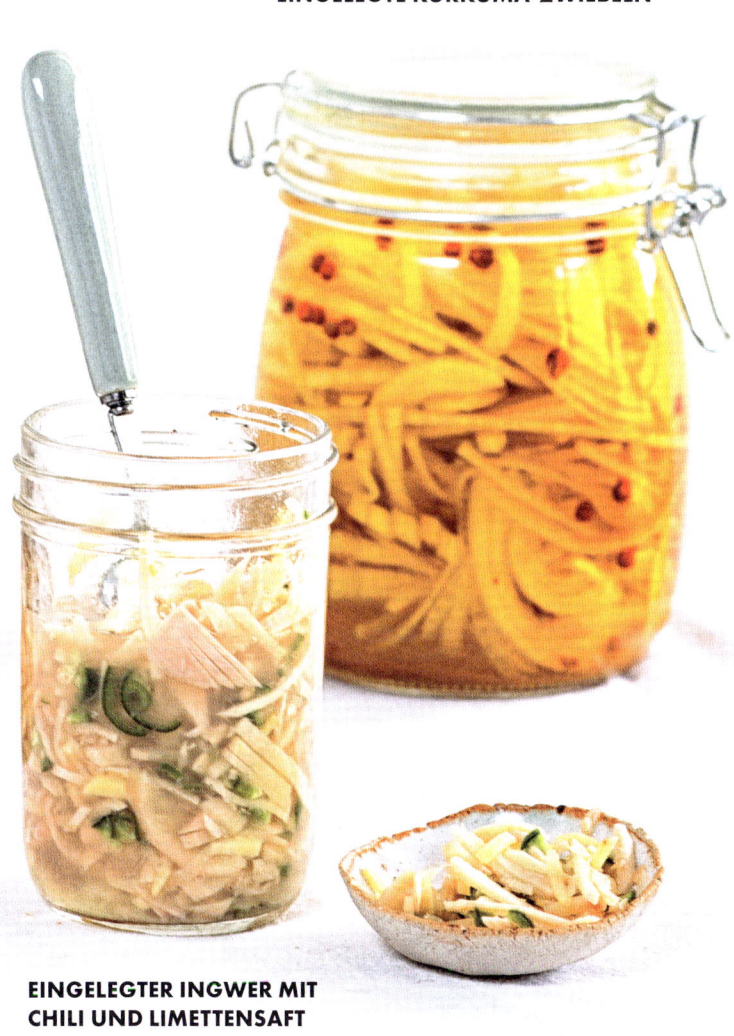

EINGELEGTER KNOBLAUCH MIT THYMIAN

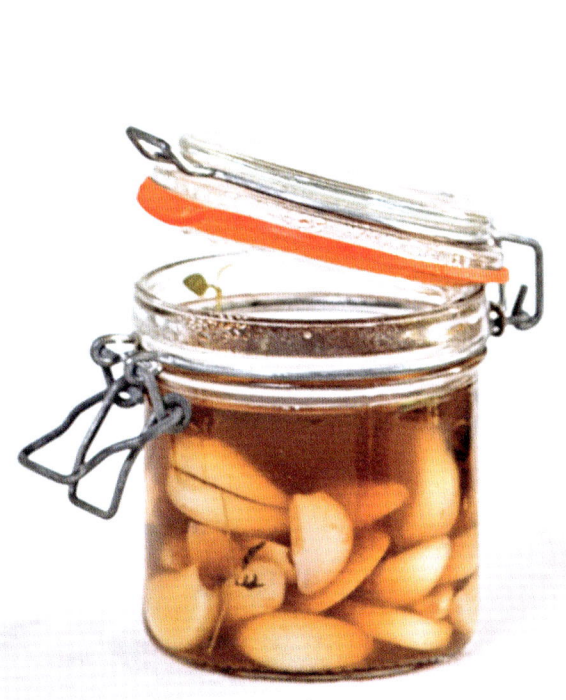

EINGELEGTER INGWER MIT CHILI UND LIMETTENSAFT

GETROCKNETE BOHNEN ZUBEREITEN

Selbst gekochte Bohnen schmecken viel besser als Dosenbohnen – die Mühe lohnt sich also. Sie sollten mindestens einmal pro Woche Bohnen kochen, im Handel sind so viele verschiedene Sorten erhältlich, dass es ausreichend Abwechslung gibt. Bohnen aus der Dose enthalten Salz, Konservierungsmittel und diverse Gewürze, Trockenbohnen hingegen können Sie nach eigenem Gusto würzen. Allerdings sind Dosenbohnen auch sehr praktisch und können in einer stressigen Woche mit wenig Zeit zum Kochen wirklich hilfreich sein.

BOHNEN EINWEICHEN
Es gibt zwei Möglichkeiten, um Bohnen einzuweichen.

Über Nacht: Die Bohnen in einem Sieb mit kaltem Wasser abspülen, in einen großen Topf geben und mindestens 750 ml Wasser pro 200 g Bohnen zugießen. Über Nacht in den Kühlschrank stellen. Alle Bohnen, die an die Oberfläche steigen, entsorgen. Durch ein Sieb abgießen, spülen und dann der unten stehenden Anleitung zum Kochen folgen.

Schnelles Einweichen: Bohnen in einem Sieb abspülen und mit so viel kaltem Wasser in einen Topf geben, dass die Bohnen 5 cm hoch damit bedeckt sind. Wasser zum Kochen bringen, Deckel auflegen und Topf vom Herd nehmen. Bohnen 1 Stunde stehen lassen. Abgießen und abspülen oder in demselben Wasser lassen, dann den Anweisungen zum Kochen folgen. Kleinere Bohnen wie Azukibohnen, Schwarzaugenbohnen und Mungbohnen brauchen 30–60 Minuten, bis sie weich sind, größere Bohnen bis zu 2 Stunden.

FÜR 300 G
VORBEREITUNGSZEIT / KOCHZEIT
1 Stunde Ruhezeit oder über Nacht / 1 ½–2 Stunden

100 g getrocknete Bohnen nach Wahl
1 Lorbeerblatt (optional)
1 Zweig Thymian (optional)
1 Zweig Rosmarin (optional)
3 Knoblauchzehen (optional)
Salz und Pfeffer

Die eingeweichten Bohnen mit 375 ml Wasser oder so viel Wasser, dass es 6–8 cm über den Bohnen steht, in einen Topf geben. Falls verwendet, Kräuter und geschälten Knoblauch hinzufügen. Zum Kochen bringen, dann die Hitze verringern und Bohnen 1 ½–2 Stunden köcheln lassen. Durch ein Sieb abgießen, mit Salz und Pfeffer würzen.

Nährwertangaben pro Rezept:
353 kcal / 1,2 g Fett / 64,5 g Kohlenhydrate / 23,8 g Protein

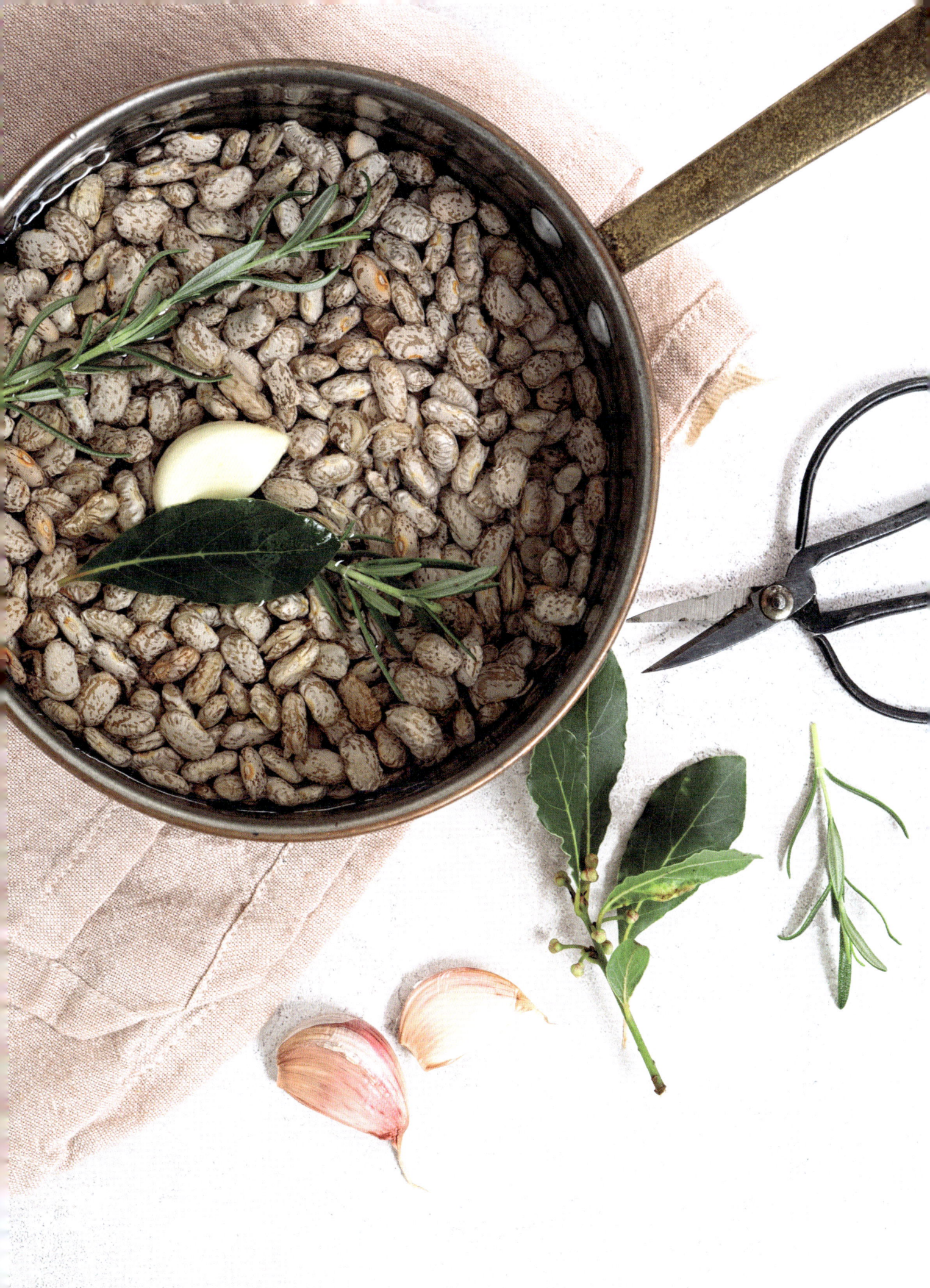

GETREIDE UND PSEUDO-GETREIDE KOCHEN

Vollkorngetreide muss anders gekocht werden als Bohnen. Es wird nicht eingeweicht und normalerweise ist die Kochzeit etwas länger als etwa bei weißem Reis. Sie sollten Vollkornprodukte wie braunen Reis, Emmer oder Dinkel immer im Vorratsschrank haben, denn sie sind sehr gut für den Darm, helfen, den Blutzuckerspiegel im Gleichgewicht zu halten, und machen lange satt. Quinoa ist eigentlich ein Pseudogetreide, verhält sich aber bei der Zubereitung wie ein Getreide. Wer sich gesund und ausgewogen ernähren und nicht jeden Tag Fleisch essen möchte, sollte Bohnen und Vollkornprodukte kombinieren, um mit allen Aminosäuren (Protein) versorgt zu werden, die für eine gute Immunfunktion wichtig sind.

Im Folgenden eine Tabelle mit den Kochzeiten für verschiedene Vollkornprodukte.

ZUTAT – PRO TASSE/BECHER	WASSERMENGE	KOCHZEIT
Perlgraupen	dreifache Menge Wasser	45–60 Minuten
Bulgur	doppelte Menge Wasser	10–15 Minuten
Dinkel	2 ½-fache Menge Wasser	25–40 Minuten
Freekeh	vierfache Menge Wasser	45–60 Minuten
Haferschrot	vierfache Menge Wasser	30 Minuten
Quinoa	doppelte Menge Wasser	12–15 Minuten
Wildreis	dreifache Menge Wasser	45–55 Minuten
Brauner Reis	2 ½-fache Menge Wasser	25–40 Minuten

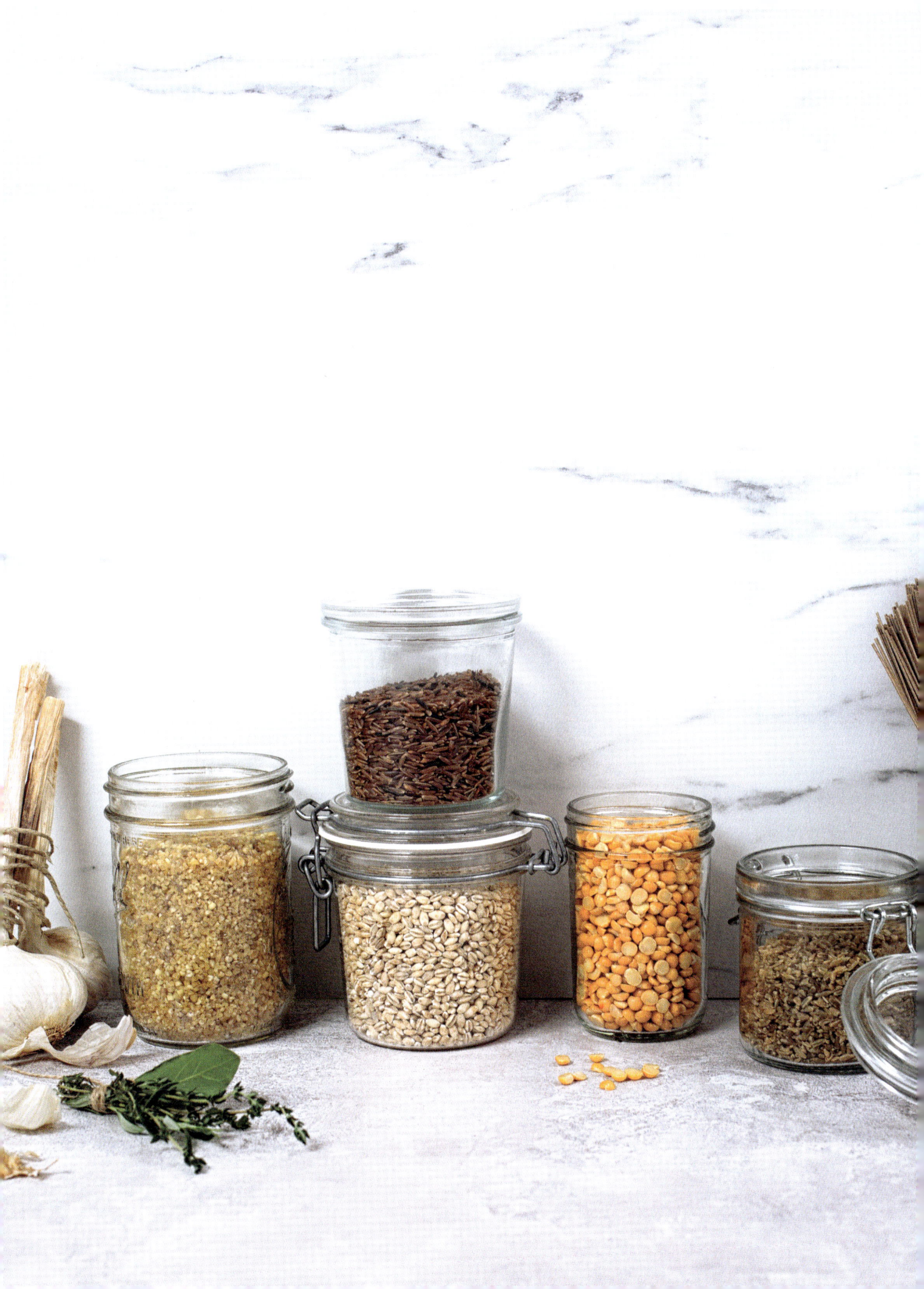

DRESSINGS

Verleihen Sie Salaten, Nudeln oder Getreidebowls mit diesen Dressings jede Menge Geschmack! Von den Zutaten, die die Verdauung verbessern, antibakterielle Eigenschaften besitzen und entzündungshemmend wirken können, profitieren Ihre Gesundheit und Ihr Immunsystem.

Dressing mit geröstetem Knoblauch

FÜR 150 G
VORBEREITUNG / KOCHZEIT
10 Minuten / 40 Minuten

1 Knoblauchknolle
1 Zweig Thymian
5 EL Olivenöl nativ extra
Saft von ½ Zitrone
Salz und Pfeffer

01 Den Ofen auf 200 °C Ober-/Unterhitze (Umluft: 180 °C) vorheizen. Die papierartige Haut der Knoblauchknolle abreiben, die Zehen aber nicht ablösen. Die Spitzen abschneiden und die Knolle auf ein quadratisches Stück Alufolie setzen. Thymian und 1 EL Olivenöl hinzugeben. Folie verschließen und Knoblauch 40 Minuten im Ofen backen.
02 Knolle etwas abkühlen lassen, dann das weiche Mark aus den Zehen in eine Schüssel drücken. Mark mit einer Gabel mit dem restlichen Olivenöl und dem Zitronensaft verrühren und nach Geschmack salzen und pfeffern. Im Kühlschrank in einem Einmachglas 4 Wochen haltbar. Vor Verwendung auf Zimmertemperatur kommen lassen, das Gefäß schütteln und Dressing entnehmen.

Nährwertangaben pro Rezept:
667 kcal / 68,4 g Fett / 17,9 g Kohlenhydrate / 2,6 g Protein

Kurkuma-Joghurt-Dressing

FÜR 150 ML
VORBEREITUNG / KOCHZEIT
10 Minuten / 30 Sekunden

2 EL Olivenöl nativ extra
1 Knoblauchzehe, geschält
2 ½ cm Ingwer, geschält
1 EL Kokosöl
120 ml Naturjoghurt oder Kokosjoghurt
1 TL gemahlene Kurkuma
1 Prise Cayennepfeffer
½ TL Rohhonig
Salz und Pfeffer

Olivenöl in einer kleinen Bratpfanne auf mittlerer Stufe erhitzen und Knoblauch und Ingwer darin 30 Sekunden anbraten. Dann in einen Hochleistungsmixer oder eine Küchenmaschine umfüllen und mit den restlichen Zutaten zu einem Dressing verarbeiten. Mit Salz und Pfeffer abschmecken. Sofort verwenden oder in ein Gefäß umfüllen, mit einem Deckel verschließen und im Kühlschrank bis zu 1 Woche aufbewahren.

Nährwertangaben pro Rezept:
479 kcal / 42,3 g Fett / 19, 1 g Kohlenhydrate / 7 g Protein

Miso-Granatapfel-Dressing

FÜR 150 ML
VORBEREITUNG / KOCHZEIT
5 Minuten / 0 Minuten

2 EL Granatapfelsirup
1 ½ EL weiße Misopaste
1 TL Dijonsenf
1 EL frisch gepresster Knoblauch
5 EL Olivenöl nativ extra
1 TL Sojasoße

Alle Zutaten außer der Sojasoße in eine Schüssel geben und gründlich vermengen. Nach Belieben mit ein paar Tropfen Sojasoße abschmecken. Dressing in ein Schraubdeckelglas füllen und im Kühlschrank bis zu 4 Wochen aufbewahren.

Nährwertangaben pro Rezept:
782 kcal / 70,1 g Fett / 38,9 g Kohlenhydrate / 4,6 g Protein

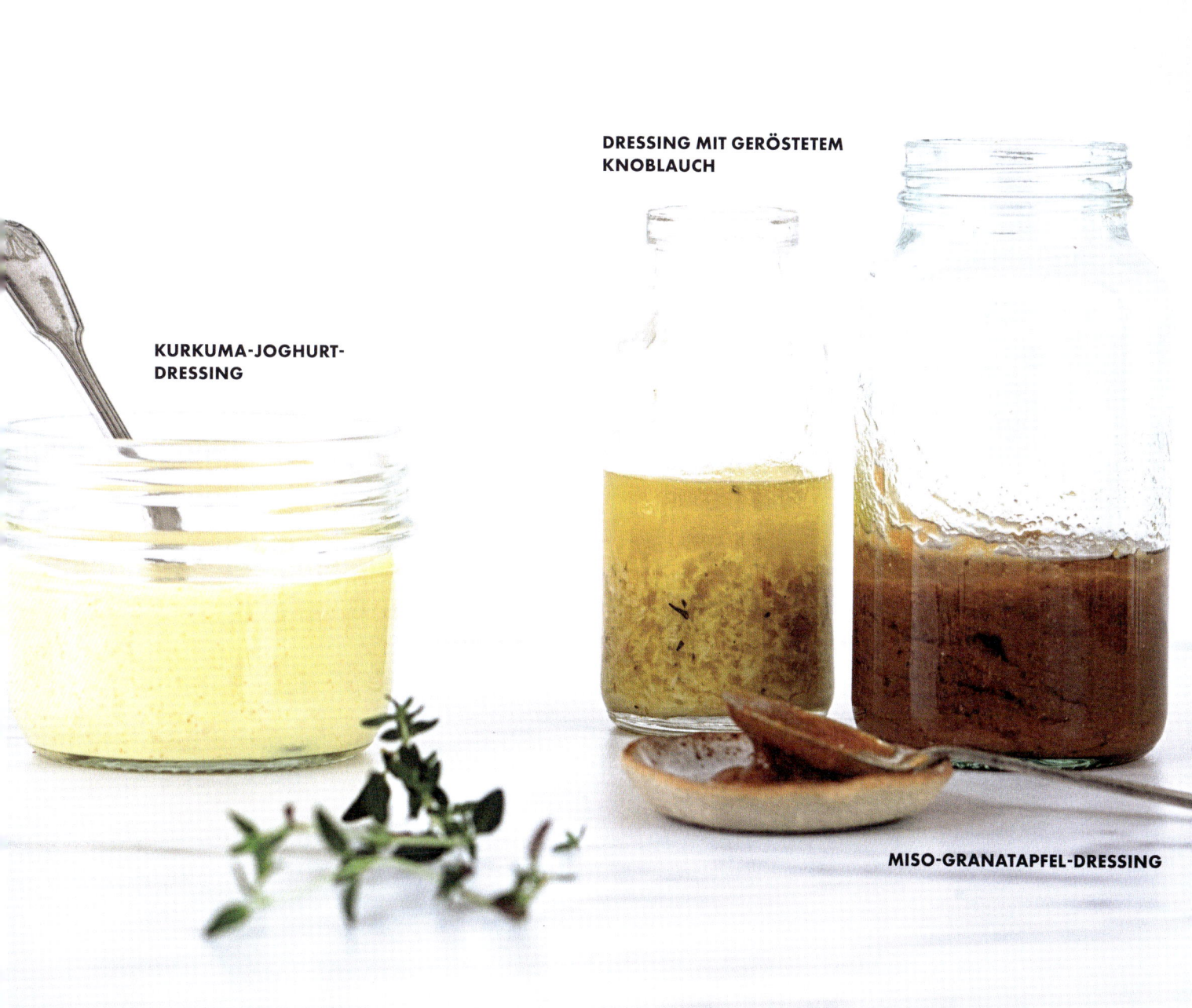

FERMENTIERTEN APFELESSIG HERSTELLEN

Dieser Essig weist Vitamin C, Ballaststoffe und Säuren in hoher Konzentration auf, die unser Immunsystem unterstützen und Erkältungen vorbeugen. Apfelessig enthält viele Antioxidantien und Vitamin C und ist dank der Fermentation ein Probiotikum. Träufeln Sie etwas davon über Salate oder in Eintöpfe.

FÜR 1 L
VORBEREITUNG / FERMENTIERZEIT
10 Minuten plus 2 Wochen täglich ein paar Minuten / 2 Monate

3 Bio-Äpfel, Gala oder Fuji
1 Bio-Apfel, Granny Smith
3 ½ EL Bio-Rohrzucker

Nährwertangaben pro Rezept:
550 kcal / 1,2 g Fett / 144 g Kohlenhydrate / 1,9 g Protein

Apfelessig-Trunk

Ein beliebtes Mittel gegen Erkältungen

FÜR 1 PORTION
VORBEREITUNG / FERMENTIERZEIT
2 Minuten / 0 Minuten

1 EL Apfelessig
2 EL Honig

Die Zutaten in einer Schüssel mit 75 ml warmem Wasser mischen. Trunk in eine Tasse füllen und schluckweise trinken.

Nährwertangaben pro Rezept:
550 kcal / 1,2 g Fett / 155 g Kohlenhydrate / 1,9 g Protein

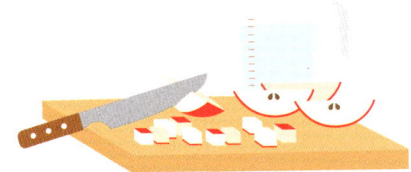

01 Die Äpfel mit Schale, Kerngehäusen, Kernen und Stielen in kleine Stücke schneiden. In ein steriles Glasgefäß (1 l Fassungsvermögen) geben und dieses bis oben mit gefiltertem lauwarmem Wasser füllen.

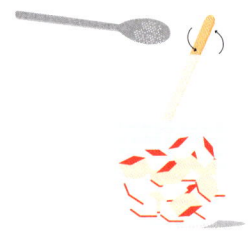

02 Den Zucker zufügen und gründlich umrühren, bis er sich vollständig aufgelöst hat (das geht in lauwarmem Wasser besser).

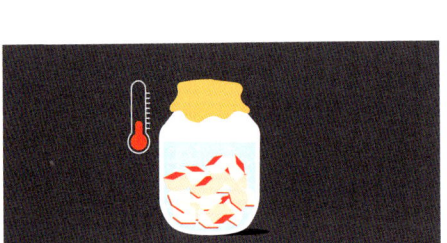

03 Anschließend Gefäß mit einem luftdurchlässigen Material wie einem Kaffeefilter oder einem Stück Baumwollstoff abdecken und an einem (wenn möglich) dunklen Ort bei einer Temperatur von 21–24 °C stehen lassen.

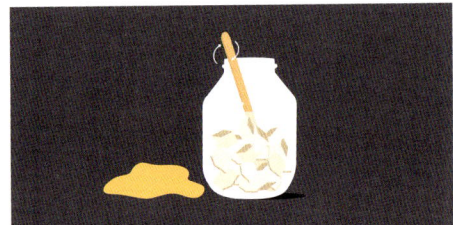

04 In den ersten beiden Wochen täglich einige Minuten lang umrühren. Die Äpfel werden braun, die Flüssigkeit wird trüb und es bilden sich kleine Bläschen. Gegen Ende der zweiten Woche sind die Bläschen verschwunden.

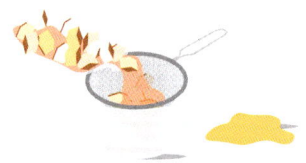

05 Die Apfelmischung durch ein Sieb in eine große Schüssel abgießen. Die Flüssigkeit in ein sauberes Glasgefäß füllen und wie zuvor abdecken.

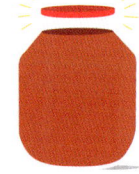

06 Essig 2 Monate stehen lassen, dann mit einem PH-Teststreifen prüfen. Der Wert sollte zwischen 2 und 3 liegen. Wenn der Essig fertig ist, durch ein Sieb abseihen und in eine Glasflasche mit fest schließendem Deckel füllen. Im Kühlschrank 3–6 Monate haltbar.

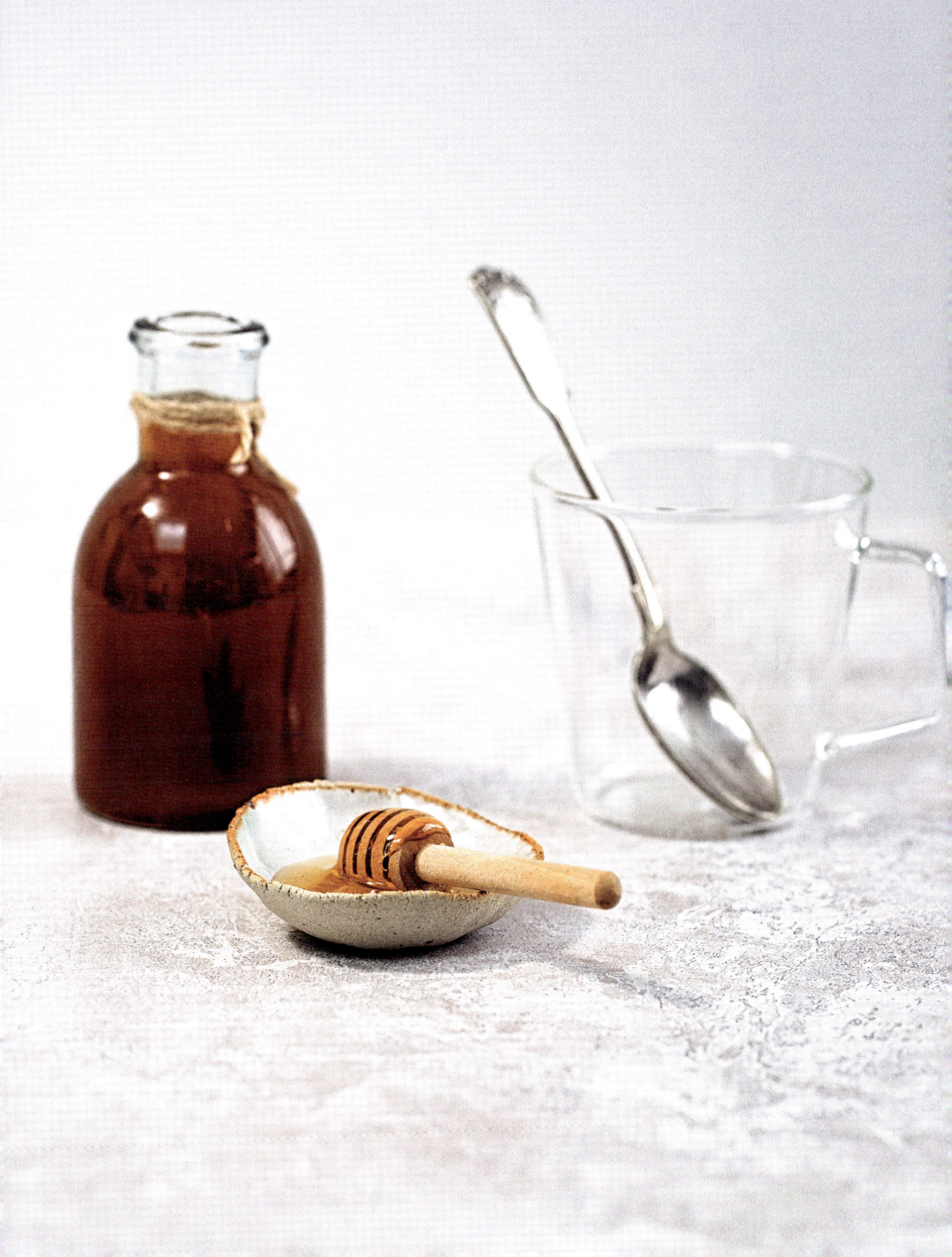

TOPPINGS

Mit diesen knackigen Proteinbomben fügen Sie vielen Gerichten wie Suppen, Eintöpfen, Salaten oder Nudelgerichten ganz einfach Nährstoffe und Textur hinzu. Zum Aufbewahren in ein Glasgefäß füllen. Geeignet zum Aufpeppen von Gerichten oder direkt als Snack.

Geröstete Thymianmandeln

FÜR 300 G
VORBEREITUNG / KOCHZEIT
5 Minuten / 20 Minuten

300 g Mandeln
½ TL Thymianblätter
½ TL Oreganoblätter
1 EL Olivenöl
½ TL Meersalz
Honig nach Geschmack (optional)

01 Den Ofen auf 180 °C Ober-/Unterhitze (Umluft: 160 °C) vorheizen. Mandeln in eine Schüssel füllen, Kräuter und Olivenöl dazugeben. Mit einem Löffel umrühren, bis die Mandeln gründlich damit überzogen sind, dann in eine mit Backpapier ausgelegte Auflaufform legen. Mandeln mit Salz bestreuen und 20 Minuten im Ofen rösten, bis sie goldbraun sind. Falls gewünscht, zum Süßen nach der Hälfte der Zeit den Honig einrühren.
02 Mandeln aus dem Ofen nehmen und vollständig erkalten lassen. In einem luftdicht verschließbaren Behälter 1–2 Wochen haltbar.

Nährwertangaben pro Rezept:
1858 kcal / 164 g Fett /
65,4 g Kohlenhydrate / 63,1 g Protein

Geröstete Zimt-Quinoa mit Chiasamen

FÜR 250 G
VORBEREITUNG / KOCHZEIT
2 Minuten / 15 Minuten

200 g Quinoa, gespült
50 g Chiasamen
1 EL Kokosöl
1 EL Honig
1 EL gemahlener Zimt
½ TL Salz

01 Den Ofen auf 190 °C Ober-/Unterhitze (Umluft: 170 °C) vorheizen. Die Zutaten in eine Schüssel geben und gründlich vermischen. Auf einem mit Backpapier ausgelegten Backblech verteilen und 10–15 Minuten im Ofen rösten, dabei nach der Hälfte der Zeit einmal umrühren.
02 Mischung abkühlen lassen, dann im Kühlschrank in einem luftdicht verschließbaren Behälter bis zu 2 Wochen aufbewahren.

Nährwertangaben pro Rezept:
1183 kcal / 40,1 g Fett /
172,3 g Kohlenhydrate / 36,7 g Protein

Würzige Nussmischung

FÜR 350 G
VORBEREITUNG / KOCHZEIT
5 Minuten / 15 Minuten

350 g Cashewkerne, Walnusskerne, Mandeln und Pekannüsse
2 EL geschmolzene Butter
2 EL frisch gehackter Rosmarin
1 EL hellbrauner Zucker
1 TL gemahlener Kreuzkümmel
2 TL Meersalz
¼ TL schwarzer Pfeffer aus der Mühle

01 Den Ofen auf 190 °C Ober-/Unterhitze (Umluft: 170 °C) vorheizen. Nüsse in eine große Schüssel geben, die restlichen Zutaten hinzufügen und vermengen. Mischung in eine mit Backpapier ausgelegte Auflaufform geben und 10–15 Minuten im Ofen rösten, bis die Nüsse goldbraun sind.
02 Abkühlen lassen und in ein luftdicht verschließbares Gefäß füllen. 1–2 Wochen haltbar.

Nährwertangaben pro Rezept:
2228 kcal / 177,5 g Fett /
126,5 g Kohlenhydrate / 65 g Protein

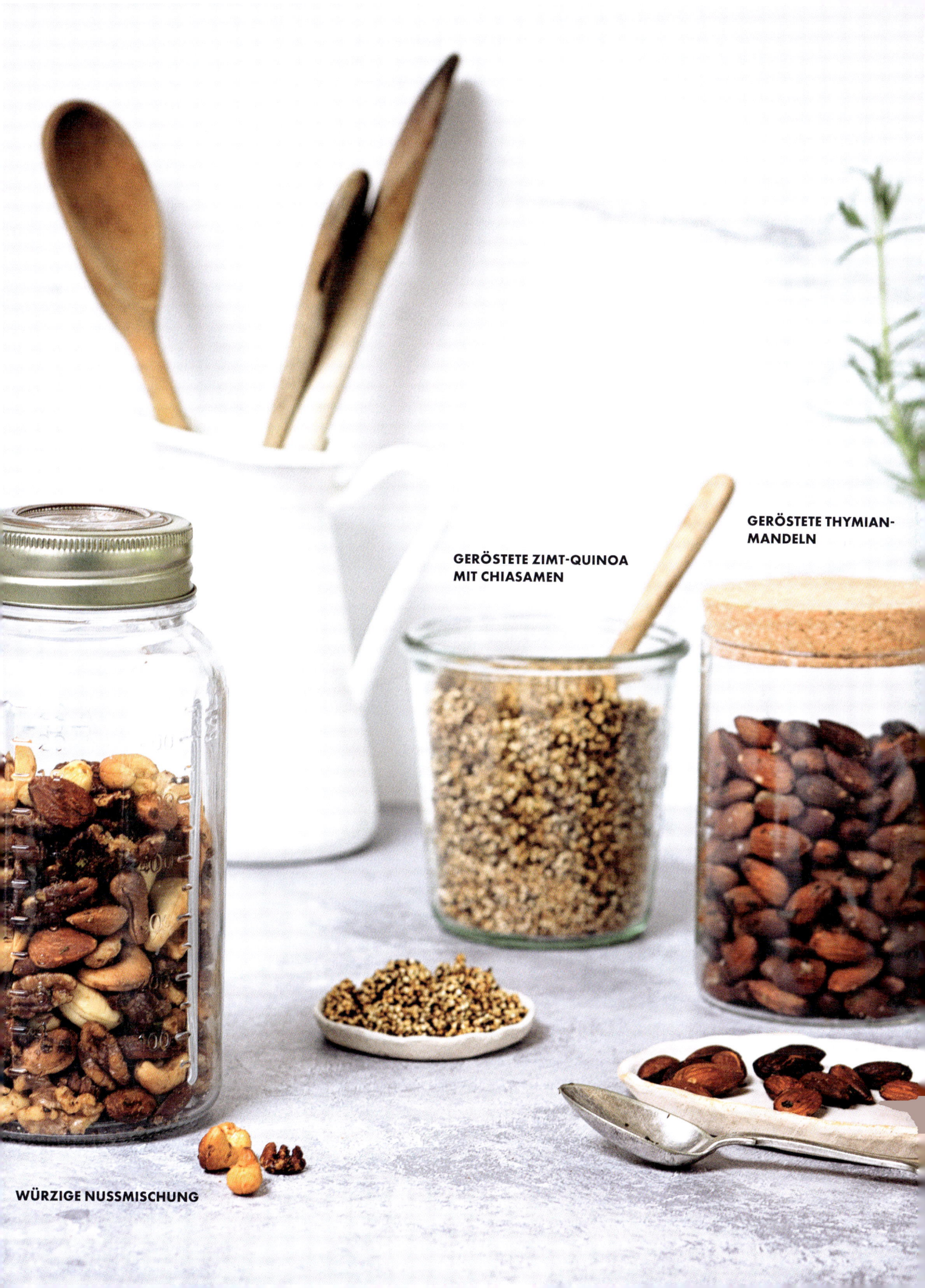

GERÖSTETE ZIMT-QUINOA MIT CHIASAMEN

GERÖSTETE THYMIAN-MANDELN

WÜRZIGE NUSSMISCHUNG

TOPPINGS

Streusel aus Walnüssen und Sonnenblumenkernen

FÜR 220 G
VORBEREITUNG / KOCHZEIT
5 Minuten / 10 Minuten

150 g Walnusskerne, gehackt
60 g Sonnenblumenkerne
1 EL Olivenöl
½ TL Meersalz
½ TL gemahlene Kurkuma
½ EL Honig

Alle Zutaten in einer Schüssel gut vermengen, dann in eine heiße Bratpfanne geben und 8–10 Minuten unter häufigem Umrühren rösten. In einem luftdicht verschließbaren Behälter bis zu 2 Wochen haltbar.

Nährwertangaben pro Rezept:
1465 kcal / 142,1 g Fett / 39,9 g Kohlenhydrate / 35,1 g Protein

Leinsaat-Cashew-Topping

FÜR 220 G
VORBEREITUNG / KOCHZEIT
5 Minuten / 10 Minuten

60 g Leinsaat
150 g Cashewkerne, grob gehackt
1 EL Olivenöl
½ EL Honig
½ TL Meersalz

Alle Zutaten in einer Schüssel gut vermengen, dann in eine heiße Pfanne geben und 8–10 Minuten unter häufigem Umrühren rösten. In einem luftdicht verschließbaren Behälter bis zu 2 Wochen haltbar.

Nährwertangaben pro Rezept:
1311 kcal / 104 g Fett / 71,7 g Kohlenhydrate / 39 g Protein

Mandel-Haselnuss-Dukkah

FÜR 220 G
VORBEREITUNG / KOCHZEIT
10 Minuten / 15 Minuten

60 g blanchierte Mandeln
60 g blanchierte Haselnusskerne
60 g Sesam
2 EL Koriandersaat
2 EL Kreuzkümmelsaat
¼ TL Chiliflocken
1 ½ TL Salz
1 TL schwarzer Pfeffer aus der Mühle

01 Den Ofen auf 180 °C Ober-/Unterhitze (Umluft: 160 °C) vorheizen. Mandeln und Nüsse in eine Auflaufform geben und 10 Minuten im Ofen rösten. In eine Küchenmaschine umfüllen und grob hacken.
02 Sesam in einer schweren Bratpfanne bei mittlerer Hitze in 3 Minuten goldbraun rösten. Zum Nussmix geben.
03 Die Gewürze in die Bratpfanne geben und 2 Minuten braten. In einen Mörser umfüllen und mit dem Stößel zermahlen. Gewürze sowie Salz und Pfeffer mit dem Nussmix vermengen. In einem luftdicht verschließbaren Behälter bis zu 4 Wochen haltbar.

Nährwertangaben pro Rezept:
1062 kcal / 102 g Fett / 50 g Kohlenhydrate / 35 g Protein

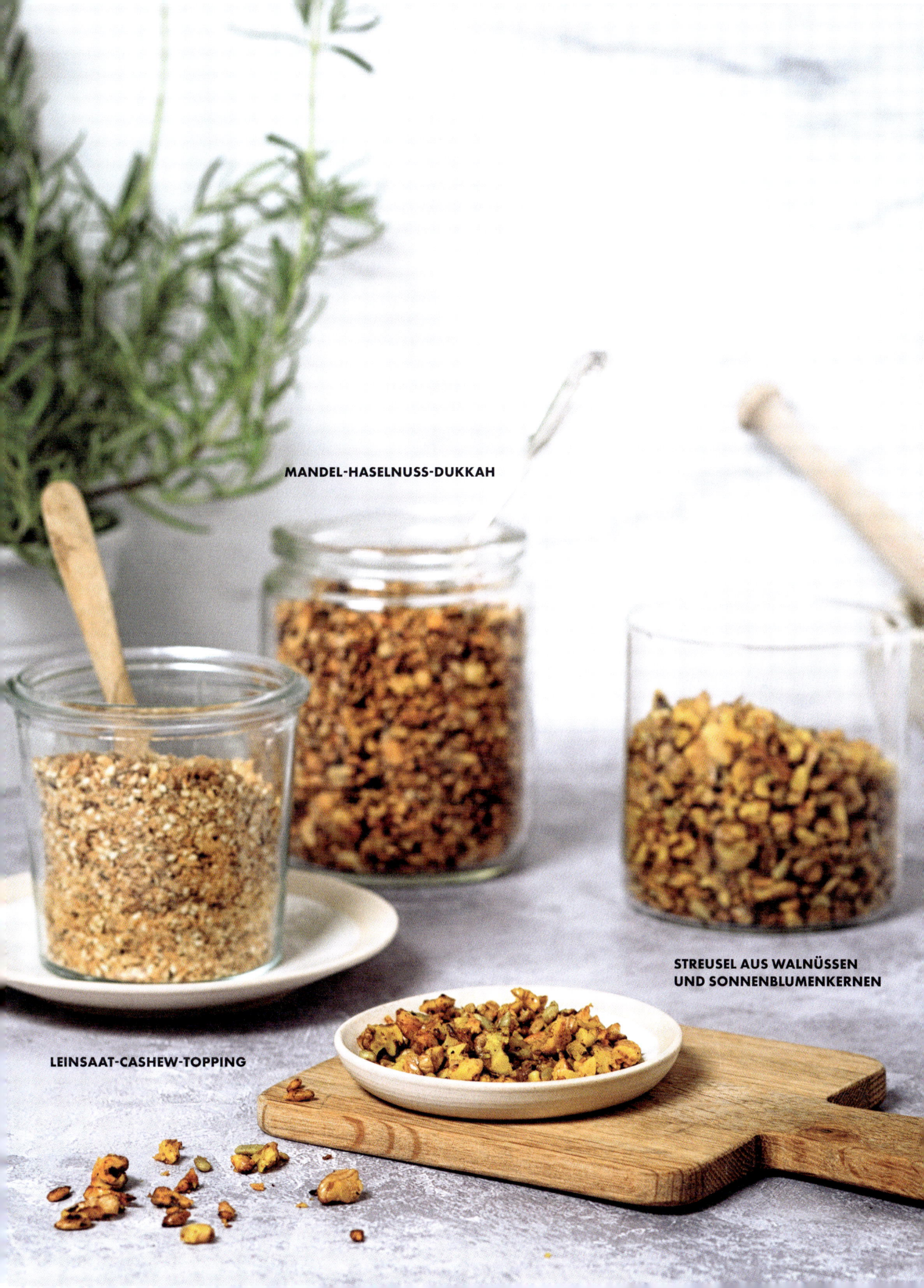

GRANOLA

Granola selbst herzustellen geht ganz einfach und macht Spaß. Dieses Rezept enthält gemahlenen Ingwer und gemahlene Kurkuma: Beide besitzen starke entzündungshemmende und antioxidative Eigenschaften, die die Immunfunktion unterstützen.

FÜR 1 KG
VORBEREITUNG / KOCHZEIT
10 Minuten / 45 Minuten

270 g Haferflocken
200 g getrocknete Blaubeeren und gehackte getrocknete Apfelstückchen
200 g Nüsse und Saaten (Cashewkerne, Mandeln, Sonnenblumen- und Kürbiskerne)
1 TL Salzflocken
125 ml Olivenöl nativ extra
120 ml Ahornsirup
3 TL gemahlener Ingwer
1 TL gemahlener Zimt
1 TL gemahlene Kurkuma
½ TL gemahlener Kardamom

01 Den Ofen auf 160 °C Ober-/Unterhitze (Umluft: 140 °C) vorheizen. Alle Zutaten außer den Gewürzen in eine große Schüssel geben und gut vermengen. Mischung gleichmäßig in 2 mit Backpapier ausgelegte Auflaufformen verteilen und 45 Minuten im Ofen backen, dabei alle 10–15 Minuten umrühren und die Position der Auflaufformen wechseln. Wenn das Granola goldbraun ist, aus dem Ofen nehmen und die Gewürze untermischen.
02 Granola vollständig erkalten lassen und dann in einem Einmachglas mit 1 l Fassungsvermögen oder 2 Gläsern à 500 ml an einem kühlen Ort bis zu 1 Monat aufbewahren.

Nährwertangaben pro Portion:
170 kcal/ 11 g Fett / 16 g Kohlenhydrate/ 32 g Protein

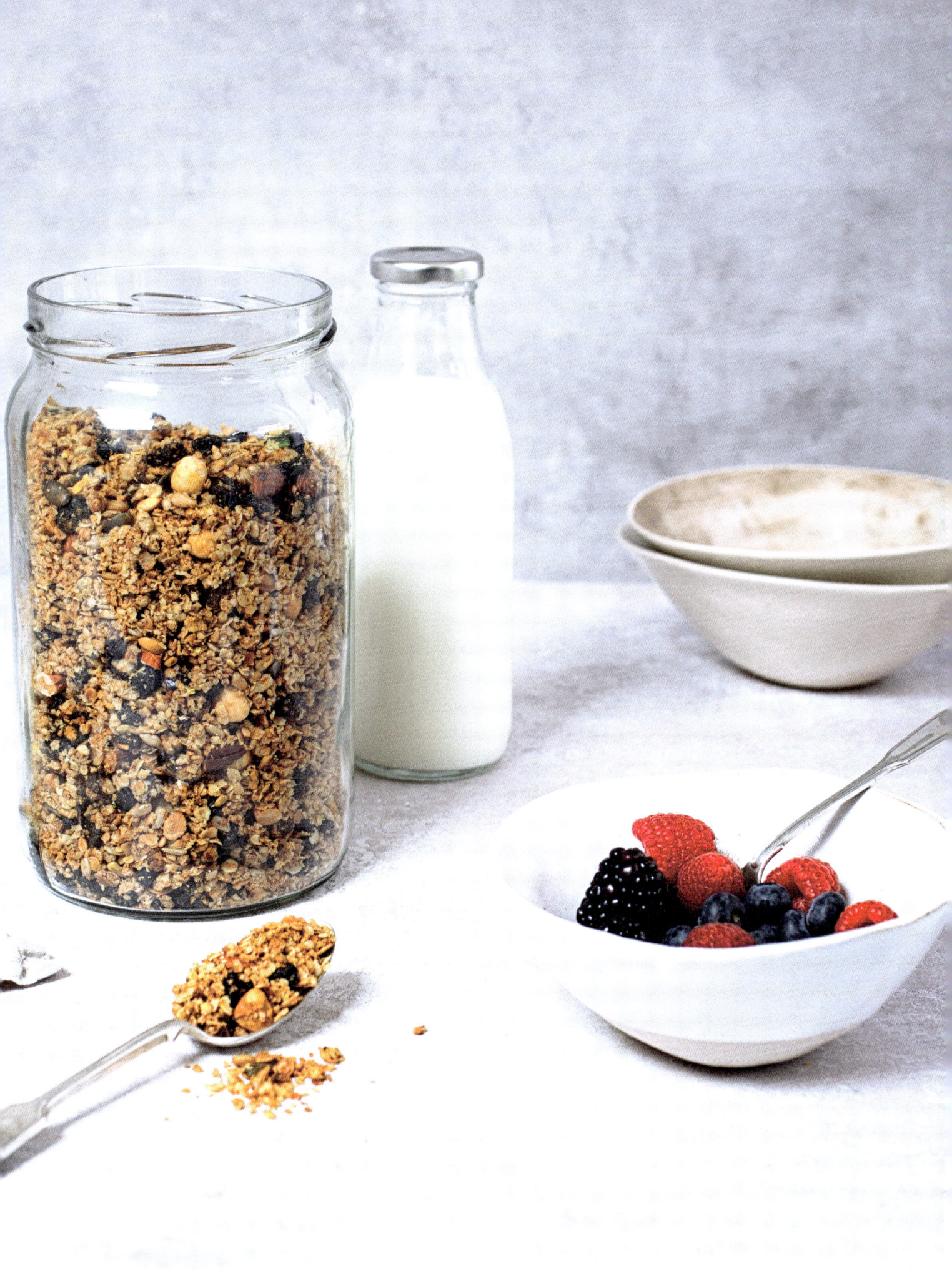

BROTE

Diese Brote sind relativ einfach zu backen und lassen sich gut einfrieren. Sie schmecken auch getoastet, sind gut für den Darm und passen hervorragend zu vielen Mahlzeiten. Auch die Tortillas sind schnell gemacht und den Teig können Sie einfrieren.

Supersaatenbrot

FÜR 1 BROT
VORBEREITUNG / BACKZEIT
10 Minuten plus 2–8 Stunden Ruhezeit /
1 Stunde

135 g Sonnenblumenkerne
60 g Leinsaat
30 g Kürbiskerne
65 g Mandeln
145 g Haferflocken
2 EL Chiasamen
4 EL Flohsamenschalen (oder
3 EL Flohsamenschalenpulver)
1 ½ TL Meersalz
1 EL Ahornsirup
3 EL Kokosöl, geschmolzen

01 Alle trockenen Zutaten in eine große Schüssel geben. Ahornsirup, Kokosöl und 350 ml Wasser in einem Krug verrühren. Über die trockenen Zutaten gießen und vermengen. Sollte der Teig zu dick sein zum Rühren, noch 1–2 TL Wasser untermischen. Teig in eine mit Backpapier ausgelegte Kastenform für Brot geben (900 g Fassungsvermögen) und mit einem Löffelrücken glatt streichen. 2–8 Stunden ruhen lassen.
02 Den Ofen auf 175 °C Ober-/ Unterhitze (Umluft: 155 °C) vorheizen. Brot 20 Minuten im Ofen backen, dann aus der Form nehmen und auf ein Ofengitter legen. Weitere 30–40 Minuten backen. Das Brot ist fertig, wenn es beim Daraufklopfen hohl klingt.
03 Das Brot erst vollständig erkalten lassen, dann in Scheiben schneiden. Kann bis zu 5 Tage in einem fest verschlossenen Behälter aufbewahrt werden, eingefroren bis zu 3 Monate.

Nährwertangaben pro Rezept:
2700 kcal/ 182 g Fett/ 224 g Kohlenhydrate/ 86 g Protein

Urgetreidebrot

FÜR 1 BROT
VORBEREITUNG / BACKZEIT
20 Minuten plus 8 Stunden Ruhezeit /
40 Minuten

300 g ungebleichtes Dinkelmehl (oder weißes Dinkelmehl), plus Mehl zum Bestäuben
100 g Vollkorndinkelmehl
1 ¼ TL Meersalz
¼ TL Trockenhefe
1 EL Honig

01 Mehl, Salz und Hefe in einer Schüssel vermengen. Den Honig in einem Gefäß mit 300 ml Wasser (Zimmertemperatur) verrühren, dann zum Mehl gießen. So lange kneten, bis ein klebriger Teig entsteht. Abdecken und 8 Stunden ruhen lassen.
02 Einen Schmortopf in den Ofen stellen und Ofen auf 250 °C Ober-/ Unterhitze (Umluft: 230 °C) vorheizen. Teig auf eine bemehlte Arbeitsfläche geben und zu einem Rechteck klopfen. Eine Seite zur Mitte falten, dann die andere Seite darüberlegen. Nun den Teig um 90 Grad drehen und erneut erst die eine Seite zur Mitte falten, dann die andere darüberlegen. Teig mit Mehl bestäuben und 5 Minuten abgedeckt ruhen lassen. Das Falten mit den 5 Minuten Ruhezeit noch zweimal wiederholen. Danach den Teig in eine mit Backpapier ausgelegte Schüssel legen, abdecken und 20 Minuten gehen lassen. Den Teig zusammen mit dem Backpapier in den Schmortopf setzen, mit etwas Mehl bestäuben und die Oberseite dreimal einschneiden. Den Deckel aufsetzen und Brot 30 Minuten im Ofen backen. Deckel abnehmen und weitere 10 Minuten backen. Brot aus dem Topf heben und auf einem Gitter abkühlen lassen.

Nährwertangaben pro Rezept:
1416 kcal / 9,7 g Fett / 298 g Kohlenhydrate / 15,1 g Protein

Tortillas

FÜR 2 TORTILLAS
VORBEREITUNG / BACKZEIT
10 Minuten plus 30 Minuten Ruhezeit /
10 Minuten

40 g Dinkelmehl plus Mehl für die Arbeitsfläche
1 TL Olivenöl plus Öl für die Schüssel
1 Prise Salz

01 Das Mehl in eine Schüssel geben und das Öl mit den Fingern in das Mehl reiben. Salz und 2 EL Wasser hinzugeben und zu einem Teig verkneten. Teig 3–4 Minuten auf einer bemehlten Arbeitsfläche kneten, dann in eine geölte Schüssel legen, zudecken und 30 Minuten ruhen lassen.
02 Danach den Teig in 2 Kugeln aufteilen, diese flach drücken und auf der Arbeitsfläche zu 2 × 8 cm großen Kreisen ausrollen. Eine Pfanne erhitzen und jede Tortilla darin ohne Fett 2–3 Minuten pro Seite braten. Sofort servieren.

Nährwertangaben pro Rezept:
175 kcal / 5,5 g Fett / 28 g Kohlenhydrate / 5,8 g Protein

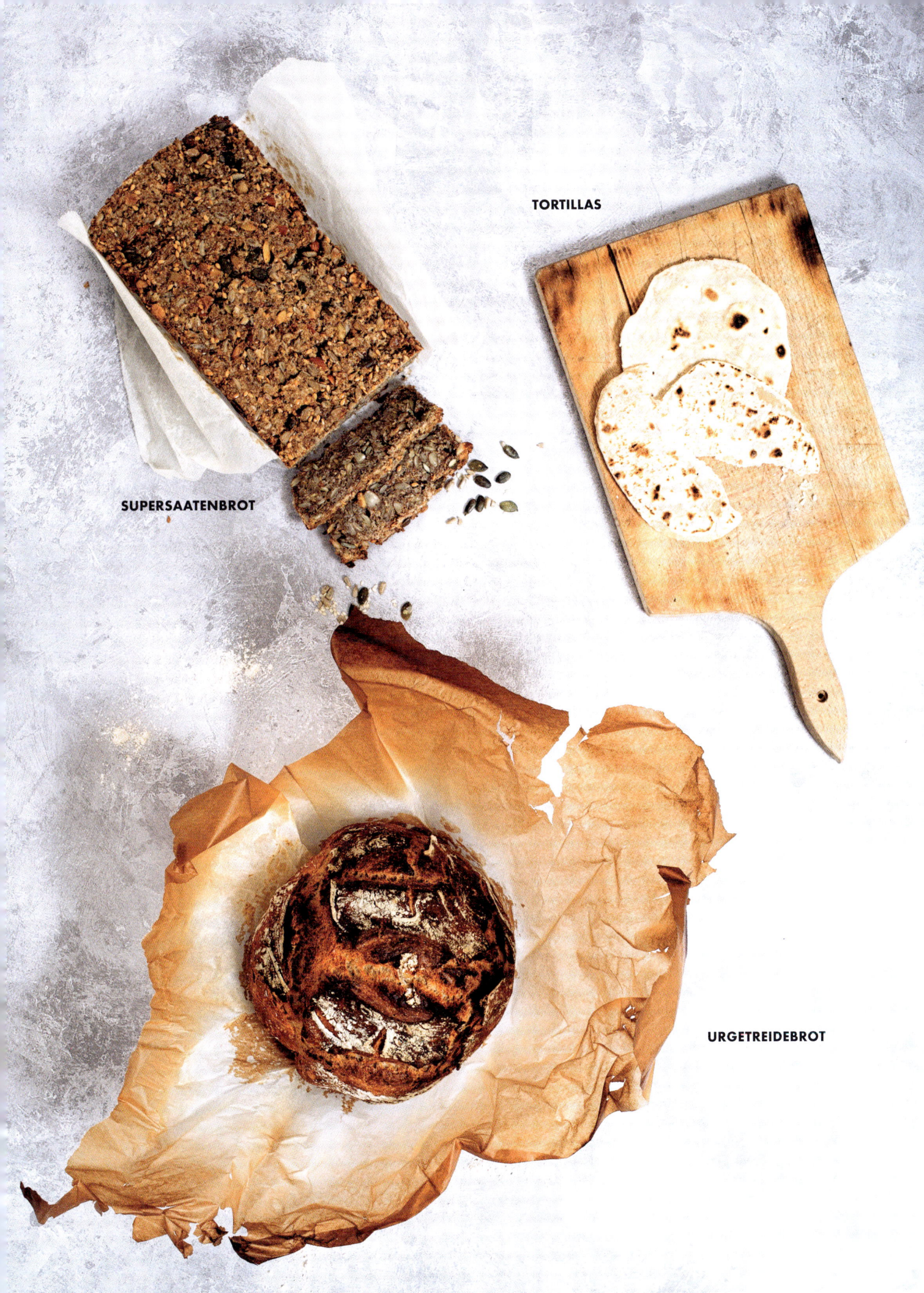

SUPERSAATENBROT

TORTILLAS

URGETREIDEBROT

JOGHURT SELBST MACHEN

Joghurt zu machen ist einfacher, als Sie womöglich denken, und das Ergebnis ist ganz besonders lecker und cremig. Sie brauchen lediglich eine Thermosflasche mit weiter Öffnung oder einen Topf mit Deckel und einen warmen Platz bei sich zu Hause.

FÜR 1 L
VORBEREITUNG / KOCHZEIT
15 Minuten / 15 Minuten plus 8 Stunden Ruhezeit

2 EL Naturjoghurt mit Lebendkulturen
1 l Vollmilch

01 Den Joghurt in eine Thermosflasche füllen.
02 Milch in einem großen Topf auf mittlerer Stufe erhitzen, bis sie beinahe zu köcheln beginnt, dabei ständig rühren, damit sie nicht anbrennt.
03 Einen großzügigen Schuss warme Milch zum Joghurt gießen und umrühren, dann die restliche Milch zugeben und behutsam umrühren. Den Deckel auflegen und Joghurt mindestens 8 Stunden ungestört ruhen lassen. In 2 sterilen 500-ml-Gläsern im Kühlschrank bis zu 3 Wochen aufbewahren.

Nährwertangaben pro Rezept:
632 kcal / 34,1 g Fett / 49,1 g Kohlenhydrate / 33,3 g Protein

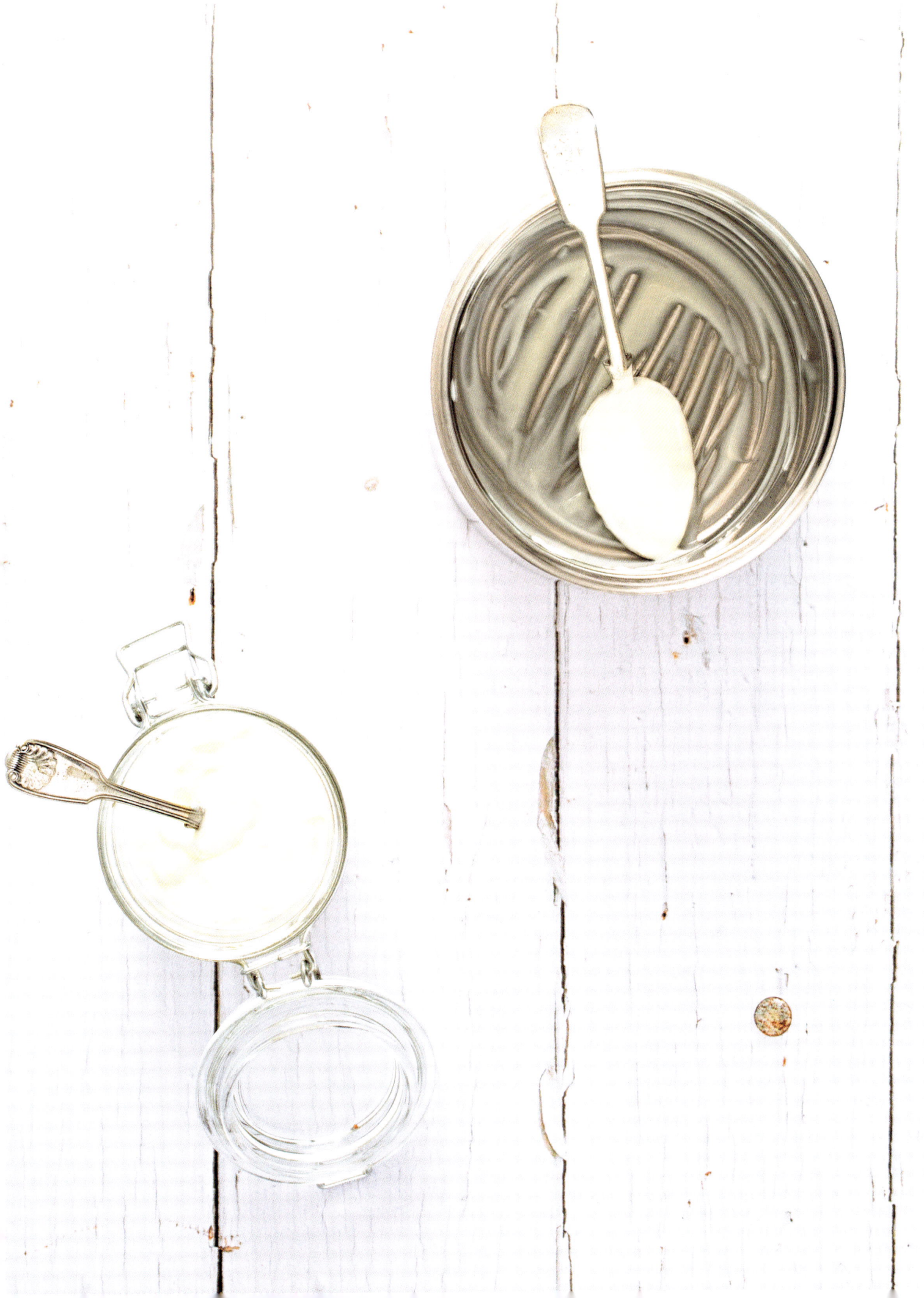

KEFIR

Wenn Sie Joghurt mögen, sollten Sie auch einmal versuchen, Kefir herzustellen. Er ist säuerlich wie Joghurt, ungefähr so dickflüssig wie ein Smoothie und reich an Probiotika, die, wie wir ja wissen, gut sind für den Darm und somit für unser Immunsystem. Kefir macht sich hervorragend im Müsli, in Smoothies, Dips oder Dressings aller Art. Wenn Sie noch nie Kefir getrunken haben, nehmen Sie zunächst ein paar Mal pro Woche oder täglich ein kleines Glas zu sich, bis Ihr Körper sich an ihn gewöhnt hat. Dann können Sie täglich ein ganzes Glas trinken, also etwa 250 ml. Da Kefir lebende Kulturen enthält, muss Ihr Körper sich vielleicht erst daran gewöhnen. Hören Sie auf Ihren Körper und lassen Sie sich Zeit.

UND SO GEHT'S

Für die Herstellung von Kefir brauchen Sie 1 TL Kefirknolle (im Internet erhältlich), die aus Bakterien und Hefe besteht. Kefirknolle in ein Glas mit 250 ml Milch geben, Glas mit einem Baumwolltuch abdecken und dieses mit einem Gummiband befestigen. Bei Zimmertemperatur etwa 24 Stunden stehen lassen (Kefirknollen lieben eine Temperatur von 16–22 °C). In dieser Zeit lassen die gesunden Bakterien und die Hefe die Milch fermentieren und verhindern, dass sie während der Umwandlung zu Kefir schlecht wird.

Nach 24 Stunden ist die Milch eingedickt und hat die Konsistenz von Buttermilch. Sie schmeckt nun säuerlich wie Joghurt. Die Mischung durch ein Sieb abseihen und die Knolle für eine weitere Kefirportion verwenden. Der Kefir ist nun trinkbereit und hält sich im Kühlschrank 2–3 Wochen. Werden Kefirknollen nicht benutzt, kann man sie in einer Tasse Vollmilch im Kühlschrank aufbewahren. Solange die Kefirknollen gesund bleiben, können Sie sie immer wieder verwenden. Am besten stellen Sie immer weiter Kefir her, dann bleiben die Knollen gesund. Sie können etwa alle 24 Stunden neuen Kefir ansetzen, das hängt von der Temperatur in Ihrer Küche ab.

Mit der Zeit vermehren sich die Knollen, Sie können diese dann an Freunde verschenken oder entsorgen.

BRAUCHT ES VOLLMILCH?

Vollfette tierische Milch funktioniert mit Kefirknollen am besten: Kuhmilch, Ziegen- oder Schafsmilch. Doch auch mit fettreduzierter Milch lässt sich Kefir produzieren. Wenn Sie allerdings feststellen, dass die Kefirknollen an Kraft verlieren und es länger dauert, bis die Milch fermentiert, dann legen Sie sie zum Auffrischen wieder in ein Gefäß mit Vollmilch. Sie können auch Rohmilch oder pasteurisierte Milch nehmen, ultrahocherhitzte pasteurisierte Milch ist jedoch nicht zu empfehlen.

Kokosmilch scheint die einzige pflanzliche Milchalternative zu sein, mit der Kefirknollen arbeiten können, allerdings nicht sehr lange, denn der Kokosnuss fehlen die Proteine und die Nährstoffe der Vollmilch. Frischen Sie die Knollen nach ein oder zwei Kefirportionen in etwas tierischer Vollmilch auf und versuchen Sie es dann wieder mit Kokosmilch.

FÜR 250 ML
VORBEREITUNG / FERMENTIERZEIT
5 Minuten / 24 Stunden

1 TL Kefirknolle
250 ml Bio-Vollmilch

Kefirknolle in das Gefäß mit der Milch geben, abdecken und bei Zimmertemperatur 24 Stunden stehen lassen. Durch ein Sieb abseihen, Knolle entfernen und Kefir vor dem Verzehr umrühren.

Nährwertangaben pro Rezept:
153 kcal / 8,1 g Fett / 12 g Kohlenhydrate / 7,9 g Protein

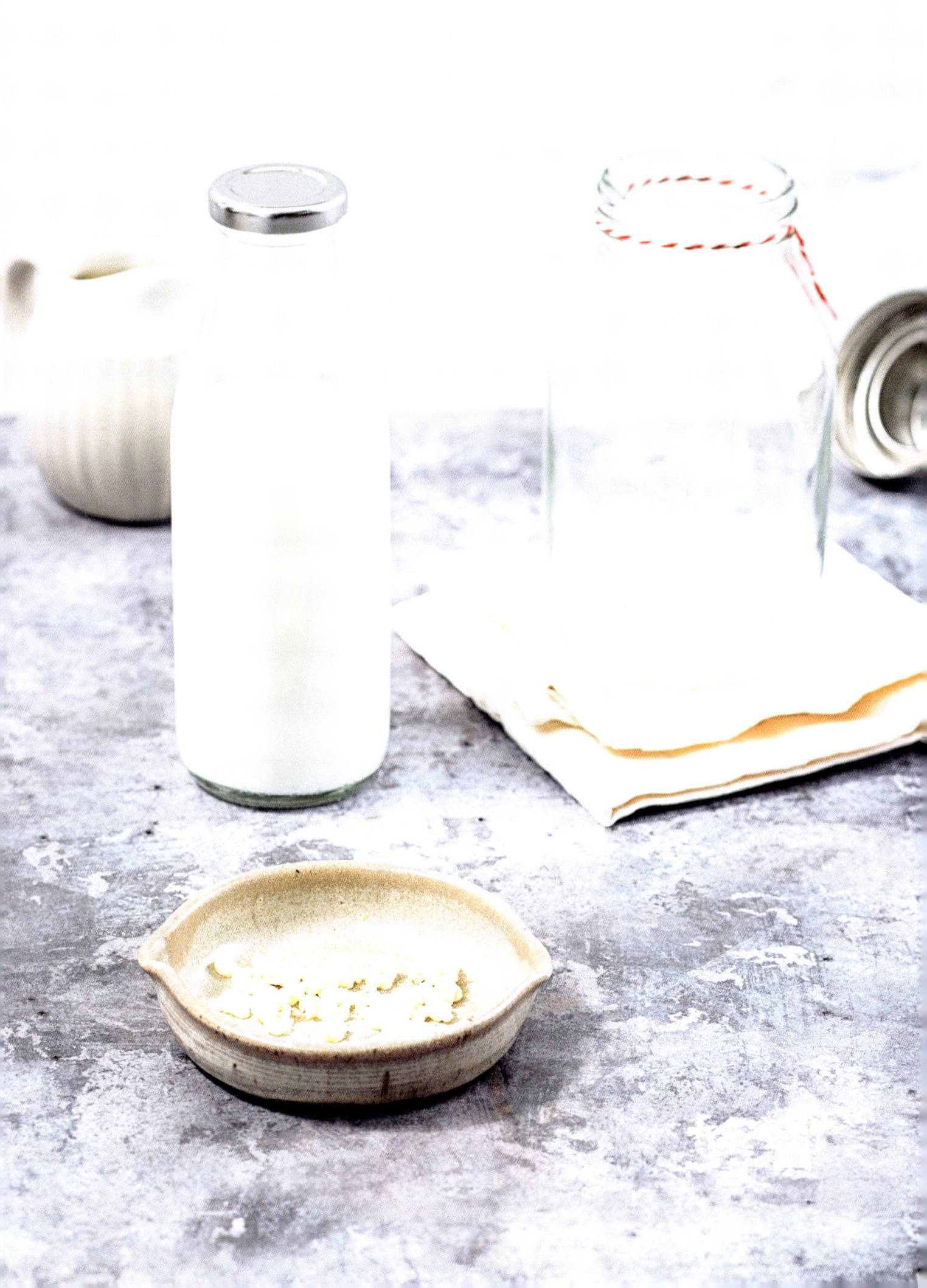

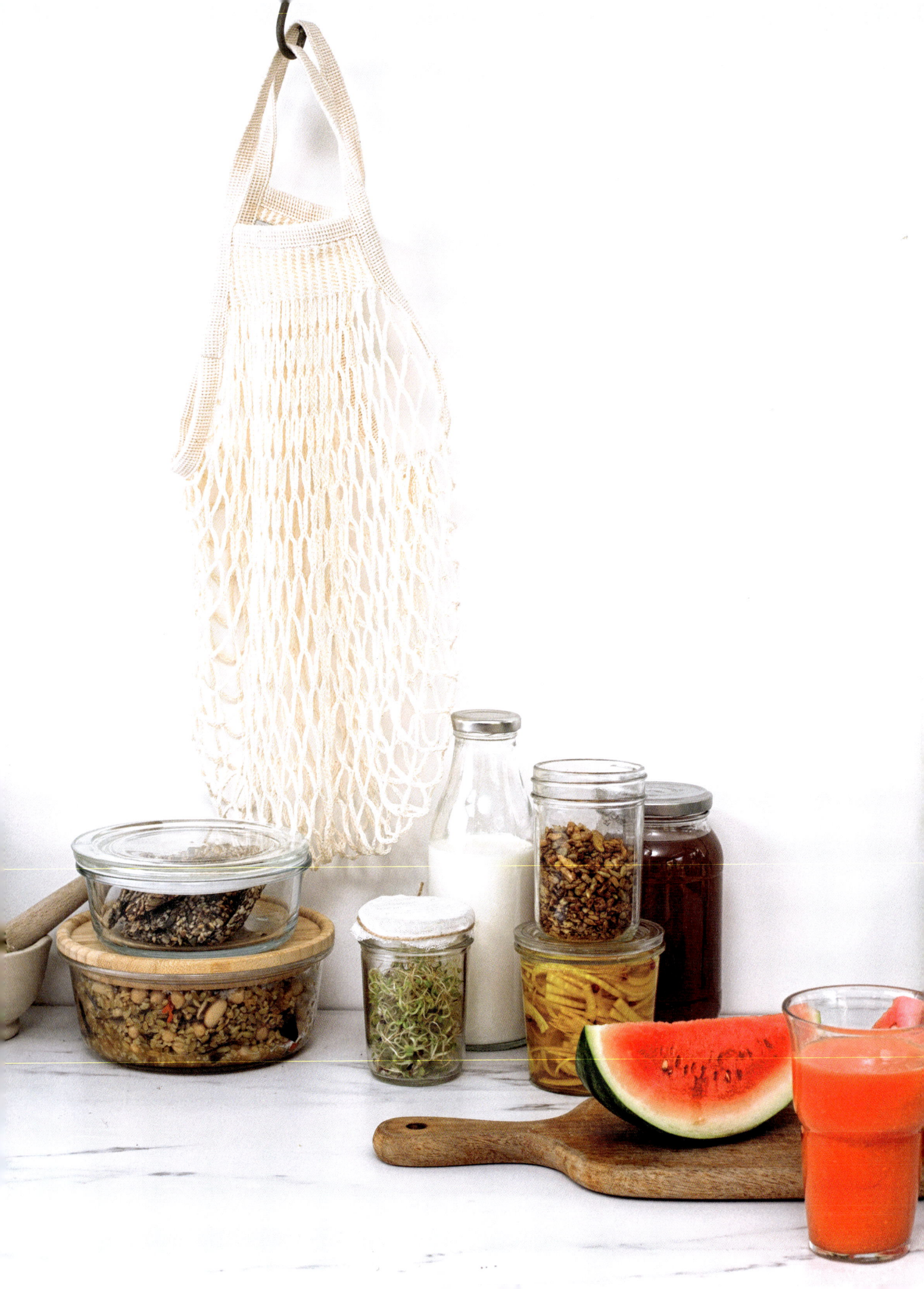

MAHLZEITEN FÜR 28 TAGE

Die folgenden Rezepte für die kommenden vier Wochen sind voller farbenfroher Zutaten und bieten großartige Anregungen für abwechslungsvolle, geschmackvolle Gerichte zum Frühstück, zu Mittag und zum Abendessen. Sie erhalten Vorschläge für jeden Tag, Listen für Ihren Wocheneinkauf und außerdem Tipps zum Vorbereiten für die bevorstehende Woche, denn vieles kann schon im Voraus erledigt werden. So haben Sie viel Zeit, Ihre Mahlzeiten zu genießen.

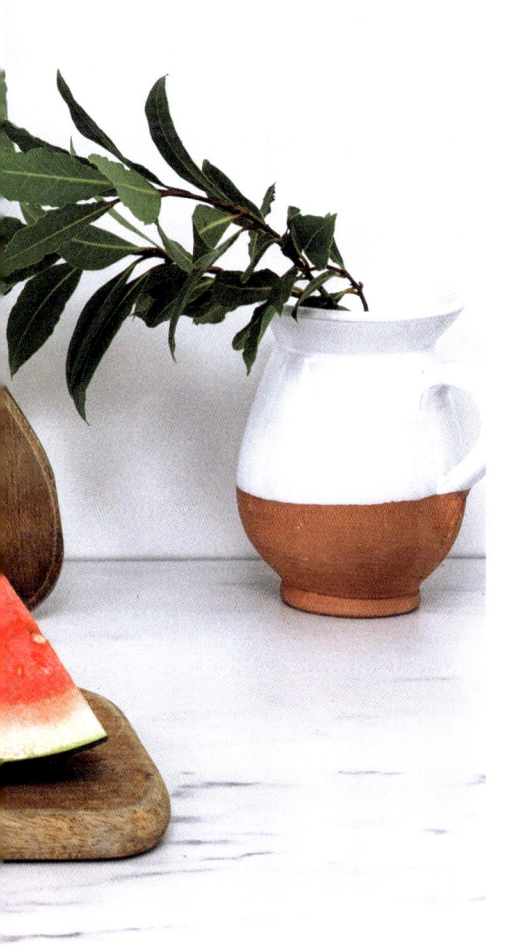

WOCHE 1
LISTE FÜR DEN WOCHENEINKAUF

OBST UND GEMÜSE
- Ananas – 80 g
- Avocado – 1
- Babyspinat – 120 g
- Banane – 2
- Birne – 1
- Blaubeeren – 70 g
- Blumenkohl – 100 g
- Brokkoli – 75 g
- Brunnenkresse – 30 g
- Butternusskürbis – 420 g
- Dill – 5 g
- Erdbeere – 1
- Fenchel – ½ Knolle
- frische Kokosnuss – 70 g
- frische Kurkuma – 2 EL, gerieben (optional)
- frische Sprossen – 10 g (optional)
- frischer Ingwer – 28 cm
- Frühlingszwiebel – 2 ½
- gemischte Beeren – 100 g
- Granatapfelkerne – 50 g
- grüne Paprikaschote – 40 g
- Grünkohl – 220 g
- junge Ringelbete – 2
- Karotte – 2 plus 90 g
- Kartoffeln – 200 g
- Knoblauchknolle – 3
- Koriander – 30 g
- Lauch – ½
- Limette – 2
- Mandarine – 1
- Mango – ¼
- Mangold – 80 g
- Oregano – 5 g
- Pastinake – 1
- Petersilie – 30 g
- Radieschen – 4 plus 50 g
- rote Chilischote – 2
- rote Paprikaschote – ½
- Rote Zwiebel – ½
- Rotkohl – 80 g
- Schalotten – 2
- Schnittlauch – 10 Gramm
- Shiitakepilze – 75 g
- Spargelbrokkoli – 80 g
- Süßkartoffeln – 2 große, 1 mittelgroße
- Tomaten – 3 große, 8 Kirschtomaten
- Zitrone (Bio-) – 3
- Zitronengras – 1 Stängel
- Zucchini – 1 große
- Zwiebel – 2

KÜHLKOST / EIER
- Eier – 3
- fester Tofu – 200 g
- griechischer Naturjoghurt – 2 EL
- Hähnchenoberkeule – 1 (groß)
- Kokosjoghurt – 150 ml
- Lachsfilet – 1
- Mandeldrink – 50 ml
- Parmesan, gerieben – 40 g
- Putenhackfleisch – 200 g

VORRAT ÜBERPRÜFEN
- Apfelessig
- Balsamicoessig
- blanchierte Haselnusskerne – 10 g
- Buchweizennudeln (Soba) – 180 g
- Cayennepfeffer
- Chiasamen
- Chilipulver
- Dashi – 350 ml
- Erdnussöl
- feiner Kristallzucker
- Fenchelsamen
- Fischsoße
- Garam Masala
- gemahlene Kurkuma
- gemahlene Leinsaat
- gemahlener Ingwer
- gemahlener Kreuzkümmel
- gemahlener Senf
- gemahlener Zimt
- gemischte Bohnen – 400 g, aus der Dose
- Gemüsebrühe – 500 ml
- Ghee (optional)
- grüne Oliven
- Honig
- Kardamomkapseln
- Kichererbsen – 100 g, gekocht
- Knoblauchpulver
- Kokosflocken
- Kokosmilch – 700 ml, aus der Dose
- Kokosöl
- Kreuzkümmelsamen
- Kürbiskerne
- Lorbeerblätter
- Maisstärke
- Mandeln – 30 g
- Medjool-Datteln
- Mirin
- Noriblätter
- Olivenöl
- Olivenöl nativ extra
- Paranüsse
- passierte Tomaten – 200 g
- Perlgraupen – 80 g, gekocht
- Rauchpaprikapulver
- Reisflocken
- Reisweinessig
- Roggenbrot
- rote Linsen – 70 g
- schwarze Bohnen – 100 g, gekocht
- schwarzer Sesam
- Sesam
- Sesamöl, dunkel
- Sojasoße
- Sultaninen
- Tahini
- Tomaten – 100 g, aus der Dose
- Tomatenmark
- Vanilleextrakt
- Walnusskerne – 20 g
- weiße Misopaste
- Weißweinessig

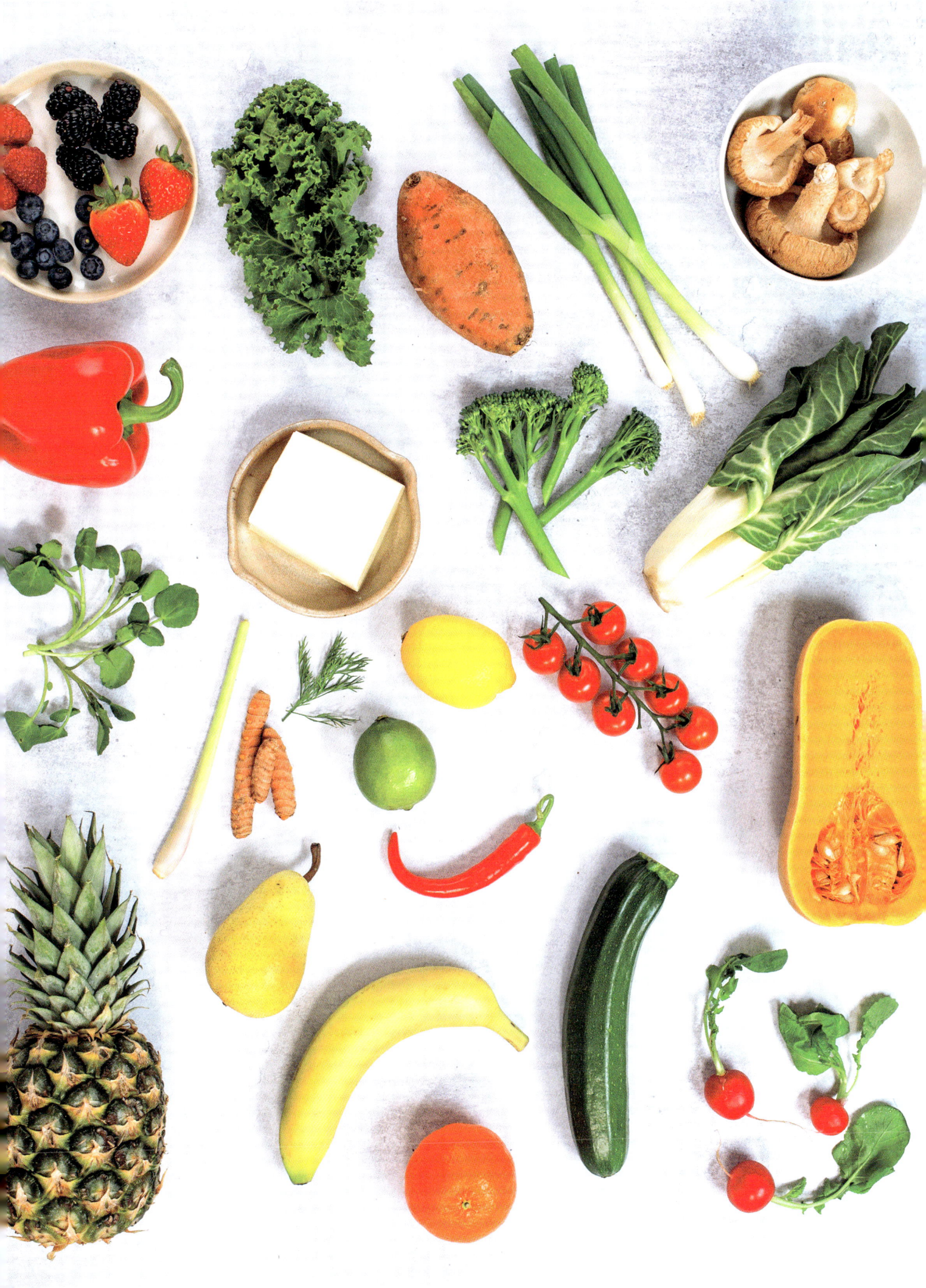

WOCHE 1 VORBEREITUNG

Schauen Sie nach, ob Sie davon schon etwas vorbereitet haben. Wenn nicht, ergänzen Sie die Einkaufsliste um die benötigten Zutaten.

BASICS
(Diese Dinge sollten Sie vorbereitet haben, denn sie halten sich eine Weile.)

- [ ] Granola (S. 88)
- [ ] Kefir (S. 94)
- [ ] Leinsaat-Cashew-Topping (S. 86)
- [ ] Mandel-Haselnuss-Dukkah (S. 86)
- [ ] Saatencracker (S. 176)
- [ ] Selbst gemachter Joghurt (S. 92)
- [ ] Sprossen (nach Wahl, S. 40)
- [ ] Streusel aus Walnüssen und Sonnenblumenkernen (S. 86)
- [ ] Urgetreidebrot (S. 90)

ZUBEREITEN

Frikadellen aus Putenhackfleisch, Zitrone und Oliven – Tag 4 (S. 108)
Overnight-Blaubeer-Chia-Creme – Tag 3 (S. 106)

IM OFEN

- [ ] 100 g Butternusskürbis für Kichererbsen-Kürbis-Chili – Abendessen Tag 1 (S. 102)

ZEITPLAN WOCHE 1

10 UHR
VORBEREITEN UND BACKEN
- Karotte, Kürbis, Lauch, Knoblauch und Fenchel für Backofengemüse-Bowl (Tag 2)
- ½ Knoblauchknolle für Backofengemüse-Bowl (Tag 2)

10.30 UHR
BACKEN
- Butternusskürbis

11 UHR
Währenddessen
ZUBEREITEN
- Frikadellen aus Putenhackfleisch, Zitrone und Oliven (Tag 4)
- Overnight-Blaubeer-Chia-Creme (Tag 3)

12 UHR
ZUBEREITEN
- Streusel aus Walnüssen und Sonnenblumenkernen
- Mandel-Haselnuss-Dukkah (Tag 1)

SAATENCRACKER ZUBEREITEN
(REZEPT SIEHE S. 176)

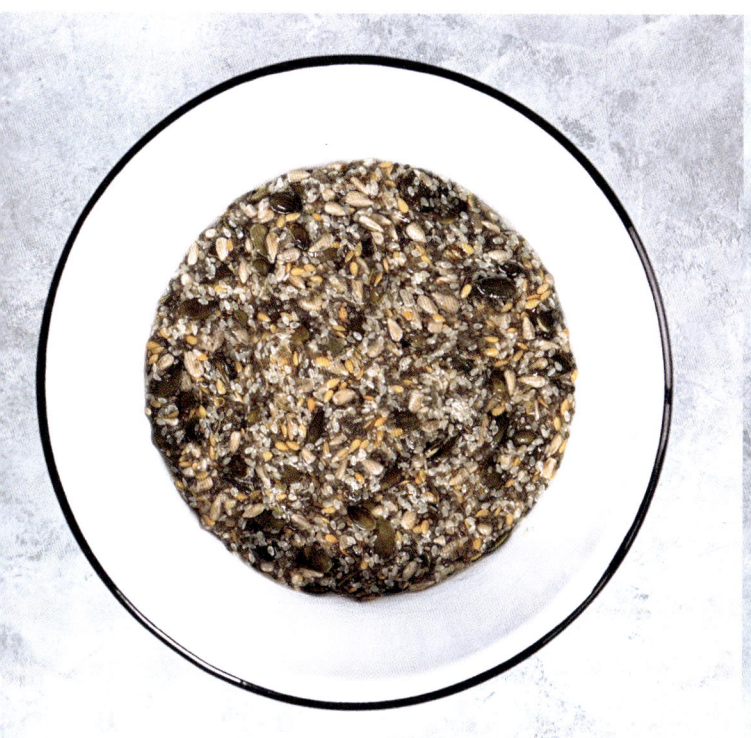

1. Alle Zutaten in eine Schüssel geben und 20 Minuten in Wasser einweichen und die Saaten quellen lassen.

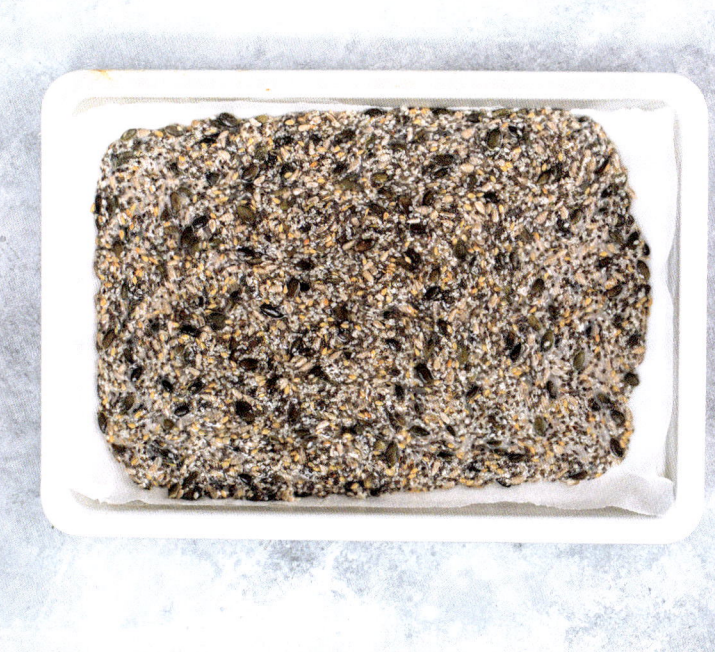

2. Backofen auf 180 °C Ober-/Unterhitze (Umluft: 160 °C) vorheizen. Das Gemisch mit den Fingern auf einem mit Backpapier ausgelegten Backblech verteilen.

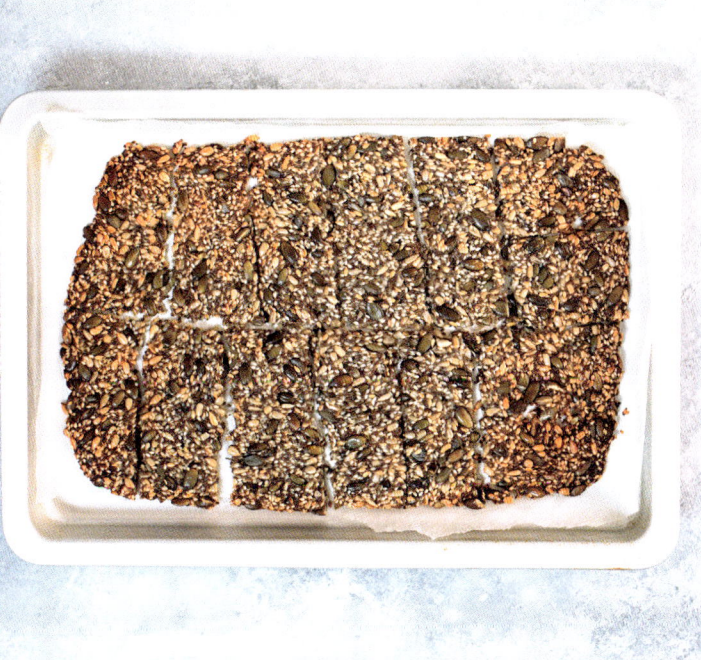

3. Nun 20 Minuten im Ofen backen, dann herausnehmen und in Rechtecke zerteilen. Weitere 20 Minuten backen.

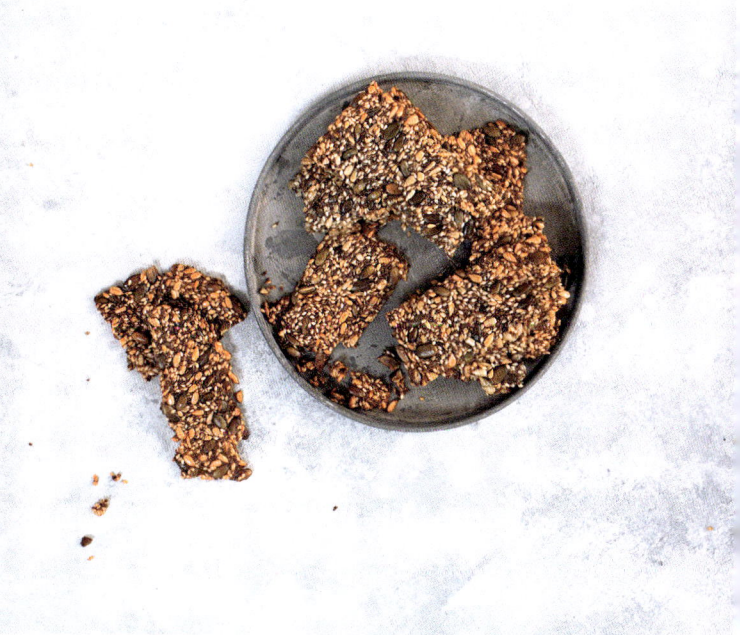

4. Abkühlen lassen, dann in Stücke brechen.

TAG 01

WOCHE 1
MONTAG

Es ist genug Suppe und Chili für 2 Mahlzeiten da, die Sie gut einfrieren und an einem anderen Tag essen können.

FRÜHSTÜCK

Beeriger Immunbooster

FÜR 1 PORTION
VORBEREITUNG / KOCHZEIT
5 Minuten / 0 Minuten

100 g gemischte Beeren, frisch oder tiefgefroren
1 kleine Banane, tiefgefroren
1 Medjool-Dattel, ohne Kern
1 EL gemahlene Leinsaat
2 EL griechischer Naturjoghurt
50 ml Mandeldrink
1 Erdbeere, in Scheiben geschnitten, zum Servieren
1 EL Streusel aus Walnüssen und Sonnenblumenkernen (S. 86)

Beeren, Banane, Dattel, Leinsaat, Joghurt und Mandeldrink in einen Mixer geben und zu einer glatten, cremigen Masse pürieren. Bei Bedarf etwas mehr Mandeldrink hinzufügen. Mischung in eine Schüssel umfüllen und mit Erdbeerscheiben und den Streuseln belegen.

Nährwertangaben pro Portion:
234 kcal / 13,7 g Fett / 47,9 g Kohlenhydrate / 9 g Protein

MITTAGESSEN

Grünkohlsuppe

FÜR 2 PORTIONEN
VORBEREITUNG / KOCHZEIT
5 Minuten / 25 Minuten

1 EL Kokosöl
1 Zwiebel, geschält, fein gehackt
2 Knoblauchzehen, geschält, gehackt
200 g Kartoffeln, geschält, in 1 cm große Würfel geschnitten
500 ml Gemüsebrühe
100 g Grünkohl, in feine Streifen geschnitten
100 ml Kokosmilch
Zesten von ½ Zitrone
2 EL geröstete Kokosflocken
1 EL Mandel-Haselnuss-Dukkah (S. 86)
Salz und Pfeffer

01 Öl in einem Topf schmelzen und die Zwiebel darin in 5–6 Minuten glasig anschwitzen. Knoblauch und Kartoffeln hinzugeben und 1 Minute anbraten. Brühe zugießen, zum Kochen bringen, einen Deckel auflegen und Kartoffeln 10–15 Minuten köcheln lassen, bis sie gerade gar sind. Grünkohl, Kokosmilch und Zitronenzesten einrühren und köcheln lassen, bis der Kohl weich ist.
02 Suppe mit Salz und Pfeffer abschmecken, auf Schalen verteilen und mit Kokosflocken und Dukkah bestreuen.

Nährwertangaben pro Portion:
372 kcal / 22,7 g Fett / 25,4 g Kohlenhydrate / 7,3 g Protein

ABENDESSEN

Kichererbsen-Kürbis-Chili

FÜR 2 PORTIONEN
VORBEREITUNG / KOCHZEIT
10 Minuten / 1 Stunde

100 g Butternusskürbis, in 2 cm große Stücke geschnitten
1 EL Olivenöl
½ Zwiebel, geschält, in Ringe geschnitten
1 kleine Knoblauchzehe, geschält, gehackt
1 Lorbeerblatt
½ TL Chilipulver
½ TL Rauchpaprikapulver
⅓ grüne Paprikaschote, in dünne Streifen geschnitten
½ EL Tomatenmark
100 g Tomaten aus der Dose
100 g schwarze Bohnen, gekocht, abgetropft
100 g Kichererbsen, gekocht, abgetropft
1 kleine Handvoll Koriandergrün
Salz und Pfeffer

01 Den Ofen auf 220 °C Ober-/Unterhitze (Umluft: 200 °C) vorheizen. Den Kürbis in einer Auflaufform mit der Hälfte des Öls vermischen und 20 Minuten im Ofen backen. Das restliche Öl in einer Pfanne erhitzen und die Zwiebel darin anschwitzen, bis sie weich ist. Knoblauch, Lorbeerblatt und Gewürze hinzugeben und 1 Minute braten.
02 Paprikastreifen und Tomatenmark zufügen und 1 Minute unter Rühren braten. Tomaten hinzugeben und alles 20 Minuten köcheln lassen. Kürbis, Bohnen und Kichererbsen untermischen und 5–10 Minuten garen. Mit Salz und Pfeffer abschmecken und mit gehacktem Koriandergrün bestreuen.

Nährwertangaben pro Portion:
242 kcal / 9,25 g Fett / 37,45 g Kohlenhydrate / 9,25 g Protein

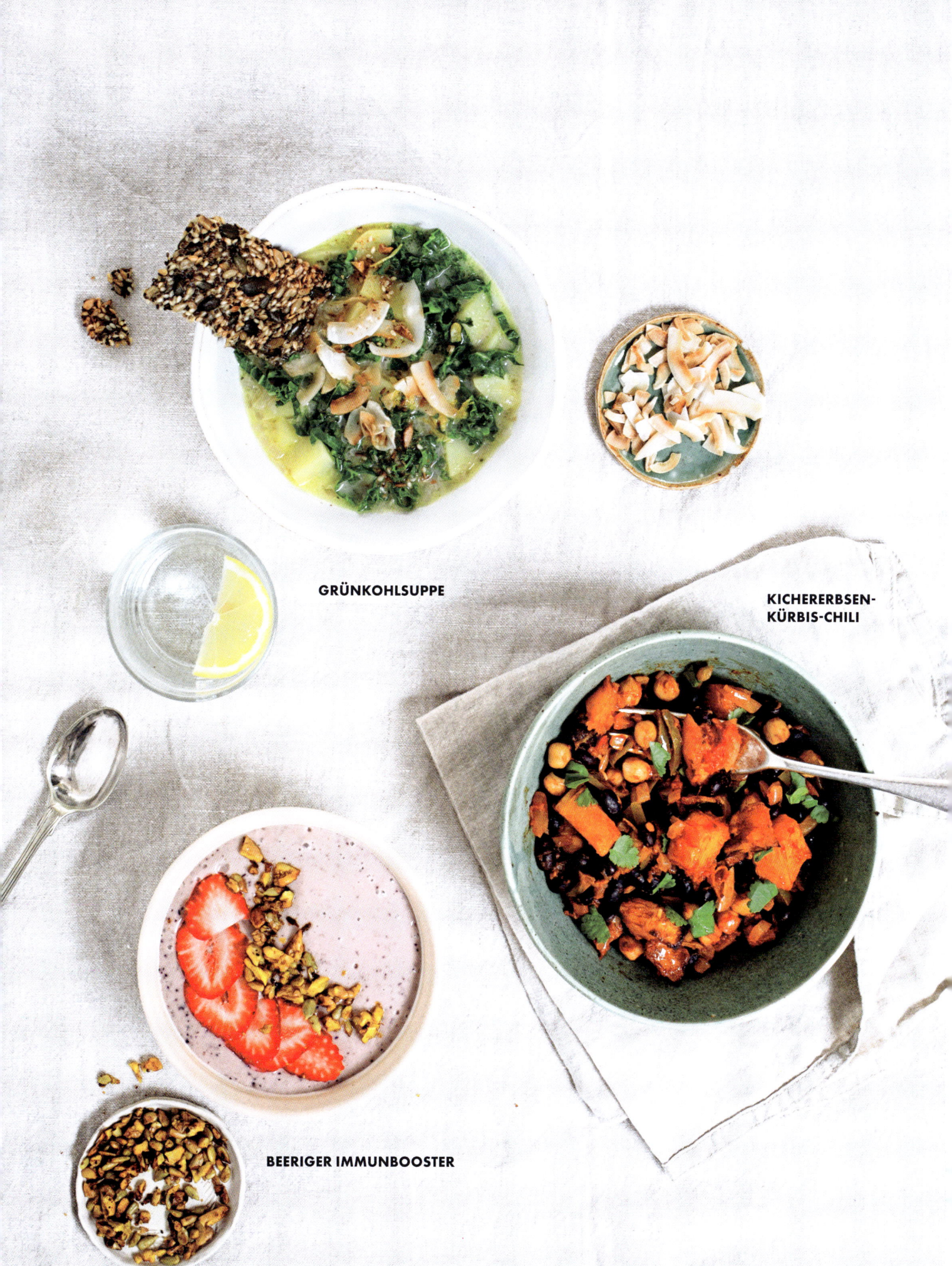

TAG 02

WOCHE 1
DIENSTAG

So ist das Abendessen im Nu fertig: am Vortag Gerste kochen und Gemüse backen.
Die pochierten Eier zum Mittagessen mit Urgetreidebrot servieren (S. 90).

FRÜHSTÜCK

Ananas-Mandarinen-Joghurt mit Granatapfelkernen

FÜR 1 PORTION
VORBEREITUNG / KOCHZEIT
5 Minuten / 0 Minuten

1 Mandarine, geschält
80 g Ananasfruchtfleisch
125 ml selbst gemachter Joghurt (S. 90)
1 Banane, tiefgefroren
50 g Granatapfelkerne
45 g Granola (S. 88)

Die Mandarine waagerecht in dünne Scheiben schneiden und 2 Scheiben sowie 2 Stücke Ananas für das Topping beiseitelegen. Den Rest von Mandarine und Ananas mit Joghurt und Banane im Mixer zu einer glatten, cremigen Masse pürieren. In einer Schüssel servieren und mit Mandarine, Ananas, Granatapfelkernen und Granola garnieren.

Nährwertangaben pro Portion:
380 kcal / 10,1 g Fett / 71,5 g Kohlenhydrate / 8,3 g Protein

MITTAGESSEN

Pochierte Eier in Tomatensoße

FÜR 1 PORTION
VORBEREITUNG / KOCHZEIT
5 Minuten / 20 Minuten

1 TL Olivenöl
½ rote Zwiebel, geschält, fein gehackt
½ rote Chilischote, entkernt, fein gehackt
1 kleine Knoblauchzehe, geschält, in Scheiben geschnitten
1 kleine Handvoll Koriandergrün, Stängel und Blätter getrennt gehackt
1 TL Rauchpaprikapulver
2 große reife Tomaten, in Stücke geschnitten
½ TL Honig
50 g Babyspinat
2 Eier
Salz und Pfeffer

01 Öl in einer Bratpfanne erhitzen und Zwiebel, Chili, Knoblauch und Korianderstängel darin anbraten, bis die Zwiebel weich ist. Paprikapulver einrühren, dann Tomaten, Honig und 1 Prise Salz zufügen und alles 3–5 Minuten köcheln lassen. Spinat unterheben.
02 Mit Salz und Pfeffer abschmecken, dann mit einem Holzlöffel 2 Vertiefungen in die Soße drücken. In jede Mulde 1 Ei aufschlagen. Einen Deckel auflegen und Mischung 6–8 Minuten sanft köcheln lassen. Mit Korianderblättern bestreuen.

Nährwertangaben pro Portion:
395 kcal / 19,5 g Fett / 47,3 g Kohlenhydrate / 20,9 g Protein

ABENDESSEN

Backofengemüse-Bowl mit Grünkohlpesto

FÜR 1 PORTION
VORBEREITUNG / KOCHZEIT
10 Minuten / 45 Minuten

1 Karotte, in 1 cm dicke Scheiben geschnitten
¼ Butternusskürbis, entkernt, in 2 cm große Stücke geschnitten
½ Stange Lauch, in 2 cm große Stücke geschnitten
½ Fenchel, in 4 Spalten geschnitten
1 EL Olivenöl
40 g Grünkohl
20 g geriebener Parmesan
20 g Walnusskerne
½ gebackene Knoblauchknolle, Zehen mit der Gabel zerdrückt
50 ml Olivenöl nativ extra
1 EL Zitronensaft
80 g Perlgraupen, gekocht, abgetropft
Salz und Pfeffer

01 Den Ofen auf 200 °C Ober-/Unterhitze (Umluft: 180 °C) vorheizen. Karotte, Kürbis, Lauch und Fenchel in eine Auflaufform geben, mit etwas Salz bestreuen und mit Olivenöl beträufeln. Alles gut vermengen und Gemüse 45 Minuten im Ofen backen, bis es weich ist. Nach der Hälfte der Backzeit einmal durchrühren.
02 Grünkohl, Parmesan, Walnüsse, Knoblauch, Olivenöl und Zitronensaft in einen Mixer geben und zu Pesto pürieren. Mit Salz und Pfeffer abschmecken. Perlgraupen mit dem Backofengemüse mischen, mit Salz und Pfeffer abschmecken und mit Pesto servieren.

Nährwertangaben pro Portion:
1117 kcal / 105,6 g Fett / 88,1 g Kohlenhydrate / 20,1 g Protein

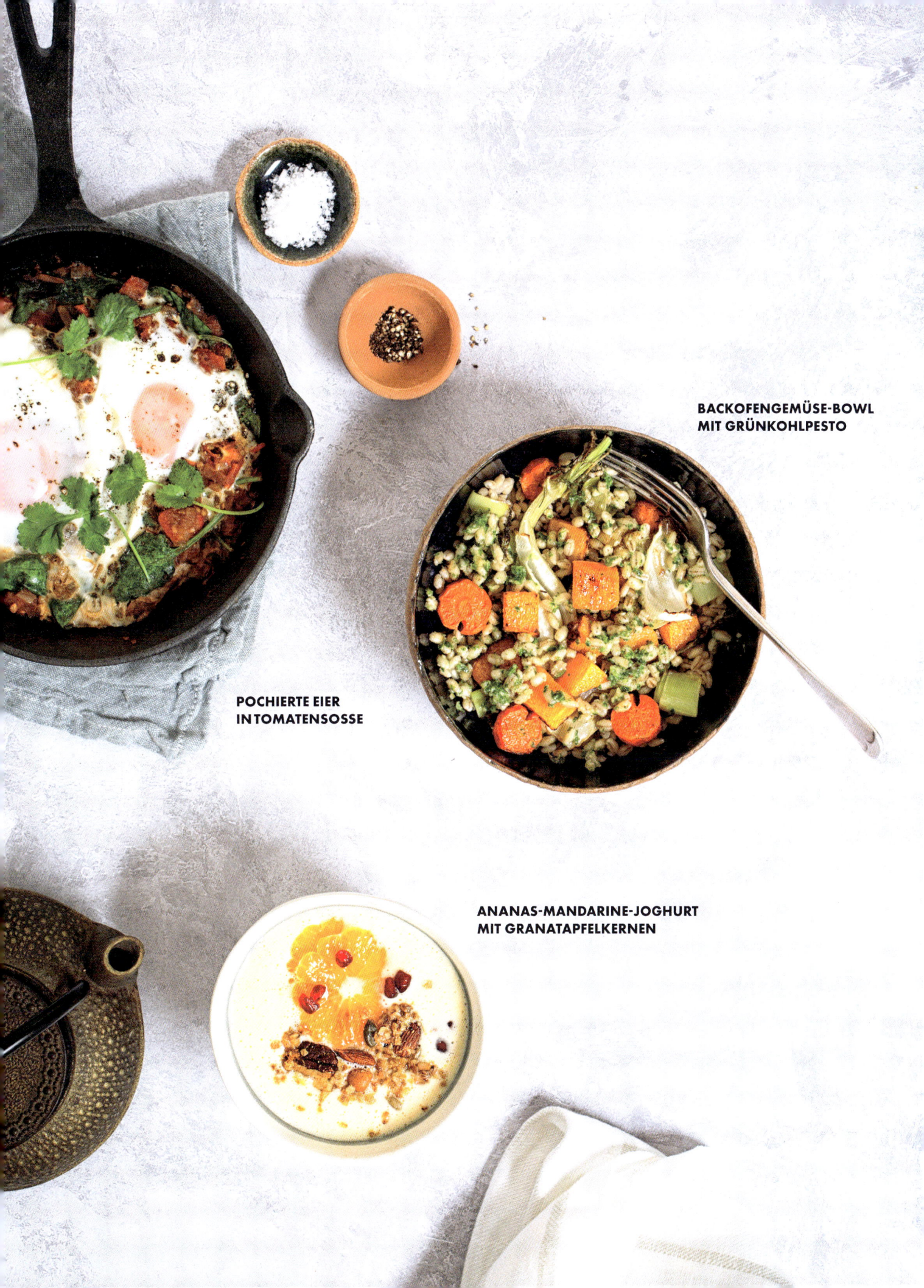

**BACKOFENGEMÜSE-BOWL
MIT GRÜNKOHLPESTO**

**POCHIERTE EIER
IN TOMATENSOSSE**

**ANANAS-MANDARINE-JOGHURT
MIT GRANATAPFELKERNEN**

TAG 03

WOCHE 1

MITTWOCH

Denken Sie daran, die Frühstücks-Chiacreme am Vorabend zuzubereiten und im Kühlschrank zu lassen. Nehmen Sie auch gern andere Beeren, wenn Sie welche haben.

FRÜHSTÜCK

Overnight-Blaubeer-Chia-Creme

FÜR 1 PORTION
VORBEREITUNG / KOCHZEIT
5 Minuten plus Einweichen über Nacht / 0 Minuten

70 g Blaubeeren
½ TL Vanilleextrakt
1 Prise gemahlener Zimt
150 ml Kokosjoghurt
3 EL Chiasamen
3 Paranüsse, gehackt

01 Blaubeeren (15 Stück zum Servieren aufheben), Vanille, Zimt, Joghurt und Chiasamen in einem Mixer pürieren. In eine Schüssel umfüllen und über Nacht im Kühlschrank quellen lassen.
02 Vor dem Servieren umrühren und die Nüsse sowie die aufbewahrten Blaubeeren daraufgeben.

Nährwertangaben pro Portion:
469 kcal / 10,5 g Fett / 57,2 g Kohlenhydrate / 15,3 g Protein

MITTAGESSEN

Gemischte Bohnen auf Toast

FÜR 2 PORTIONEN
VORBEREITUNG / KOCHZEIT
5 Minuten / 25 Minuten

1 TL Olivenöl
½ Zwiebel, geschält, gehackt
1 Knoblauchzehe, geschält, gehackt
200 g passierte Tomaten
½ TL gemahlener Kreuzkümmel
1 Prise gemahlener Senf
1 Prise Cayennepfeffer
1 TL Honig
400 g gemischte Bohnen aus der Dose, abgetropft, gespült
Salz und Pfeffer
4 Scheiben Urgetreidebrot (S. 90), geröstet

01 Öl in einer mittelgroßen Pfanne erhitzen und Zwiebel und Knoblauch darin unter Rühren braten, bis sie weich sind. Passierte Tomaten, Gewürze und Honig hinzugeben. 15 Minuten köcheln und einkochen lassen. Bohnen hinzugeben und 5 Minuten erwärmen.
02 Mit Salz und Pfeffer abschmecken und auf getoastetem Brot servieren.

Nährwertangaben pro Portion:
396 kcal / 6,2 g Fett / 67,2 g Kohlenhydrate / 18,6 g Protein

ABENDESSEN

Lachs thailändische Art mit Buchweizennudeln

FÜR 1 PORTION
VORBEREITUNG / KOCHZEIT
5 Minuten / 10 Minuten

1 EL dunkles Sesamöl
½ Knoblauchzehe, geschält, gehackt
1 TL frisch geriebener Ingwer
1 Frühlingszwiebel, gehackt
10 g Koriandergrün, Blätter abgezupft, Stängel gehackt
1 Stängel Zitronengras, halbiert, flach geklopft
75 g Brokkoli, in kleine Röschen zerteilt
75 g Shiitakepilze
½ kleine rote Chilischote, entkernt, in feine Streifen geschnitten
200 ml Kokosmilch
1 TL Fischsoße
1 Lachsfilet
90 g Buchweizennudeln (Soba)

01 Das Öl in einer Pfanne behutsam erhitzen und Knoblauch, Ingwer, Frühlingszwiebel, Korianderstängel und Zitronengras darin 2 Minuten garen. Temperatur erhöhen, Brokkoli, Pilze und Chili hinzugeben und 1 Minute braten. Kokosmilch und Fischsoße zufügen und zum Köcheln bringen.
02 Lachs in Stücke zerteilen, zugeben und 2 Minuten köcheln lassen. Die Nudeln unterheben und 3 Minuten garen. Mit Korianderblättern bestreuen.

Nährwertangaben pro Portion:
779 kcal / 60,4 g Fett / 134,9 g Kohlenhydrate / 15,8 g Protein

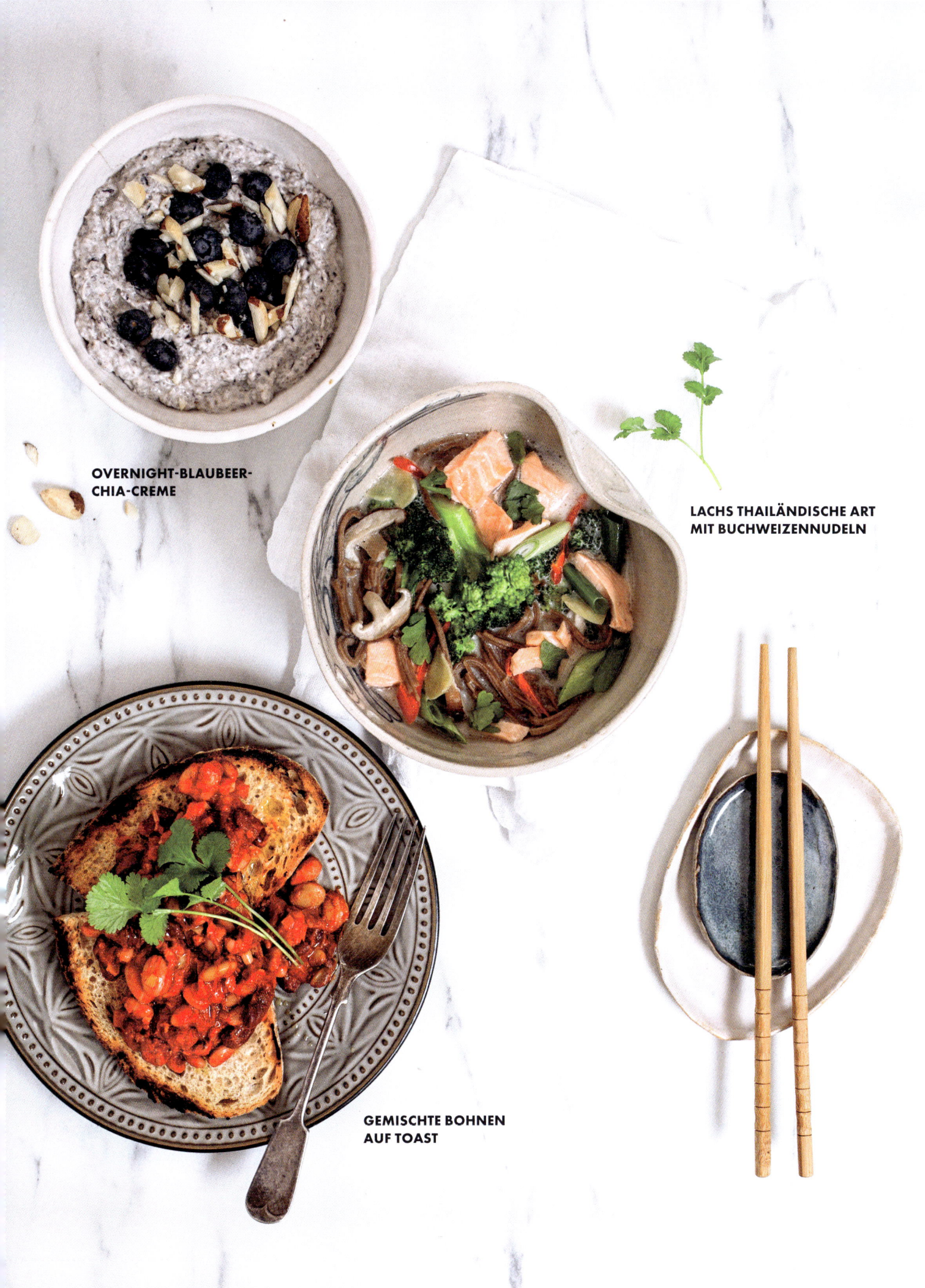

OVERNIGHT-BLAUBEER-CHIA-CREME

LACHS THAILÄNDISCHE ART MIT BUCHWEIZENNUDELN

GEMISCHTE BOHNEN AUF TOAST

TAG 04

WOCHE 1
DONNERSTAG

Sollte der Teig für die Frikadellen zum Abendessen zu fest sein, einfach ½ verquirltes Ei und 20 g Paniermehl hinzugeben, damit sie lockerer werden.

FRÜHSTÜCK

Kurkuma-Smoothie-Bowl

FÜR 1 PORTION
VORBEREITUNG / KOCHZEIT
25 Minuten / 0 Minuten

1 EL Chiasamen
20 g Sultaninen (optional)
150 ml Kokosmilch
1 TL gemahlene Kurkuma oder
2 TL frisch geriebene Kurkuma
1 TL frisch geriebener Ingwer
1 TL Apfelessig
1 EL Honig (optional)
1 EL frisch geriebene Kokosnuss

Chiasamen und – falls verwendet – Sultaninen mit Kokosmilch, Kurkuma, Ingwer und Essig in eine Schüssel geben und 20 Minuten quellen lassen. In eine Schale umfüllen, gegebenenfalls mit Honig beträufeln und Kokosraspel darüberstreuen.

Nährwertangaben pro Portion:
543 kcal / 40,9 g Fett / 47,1 g Kohlenhydrate / 6,6 g Protein

MITTAGESSEN

Salat mit warmem Blumenkohl und Spinat

FÜR 1 PORTION
VORBEREITUNG / KOCHZEIT
10 Minuten / 20 Minuten

100 g Blumenkohl, in mundgerechte Stücke geschnitten
90 g Karotten, in Scheiben geschnitten
2 TL Fenchelsamen
2 TL Kreuzkümmelsamen
2 EL Tahini
1 Spritzer Zitronensaft
5 g Dill, Blätter abgezupft, gehackt
30 g Babyspinat
Salz und Pfeffer
1 EL Mandel-Haselnuss-Dukkah (S. 86)

01 Ofen auf 200 °C Ober-/Unterhitze (Umluft: 180 °C) vorheizen. Blumenkohl, Karotten, Fenchelsamen und Kreuzkümmelsamen in einer Auflaufform vermischen, salzen, pfeffern und 20 Minuten im Ofen garen, bis das Gemüse goldbraun gebacken und bissfest ist.
02 Unterdessen Tahini, 1 EL Wasser und Zitronensaft in einer Schüssel vermischen, dann den Dill einrühren und mit Salz und Pfeffer abschmecken.
03 Das gebackene Gemüse mit Spinat und Dressing vermengen und mit Dukkah bestreut servieren.

Nährwertangaben pro Portion:
351 kcal / 25,3 g Fett / 24,5 g Kohlenhydrate / 12,5 g Protein

ABENDESSEN

Frikadellen aus Putenhackfleisch, Zitrone und Oliven mit Zucchini-Spaghetti

FÜR 2 PORTIONEN
VORBEREITUNG / KOCHZEIT
15 Minuten / 15 Minuten

200 g Putenhackfleisch
Zesten von ½ Zitrone plus 1 Spritzer Zitronensaft
20 g grüne Oliven, ohne Kern, fein gehackt
1 EL frisch gehackter Oregano
1 Knoblauchzehe, geschält, gehackt
1 ½ EL Olivenöl
20 g Mandeln
30 g Petersilie
2 EL Olivenöl nativ extra
20 g geriebener Parmesan
1 große Zucchini, in Spaghettiform geschnitten
Salz und Pfeffer

01 Hackfleisch, Zitronenzesten, Oliven, Oregano, Knoblauch, Salz und Pfeffer in einer Schüssel vermengen. Aus dem Teig 12 Frikadellen formen. 1 EL Olivenöl in einer großen Pfanne erhitzen und die Frikadellen 8–12 Minuten rundum braun braten.
02 Mandeln, Petersilie, Zitronensaft, Olivenöl nativ extra und Parmesan im Mixer pürieren und mit Salz und Pfeffer abschmecken. Zucchini-Spaghetti in einer Pfanne mit dem restlichen Öl 1 Minute braten, bis sie weich sind, mit Salz und Pfeffer abschmecken. Zucchini-Spaghetti mit Pesto und Frikadellen vermengen.

Nährwertangaben pro Portion:
666 kcal / 54,5 g Fett / 17,3 g Kohlenhydrate / 33,7 g Protein

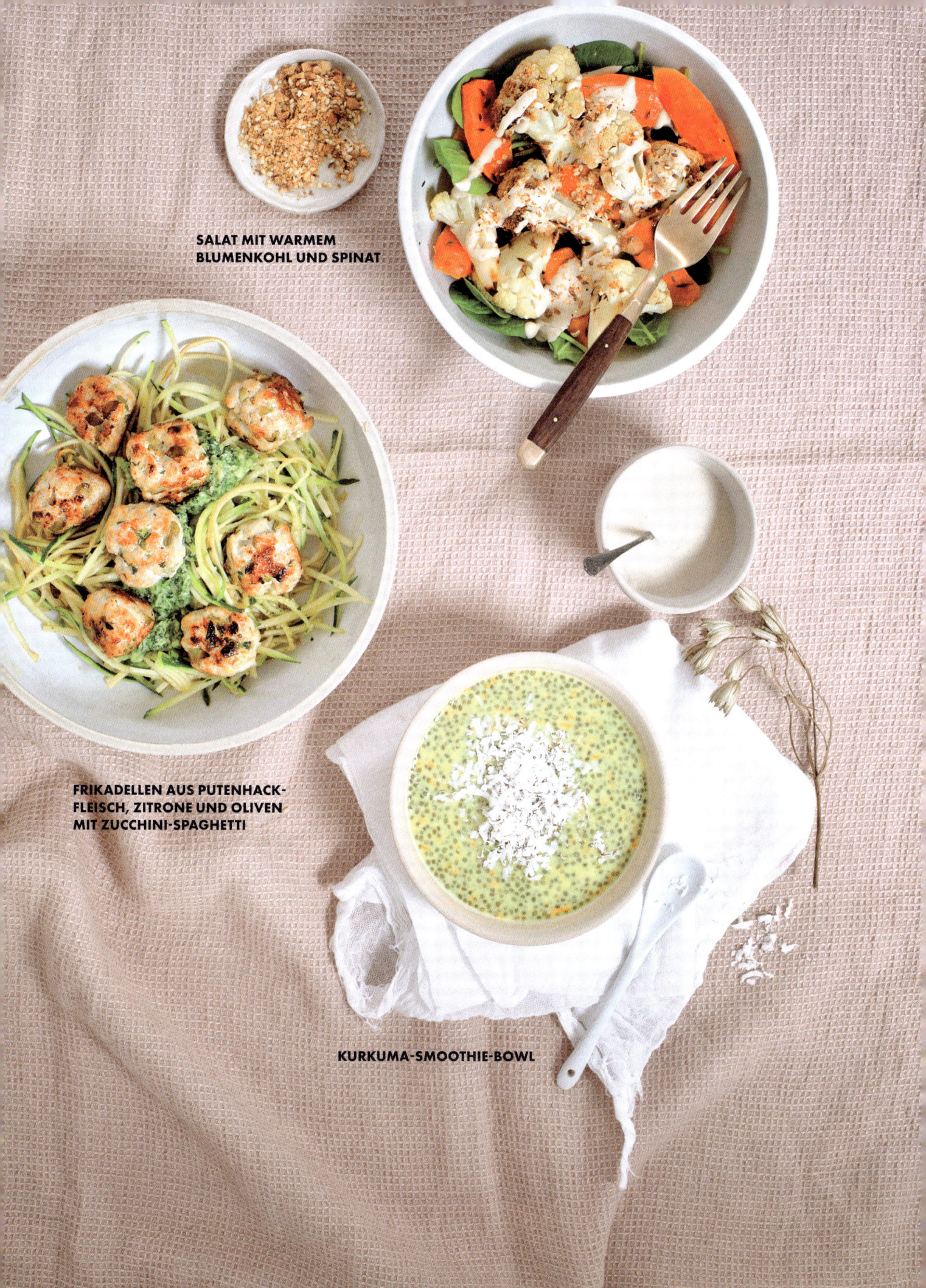

SALAT MIT WARMEM BLUMENKOHL UND SPINAT

FRIKADELLEN AUS PUTENHACK-FLEISCH, ZITRONE UND OLIVEN MIT ZUCCHINI-SPAGHETTI

KURKUMA-SMOOTHIE-BOWL

TAG 05

WOCHE 1

FREITAG

Das Topping verleiht der Frühstücksbowl eine köstlich nussige Note. Das Abendessen reicht für 2 Portionen – heben Sie den Rest im Kühlschrank auf.

FRÜHSTÜCK

Ingwer-Reis-Porridge mit Kokos

FÜR 1 PORTION
VORBEREITUNG / KOCHZEIT
5 Minuten / 5 Minuten

50 g Reisflocken
250 ml Kokosmilch
½ TL gemahlener Ingwer
2 Kardamomkapseln, Samen gemahlen
50 g Kokosflocken
¼ Mango, in Scheiben geschnitten
1 EL Leinsaat-Cashew-Topping (S. 86)

01 Reisflocken, Kokosmilch und Gewürze in einem kleinen Topf verrühren. Zum Kochen bringen, dann Hitze reduzieren und Mischung unter Rühren 3–5 Minuten sanft köcheln lassen, bis die gewünschte Konsistenz erreicht ist. Eventuell noch einen Schuss Kokosmilch oder Wasser hinzugeben.
02 In eine Schale füllen und mit Kokosflocken, Mango und Leinsaat-Cashew-Topping belegen.

Nährwertangaben pro Portion:
611 kcal / 31,1 g Fett / 72,3 g Kohlenhydrate / 19,5 g Protein

MITTAGESSEN

Salat mit Ringelbete

FÜR 1 PORTION
VORBEREITUNG / KOCHZEIT
20 Minuten / 0 Minuten

1 Karotte, in sehr dünne Streifen geschnitten
1 Pastinake, in sehr dünne Streifen geschnitten
80 g Rotkohl, in sehr dünne Streifen geschnitten
2 junge Ringelbete, in sehr dünne Scheiben geschnitten
4 Radieschen, in sehr dünne Scheiben geschnitten
1 EL Olivenöl nativ extra
1 TL Apfelessig
½ TL Honig
2 EL selbst gemachter Joghurt (S. 92)
1 EL frisch gehackter Schnittlauch
15 g Kürbiskerne, geröstet
Salz und Pfeffer

01 Gemüse in eine große Schüssel geben und vermischen.
02 Öl, Essig, Honig, Joghurt und Schnittlauch in einem kleinen Gefäß vermischen und mit Salz und Pfeffer abschmecken. Salat mit dem Dressing vermengen und 10 Minuten ziehen lassen. Mit Kürbiskernen bestreut servieren.

Nährwertangaben pro Portion:
384 kcal / 18,8 g Fett / 52,5 g Kohlenhydrate / 8,5 g Protein

ABENDESSEN

Knuspriger Tofu mit in Miso gebackenen Süßkartoffeln

FÜR 2 PORTIONEN
VORBEREITUNG / KOCHZEIT
20 Minuten / 40 Minuten

200 g fester Tofu, abgetropft
1 EL weiße Misopaste
½ EL Reisweinessig
1 TL Honig
2 cm Ingwer, geschält, gerieben
3 EL Erdnussöl
2 große Süßkartoffeln, geschält, in kleine Spalten geschnitten
2 EL Maisstärke
1 TL Chilipulver
Salz und Pfeffer
50 g Brunnenkresse
2 EL schwarzer Sesam

01 Den Ofen auf 200 °C Ober-/Unterhitze (Umluft: 180 °C) vorheizen. Tofu in Küchenpapier einwickeln und mit Teller und Schneidebrett beschweren. 15 Minuten stehen lassen. Miso, Essig, Honig und Ingwer in einer Schüssel verrühren. Die Hälfte davon mit 1 EL Öl in einer Schüssel mit den Süßkartoffeln vermischen. In eine Auflaufform umfüllen und 30 Minuten im Ofen backen.
02 Maisstärke und Chili auf einem Teller vermengen. Tofu auswickeln, in Streifen schneiden, in der Stärkemischung wenden, salzen und pfeffern. Das restliche Öl in einer Pfanne erhitzen und den Tofu darin goldbraun braten. Mit Kartoffelspalten, Brunnenkresse, Dressing und Sesam servieren.

Nährwertangaben pro Portion:
563 kcal / 28,3 g Fett / 68,2 g Kohlenhydrate / 19 g Protein

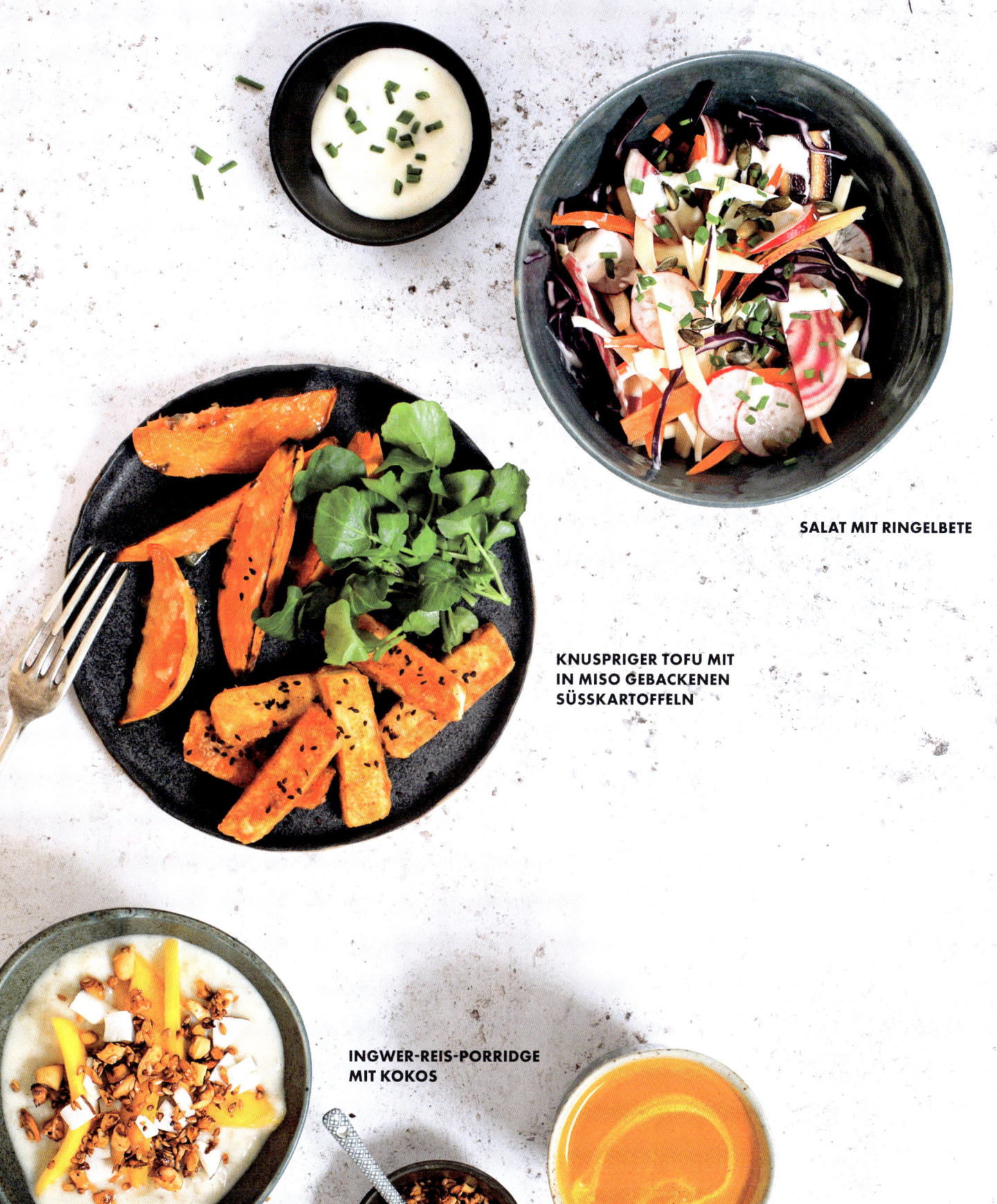

SALAT MIT RINGELBETE

KNUSPRIGER TOFU MIT IN MISO GEBACKENEN SÜSSKARTOFFELN

INGWER-REIS-PORRIDGE MIT KOKOS

TAG 06

WOCHE 1

SAMSTAG

Ziehen Sie Sprossen selbst (S. 40)! Nach dem Einweichen über Nacht wachsen sie in 3–7 Tagen heran. Bewahren Sie sie im Kühlschrank in einem Schraubdeckelglas auf.

FRÜHSTÜCK

Pochiertes Ei und Avocado auf Roggen- oder Supersaatenbrot

FÜR 1 PORTION
VORBEREITUNG / KOCHZEIT
15 Minuten / 5 Minuten

Saft von 1 Limette
1 TL feiner Zucker
1 TL Olivenöl nativ extra
50 g Radieschen, in dünne Scheiben geschnitten
½ TL Weißweinessig
1 Ei
½ Avocado, geschält, entkernt
1 Scheibe Roggenbrot oder Supersaatenbrot (S. 90), getoastet
Salz und Pfeffer
10 g frische Sprossen oder 2 TL Leinsaat-Cashew-Topping (S. 86)

01 Vom Limettensaft 1 Schuss aufbewahren, den Rest in einer Schüssel mit Zucker, Öl und Radieschen vermischen. Radieschen 10 Minuten marinieren, dann durch ein Sieb abgießen.
02 Wasser in einem kleinen Topf zum Kochen bringen. Den Essig hinzugeben und das Ei vorsichtig in eine Suppenkelle aufschlagen, in das Wasser gleiten lassen und 3–4 Minuten pochieren. Avocado zerdrücken und mit Salz und dem restlichen Limettensaft vermengen. Brot mit Avocadocreme bestreichen, mit Radieschen und Ei belegen und mit Sprossen und Pfeffer garnieren.

Nährwertangaben pro Portion:
381 kcal / 25 g Fett / 32,5 g Kohlenhydrate / 11 g Protein

MITTAGESSEN

Grünkohl-Butternusskürbis-Salat mit Birne und Mandeln

FÜR 1 PORTION
VORBEREITUNG / KOCHZEIT
5 Minuten / 35 Minuten

120 g Butternusskürbis, entkernt, in 1 cm dicke Spalten geschnitten
1 EL Olivenöl
80 g Grünkohl ohne Stängel, Blätter grob gehackt
1 Birne, halbiert, entkernt, in dünne Scheiben geschnitten
10 g Mandeln, gehobelt
2 EL Olivenöl nativ extra
1 EL Balsamicoessig
Salz und Pfeffer

01 Den Ofen auf 200 °C Ober-/Unterhitze (Umluft: 180 °C) vorheizen. Kürbis in einer Auflaufform mit dem Öl vermengen, salzen, pfeffern und 30 Minuten im Ofen backen, bis er gar ist. Nach der Hälfte der Zeit die Stücke einmal wenden. Grünkohl untermischen und 5 Minuten backen.
02 Kürbis und Grünkohl auf einem Teller anrichten und mit Birne und Mandeln belegen. Olivenöl nativ extra in einem kleinen Behälter mit Essig, Salz und Pfeffer verrühren und den Salat damit anmachen.

Nährwertangaben pro Portion:
601 kcal / 46,7 g Fett / 49,4 g Kohlenhydrate / 5,4 g Protein

ABENDESSEN

Tomaten-Dal mit roter Paprika und Spinat

FÜR 1 PORTION
VORBEREITUNG / KOCHZEIT
5 Minuten / 10 Minuten

1 TL Ghee, Kokos- oder Olivenöl
1 Schalotte, geschält, in feine Ringe geschnitten
½ rote Paprikaschote, in feine Würfel geschnitten
½ kleine rote Chilischote, entkernt, klein geschnitten
1 kleine Knoblauchzehe, geschält, in Scheiben geschnitten
1 TL Ingwerscheiben
1 TL Tomatenmark
8 Kirschtomaten, halbiert
2 TL Garam Masala
70 g rote Linsen, gekocht, abgetropft
40 g Babyspinat
½ Frühlingszwiebel, in feine Ringe geschnitten
1 Handvoll Koriandergrün, Blätter abgezupft
Salz und Pfeffer

01 Ghee in einer Pfanne schmelzen und Schalotte, Paprika und Chili darin 5 Minuten anbraten. Knoblauch und Ingwer hinzugeben und verrühren. Tomatenmark, Tomaten, Garam Masala, Salz und Pfeffer zufügen und 2 Minuten kochen.
02 Linsen und Spinat unterheben und 1 Minute unter Rühren garen. Mit Salz und Pfeffer abschmecken. Mit Frühlingszwiebel und Koriander bestreut servieren.

Nährwertangaben pro Portion:
321 kcal / 11,2 g Fett / 55,2 g Kohlenhydrate / 15,3 g Protein

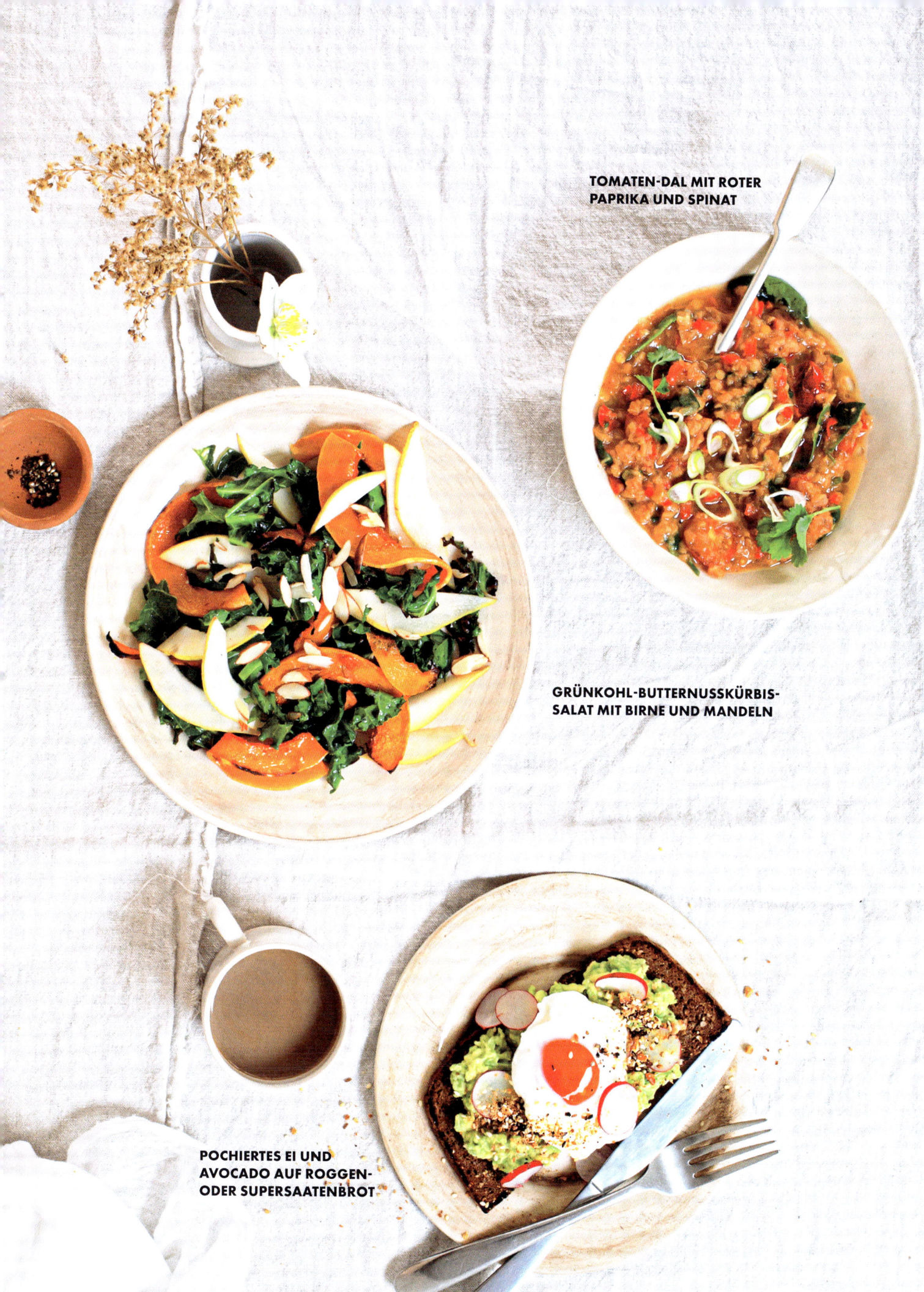

TOMATEN-DAL MIT ROTER PAPRIKA UND SPINAT

GRÜNKOHL-BUTTERNUSSKÜRBIS-SALAT MIT BIRNE UND MANDELN

POCHIERTES EI UND AVOCADO AUF ROGGEN- ODER SUPERSAATENBROT

TAG 07

WOCHE 1
SONNTAG

Die Saatencracker am besten in einem luftdicht verschließbaren Behälter aufbewahren, um sie im Laufe der Woche zu verzehren.

FRÜHSTÜCK

Tomaten auf Röstbrot

FÜR 1 PORTION
VORBEREITUNG / KOCHZEIT
5 Minuten / 5 Minuten

1 große oder 2 mittelgroße reife Tomate(n)
1 EL Olivenöl nativ extra
2 Scheiben Urgetreidebrot (S. 90) oder Sauerteigbrot
1 Knoblauchzehe, geschält, halbiert
Salz und Pfeffer

01 Tomate(n) mit einer Vierkantreibe in eine Schüssel raspeln, bis nur noch die Schale übrig ist. Mit Öl vermischen, salzen und pfeffern.
02 Das Brot in einer sehr heißen Grillpfanne von beiden Seiten 2 Minuten rösten. Dann mit dem Knoblauch einreiben. Tomatenraspel auf das Brot geben und sofort verzehren.

Nährwertangaben pro Portion:
299 kcal / 17,4 g Fett / 34,7 g Kohlenhydrate / 5,8 g Protein

MITTAGESSEN

Misosuppe mit geröstetem Knoblauch

FÜR 1 PORTION
VORBEREITUNG / KOCHZEIT
5 Minuten / 30 Minuten

½ Knoblauchknolle
350 ml Dashi
1 EL weiße Misopaste, mit etwas Wasser verdünnt
80 g Mangold, in dünne Streifen geschnitten
Zesten von ½ Zitrone
½ Noriblatt, in feine Streifen geschnitten
2 Saatencracker (S. 176)

01 Den Ofen auf 220 °C Ober-/Unterhitze (Umluft: 200 °C) vorheizen. Knoblauchknolle in einer Auflaufform 20 Minuten im Ofen backen, etwas auskühlen lassen, dann die weichen Zehen in eine Schüssel drücken und mit einer Gabel vermengen.
02 Knoblauch in einen Topf geben und mit dem Schneebesen langsam Dashi einrühren. Mischung zum Kochen bringen, dann die Hitze verringern, Miso, Mangold, Zitronenzesten und Nori einrühren und weich köcheln. Cracker dazu servieren.

Nährwertangaben pro Portion:
313 kcal / 19 g Fett / 18,5 g Kohlenhydrate / 18,3 g Protein

ABENDESSEN

Pfannengerührtes Hähnchen mit Süßkartoffel und Ingwer

FÜR 1 PORTION
VORBEREITUNG / KOCHZEIT
5 Minuten / 15 Minuten

90 g Buchweizennudeln (Soba)
1 TL dunkles Sesamöl
1 große Hähnchenoberkeule, ohne Knochen, in mundgerechte Streifen geschnitten
1 Knoblauchzehe, geschält, in feine Scheiben geschnitten
2 ½ cm Ingwer, geschält, in feine Stifte geschnitten
1 Frühlingszwiebel, in 1 cm große Stücke geschnitten
1 Süßkartoffel, geschält, in Stifte geschnitten
80 g Spargelbrokkoli, halbiert
1 EL Sojasoße
1 EL Fischsoße
1 TL Mirin
1 TL Sesam
1 Limettenspalte

01 Die Nudeln nach Packungsanweisung zubereiten. In ein Sieb abgießen und mit kaltem Wasser spülen. Öl in einem Wok erhitzen und Hähnchen darin unter Rühren braun braten. Knoblauch, Ingwer, Frühlingszwiebel und Süßkartoffel hinzugeben und 4 Minuten unter Rühren braten.
02 Brokkoli untermischen und 2 Minuten garen. Sojasoße, Fischsoße und Mirin einrühren und 1 Minute mitkochen. Die Nudeln unterheben. Mit Sesam bestreuen und mit Limettenspalte servieren.

Nährwertangaben pro Portion:
597 kcal / 25 g Fett / 52,6 g Kohlenhydrate / 44,7 g Protein

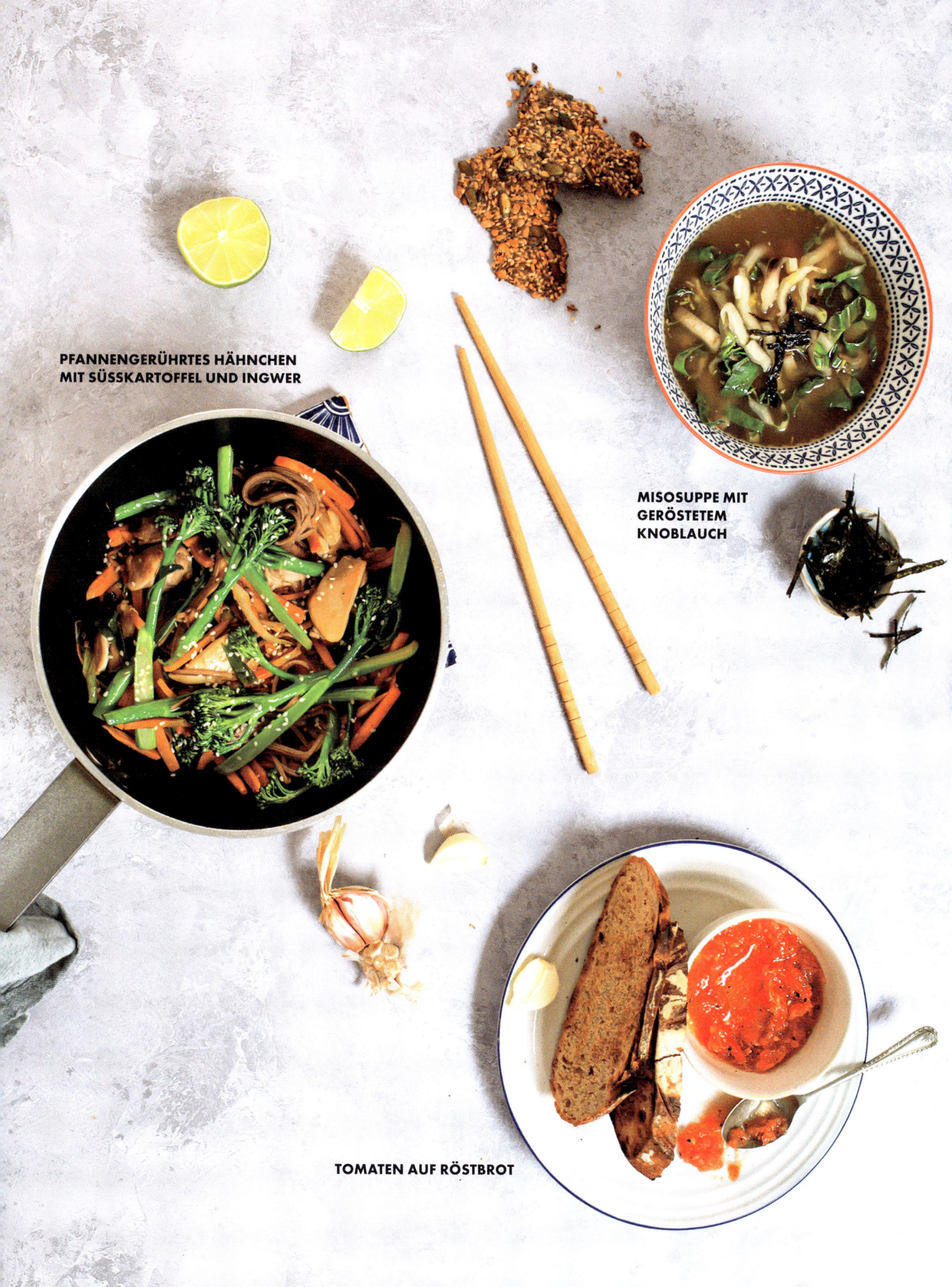

PFANNENGERÜHRTES HÄHNCHEN MIT SÜSSKARTOFFEL UND INGWER

MISOSUPPE MIT GERÖSTETEM KNOBLAUCH

TOMATEN AUF RÖSTBROT

WOCHE 2
LISTE FÜR DEN WOCHENEINKAUF

OBST UND GEMÜSE
- [ ] Apfel – 1
- [ ] Avocado – 1
- [ ] Banane – 1 reife
- [ ] Basilikum – 10 g
- [ ] Blaubeeren – 100 g
- [ ] Blumenkohl – 580 g
- [ ] braune Champignons – 70 g
- [ ] Brokkoli – 80 g
- [ ] Edamame-Bohnen – 40 g
- [ ] Erdbeeren – 8
- [ ] Feldsalat – 70 g
- [ ] Fenchel – ½ Knolle
- [ ] frischer Ingwer – 7 cm
- [ ] Frühlingszwiebel – 1
- [ ] gemischte Kräuter – 15 g
- [ ] Granatapfelkerne – 60 g
- [ ] Grünkohl – 80 g
- [ ] Himbeeren – 65 g
- [ ] Karotte – 1 kleine, 5 mittelgroße
- [ ] Knoblauchknolle – 1
- [ ] Kokosnuss – 2 EL frisch gerieben
- [ ] Koriandergrün – 10 g
- [ ] Kumquat – 2
- [ ] Limette – 2
- [ ] Mangold – 80 g
- [ ] Minze – 45 g
- [ ] Orange – 3
- [ ] Oregano – 2 Stängel (optional)
- [ ] Petersilie – 50 g
- [ ] rosa Grapefruit – 2
- [ ] Rote Bete – 2 kleine, 1 mittelgroße
- [ ] rote Chilischote – 1
- [ ] rote Paprikaschote – 1 ½
- [ ] rote Zwiebel – 1
- [ ] Rotkohl – 60 g
- [ ] Salatgurke – 2 ½ cm
- [ ] Schalotte – 1
- [ ] Schnittlauch – 5 g
- [ ] Schwarzkohl – 20 g
- [ ] Spinat – 100 g plus 130 g Babyspinat
- [ ] Staudensellerie – 1 ½ Stangen
- [ ] Thymian – 8 Stängel
- [ ] Tomate – 1 mittelgroße
- [ ] Zitrone – 2
- [ ] Zucchini – 1
- [ ] Zwiebel – 2

KÜHLKOST / EIER
- [ ] Banane – 1 gefrorene
- [ ] Eier – 1 mittelgroßes, 2 große
- [ ] Feta – 30 g
- [ ] griechischer Joghurt – 7 EL (oder selbst machen, S. 92)
- [ ] Hähnchenoberkeule – 3 mit Knochen, 1 ohne Haut und Knochen
- [ ] Kokosjoghurt – 300 ml
- [ ] Lachsfilet – 2
- [ ] Makrelenfilet – 1
- [ ] Mandeldrink – 800 ml
- [ ] Parmesan, gerieben – 25 g

VORRAT ÜBERPRÜFEN
- [ ] Backsoda
- [ ] Buchweizennudeln (Soba) – 90 g
- [ ] Butterbohnen – 100 g
- [ ] Camargue- oder Wildreis – 80 g
- [ ] Cannellinibohnen – 290 g
- [ ] Cashewkerne – 15 g
- [ ] Cayennepfeffer
- [ ] Chiasamen
- [ ] Chiliflocken
- [ ] Dijonsenf
- [ ] Dinkel – 85 g
- [ ] Dinkelmehl – 125 g
- [ ] Dinkel-Vollkorn-Spaghetti – 90 g
- [ ] eingelegte Zitrone
- [ ] Fenchelsamen
- [ ] Fladenbrot – 1
- [ ] Garam Masala
- [ ] gemahlene Kurkuma
- [ ] gemahlener Zimt
- [ ] getrocknete Aprikosen
- [ ] getrocknete Feigen
- [ ] getrockneter Oregano
- [ ] Ghee (optional)
- [ ] Haferflocken – 90 g
- [ ] Honig
- [ ] Kapern
- [ ] Kichererbsen – 280 g
- [ ] Kichererbsenmehl
- [ ] Kokosmilch – 150 ml, aus der Dose
- [ ] Kokosöl
- [ ] Kreuzkümmelsamen
- [ ] Kürbiskerne
- [ ] Mandelblättchen – 10 g
- [ ] Mandeln – 40 g
- [ ] Medjool-Datteln
- [ ] mittelscharfes Currypulver
- [ ] Mohn
- [ ] Olivenöl
- [ ] Olivenöl nativ extra
- [ ] Perlgraupen – 120 g
- [ ] Pimentkörner
- [ ] Pinienkerne
- [ ] Puylinsen – 100 g
- [ ] Quinoa – 100 g
- [ ] Ras el Hanout
- [ ] Rauchpaprikapulver
- [ ] Reisweinessig
- [ ] Rohkakaonibs
- [ ] Rohkakaopulver
- [ ] Rosenharissapaste
- [ ] Rosinen
- [ ] Sesam
- [ ] Sesamöl, dunkel
- [ ] Sojasoße
- [ ] Sonnenblumenkerne
- [ ] Tahini
- [ ] Tomaten – 200 g, aus der Dose
- [ ] Tomatenmark
- [ ] Vanilleextrakt
- [ ] Za'atar

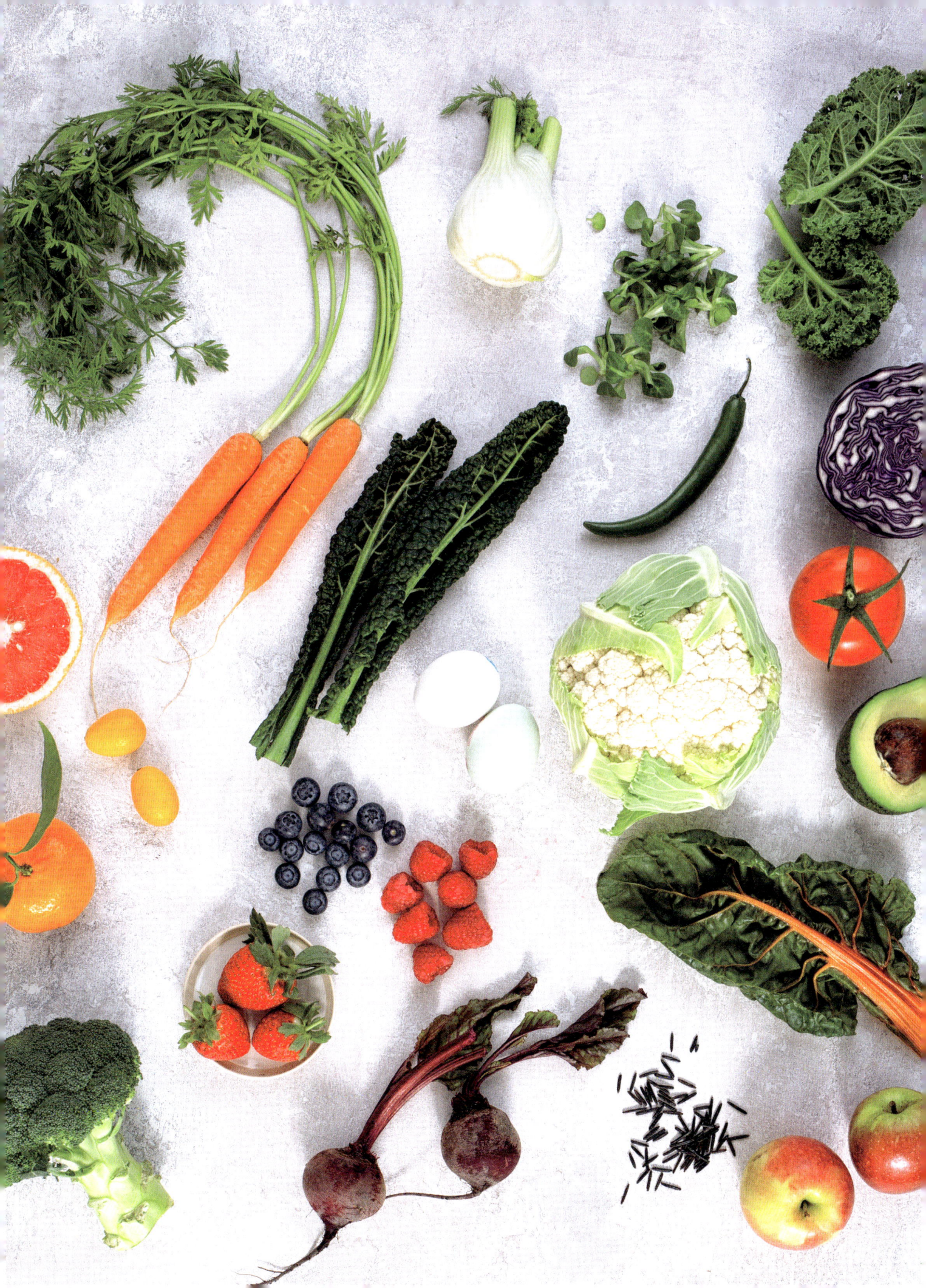

WOCHE 2 VORBEREITUNG

Schauen Sie nach, ob Sie davon schon etwas vorbereitet haben. Wenn nicht, ergänzen Sie die Einkaufsliste um die benötigten Zutaten.

BASICS
(Diese Dinge sollten Sie vorbereitet haben, denn sie halten sich eine Weile.)

- [ ] Brühe aus Hühnerknochen (S. 70)
- [ ] Eingelegte Kurkuma-Zwiebeln (S. 74)
- [ ] Fermentierte Karotten, indisch gewürzt (S. 72)
- [ ] Geröstete Zimt-Quinoa mit Chiasamen (S. 84)
- [ ] Granola (S. 88)
- [ ] Leinsaat-Cashew-Topping (S. 86)
- [ ] Mandel-Haselnuss-Dukkah (S. 86)
- [ ] Streusel aus Walnüssen und Sonnenblumenkernen (S. 86)
- [ ] Supersaatenbrot (S. 90)
- [ ] Urgetreidebrot (S. 90)
- [ ] Würzige Nussmischung (S. 84)

ZUBEREITEN

- [ ] Butterbohnen 100 g – Tag 9 (S. 122)
- [ ] Cannellinibohnen 120 g – Tag 11 (S. 126)
- [ ] Perlgraupen 120 g – Tag 10 (S. 124)
- [ ] Puylinsen 50 g – Tag 9 (S. 122)
- [ ] Schwarzkohlpesto – Tag 8 (S. 120)
- [ ] Gebratene Paprika – Tag 13 (S. 130)

IM OFEN

- [ ] 1 mittelgroße Rote Bete – Tag 9 (S. 122)
- [ ] Blumenkohl 200 g – Tag 11 (S. 126)

WOCHE 2 ZEITPLAN

10 UHR
VORBEREITEN UND BACKEN
- Blumenkohl-Kofta (Tag 12). Nach Erkalten einfrieren.
- Chiamuffins mit Beeren (Tag 14). Nach Erkalten Reste einfrieren.

10.30 UHR
BACKEN
- Rote Bete (Tag 9)

11 UHR
Währenddessen
ZUBEREITEN
- Cannellinibohnen-Mus (Tag 11)

12 UHR
VORBEREITEN
- Würzige Nussmischung (Tag 8)
- Streusel aus Walnüssen und Sonnenblumenkernen (Tag 9)

BLUMENKOHL-KOFTA ZUBEREITEN
(REZEPT S. TAG 12, S. 128)

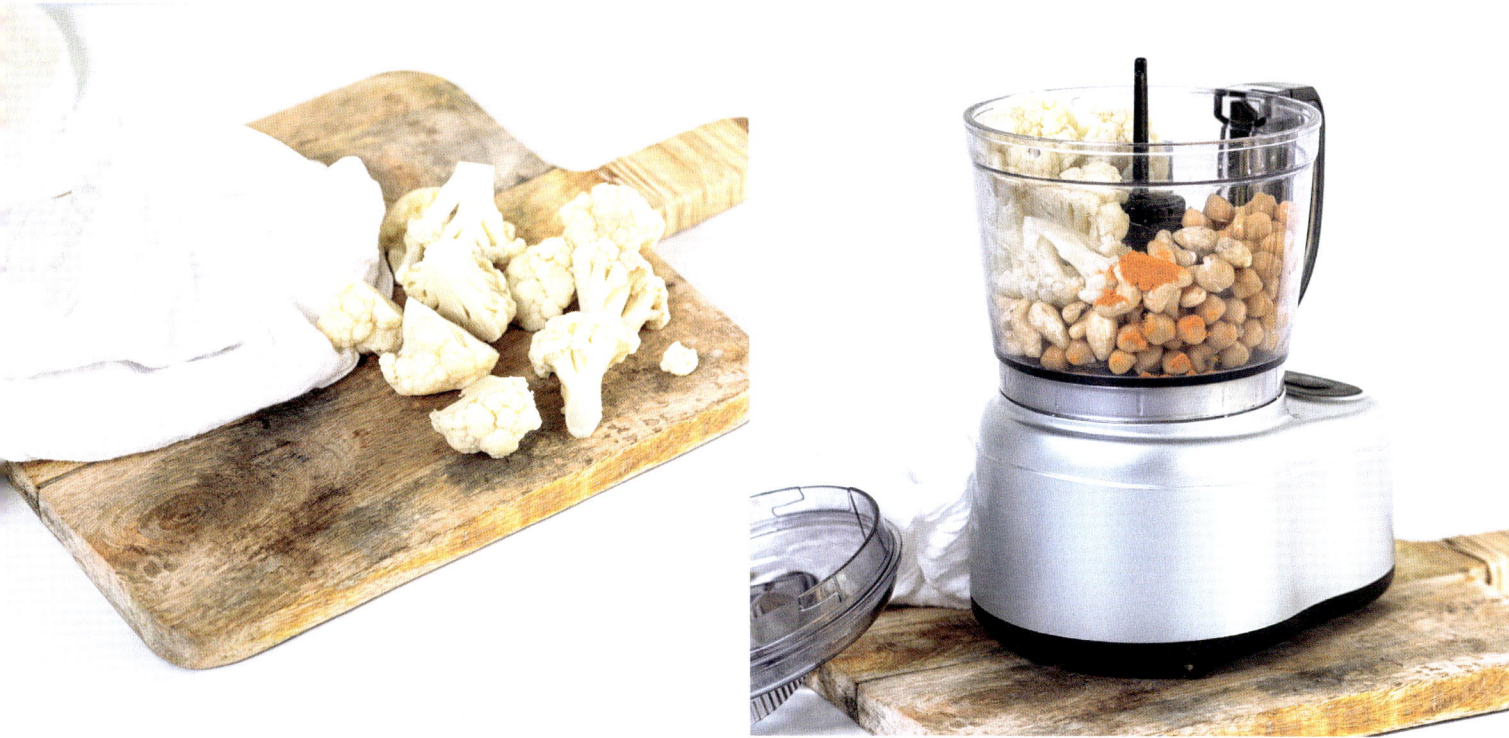

1. Ofen auf 200 °C Ober-/Unterhitze (Umluft: 180 °C) vorheizen. Blumenkohl in einem Topf mit Wasser 3 Minuten garen, dann in ein Sieb abgießen, mit kaltem Wasser abspülen, abtropfen lassen und trocken tupfen.

2. Blumenkohl mit Cashewkernen und Kichererbsen im Mixer pürieren, dann Gewürze und Mehl hinzugeben. Aus der Masse walnussgroße Bällchen formen, diese auf ein mit Backpapier ausgelegtes Backblech legen.

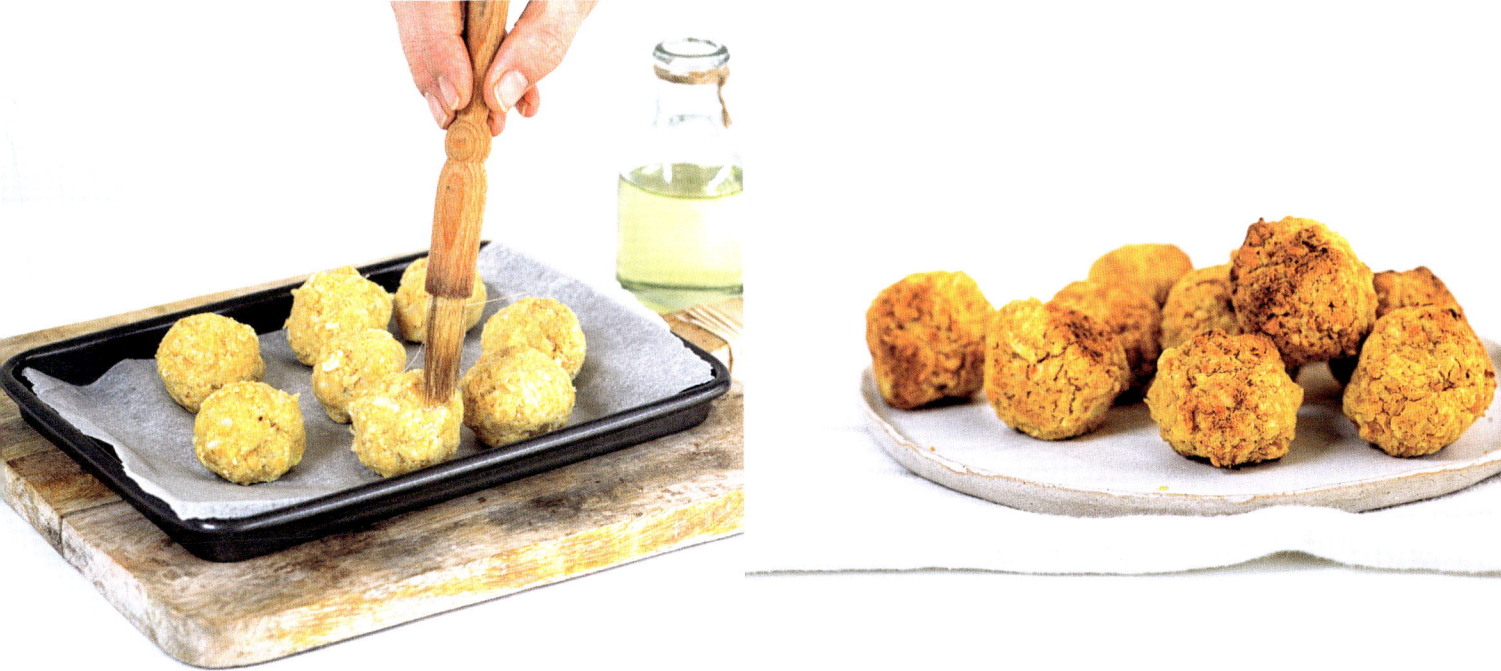

3. Kofta mit Öl bestreichen und 30 Minuten im Ofen backen.

4. Nach dem Abkühlen mit Spinat in die Pfanne geben und erhitzen.

TAG 08

WOCHE 2
MONTAG

Bereiten Sie für das heutige Abendessen die doppelte Menge Schwarzkohlpesto zu und heben Sie es im Kühlschrank zur weiteren Verwendung auf.

FRÜHSTÜCK

Warme Zitrusfrüchte mit Kokosjoghurt

FÜR 1 PORTION
VORBEREITUNG / KOCHZEIT
10 Minuten / 10 Minuten

1 Orange, eine Hälfte geschält, in Scheiben geschnitten, die andere Hälfte ausgepresst
1 rosa Grapefruit, bei einer Hälfte Filets ausgelöst, die andere Hälfte ausgepresst
1 TL Honig
1 cm Ingwer, geschält, in dünne Scheiben geschnitten
150 ml Kokosjoghurt
30 g Leinsaat-Cashew-Topping (S. 84)

01 Orangen- und Grapefruitsaft mit Honig und Ingwer in einen kleinen Topf geben und 1–2 Minuten köcheln lassen, bis die Flüssigkeit sirupartig eingekocht ist. Orangenscheiben und Grapefruitfilets in eine Schüssel geben, mit dem Sirup übergießen und dabei den Ingwer entfernen. 5 Minuten abkühlen lassen.
02 Joghurt in eine Schüssel füllen, die Fruchtstücke, den Sirup sowie das Topping daraufgeben.

Nährwertangaben pro Portion:
521 kcal / 15,1 g Fett / 89 g Kohlenhydrate / 15,2 g Protein

MITTAGESSEN

Rohe Karottensuppe

FÜR 1 PORTION
VORBEREITUNG / KOCHZEIT
5 Minuten / 5 Minuten

4 Karotten, klein geschnitten
½ Avocado, geschält, entkernt
5 g Schnittlauch, grob zerkleinert
2 cm Ingwer, ungeschält
½ TL gemahlene Kurkuma
1 Prise Cayennepfeffer
5 g Koriander, Blätter abgezupft, Stängel grob gehackt
100 ml Hühnerbrühe (S. 70)
Salz und Pfeffer
1 EL Würzige Nussmischung (S. 86)

01 Karotten, Avocado, Schnittlauch, Ingwer, Kurkuma, Cayennepfeffer, Korianderstängel und Brühe im Mixer zu einer glatten Masse pürieren. Falls sie zu dick ist, etwas Wasser hinzugeben.
02 Suppe in einem Topf langsam auf niedriger Stufe erwärmen. Mit Salz und Pfeffer abschmecken, mit Korianderblättern und Nussmischung bestreuen.

Nährwertangaben pro Portion:
371 kcal / 24,5 g Fett / 35,7 g Kohlenhydrate / 8,98 g Protein

ABENDESSEN

Knoblauch-Dinkelnudeln mit Schwarzkohlpesto

FÜR 1 PORTION
VORBEREITUNG / KOCHZEIT
5 Minuten / 15 Minuten

20 g Schwarzkohl, Blätter ohne Stiel
20 g Spinat
10 g Basilikum
1 EL Olivenöl nativ extra
25 g geriebener Parmesan
1 EL Kürbiskerne
½ Knoblauchzehe, geschält, klein geschnitten
Zesten und Saft von ½ Zitrone
90 g Dinkel-Vollkorn-Spaghetti
2 TL Olivenöl
1 Knoblauchzehe, geschält, in Scheiben geschnitten
½ rote Chilischote, entkernt, in feine Streifen geschnitten
Salz und Pfeffer

01 Den Kohl in einem Topf mit kochendem Wasser weich kochen. Dann durch ein Sieb abgießen und mit Spinat, Basilikum, Olivenöl nativ extra, dem Großteil des Parmesans, den Kürbiskernen, dem klein geschnittenen Knoblauch und dem Zitronensaft im Mixer pürieren. Mit Salz und Pfeffer abschmecken.
02 Nudeln in einem Topf mit kochendem Wasser al dente kochen. Durch ein Sieb abgießen. Öl in einer Pfanne erhitzen und Knoblauch und Chili darin 2 Minuten braten. Zitronenzesten hinzugeben. Die Nudeln mit dem aromatisierten Öl vermengen und mit Pesto und dem restlichen Parmesan servieren.

Nährwertangaben pro Portion:
492 kcal / 33,3 g Fett / 39,1 g Kohlenhydrate / 18,8 g Protein

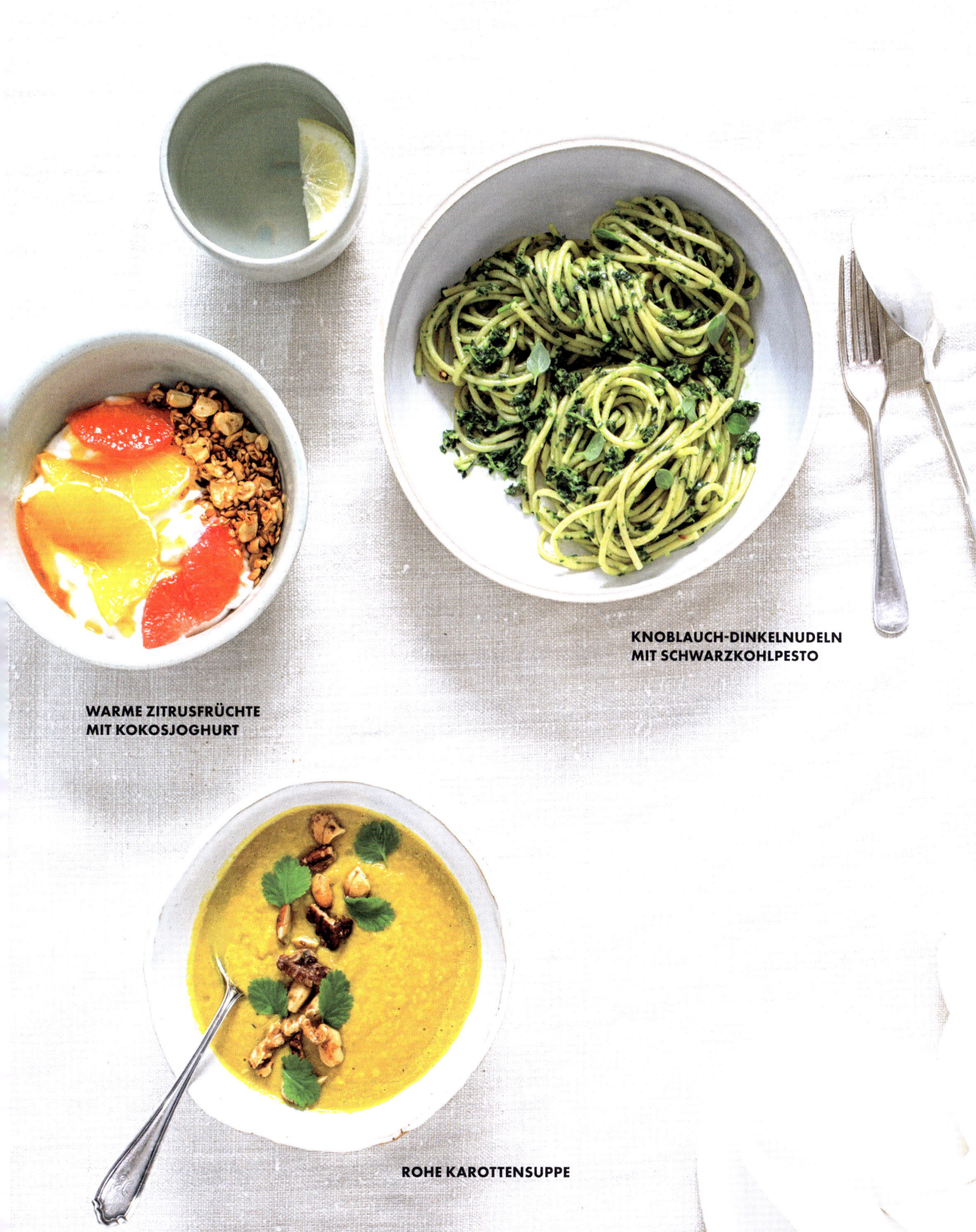

KNOBLAUCH-DINKELNUDELN MIT SCHWARZKOHLPESTO

WARME ZITRUSFRÜCHTE MIT KOKOSJOGHURT

ROHE KAROTTENSUPPE

TAG 09

WOCHE 2

DIENSTAG

Der Salat wird besonders knackig, wenn Sie 20 g Streusel aus Walnüssen und Sonnenblumenkernen (S. 86) darübergeben.

FRÜHSTÜCK

Kurkuma-Porridge mit gebratenen Orangenscheiben

FÜR 1 PORTION
VORBEREITUNG / KOCHZEIT
5 Minuten / 10 Minuten

350 ml Mandeldrink
50 g Haferflocken
½ TL gemahlene Kurkuma
½ TL gemahlener Zimt
20 g Rosinen
1 Orange, geschält, in 4 Scheiben geschnitten
1 TL Olivenöl
1 EL Geröstete Zimt-Quinoa mit Chiasamen (S. 84)

01 Mandeldrink, Haferflocken, Kurkuma, Zimt und Rosinen in einen kleinen Topf geben. Zum Kochen bringen und dann 5–6 Minuten köcheln lassen.
02 Unterdessen eine Grillpfanne erhitzen, die Orangenscheiben mit Öl bepinseln und von jeder Seite 2–3 Minuten braten, bis sie schön gebräunt sind. Porridge mit Orangenscheiben belegen und mit Zimt-Quinoa bestreuen.

Nährwertangaben pro Portion:
396 kcal / 17,21 g Fett / 58,7 g Kohlenhydrate / 8,6 g Protein

MITTAGESSEN

Salat mit gebackener Roter Bete, Ingwer und Apfel

FÜR 1 PORTION
VORBEREITUNG / KOCHZEIT
20 Minuten / 30 Minuten

1 Rote Bete, geschält, in mundgerechte Spalten geschnitten
1 TL Olivenöl
3 cm Ingwer, geschält, in dünne Scheiben geschnitten
Zesten und Saft von ¼ Orange
50 g Puylinsen, gekocht, abgetropft
1 EL Olivenöl nativ extra
½ TL Dijonsenf
1 EL eingelegte Kurkuma-Zwiebeln (S. 74)
1 Apfel, entkernt, in dünne Spalten geschnitten
30 g Feldsalat
20 g Streusel aus Walnüssen und Sonnenblumenkernen (S. 86)
Salz und Pfeffer

01 Ofen auf 200 °C Ober-/Unterhitze (Umluft: 180 °C) vorheizen. Rote Bete in eine Auflaufform geben, mit Olivenöl beträufeln, salzen und pfeffern. 20 Minuten im Ofen backen. Ingwer, Orangenzesten und Linsen hinzugeben und weitere 10 Minuten garen, bis die Rote Bete weich ist.
02 Olivenöl nativ extra, Orangensaft und Senf in einer Schüssel vermischen und mit Salz und Pfeffer abschmecken. Rote Bete, Linsen, eingelegte Zwiebeln, Apfelspalten und Feldsalat auf einem Teller anrichten. Mit Orangendressing beträufeln und mit den Streuseln belegen.

Nährwertangaben pro Portion:
480 kcal / 32,3 g Fett / 46 g Kohlenhydrate / 9,79 g Protein

ABENDESSEN

Langsam gegarte Hähnchenoberkeule mit Grünkohl

FÜR 2 PORTIONEN
VORBEREITUNG / KOCHZEIT
5 Minuten / 45 Minuten

½ rote Paprikaschote, in Streifen geschnitten
1 TL Rauchpaprikapulver
1 Knoblauchzehe, geschält, gehackt
½ Stange Staudensellerie, in dünne Scheiben geschnitten
2 Stängel Oregano oder Thymian, Blätter abgezupft
100 ml Brühe aus Hühnerknochen (S. 70)
200 g Tomaten aus der Dose
3 Hähnchenoberkeulen, mit Haut und Knochen
1 TL Olivenöl
100 g Butterbohnen, gekocht, abgetropft
80 g Grünkohl, nur die Blätter, gehackt
Salz und Pfeffer
5 g Petersilie, gehackt

01 Ofen auf 180 °C Ober-/Unterhitze (Umluft: 160 °C) vorheizen. Paprikaschote, Paprikapulver, Knoblauch, Sellerie, Oregano, Brühe und Tomaten in einer Auflaufform vermischen. Die Hähnchenoberkeulen obenauf legen, mit Öl beträufeln, salzen und pfeffern. 30 Minuten im Ofen backen.
02 Bohnen und Kohl zugeben und untermischen. Weitere 15 Minuten backen. Mit Petersilie garniert servieren. 1 Hähnchenoberkeule und die Knochen der beiden anderen für das nächste Mittagessen aufheben.

Nährwertangaben pro Portion:
566 kcal / 30,75 g Fett / 23,85 g Kohlenhydrate / 53,7 g Protein

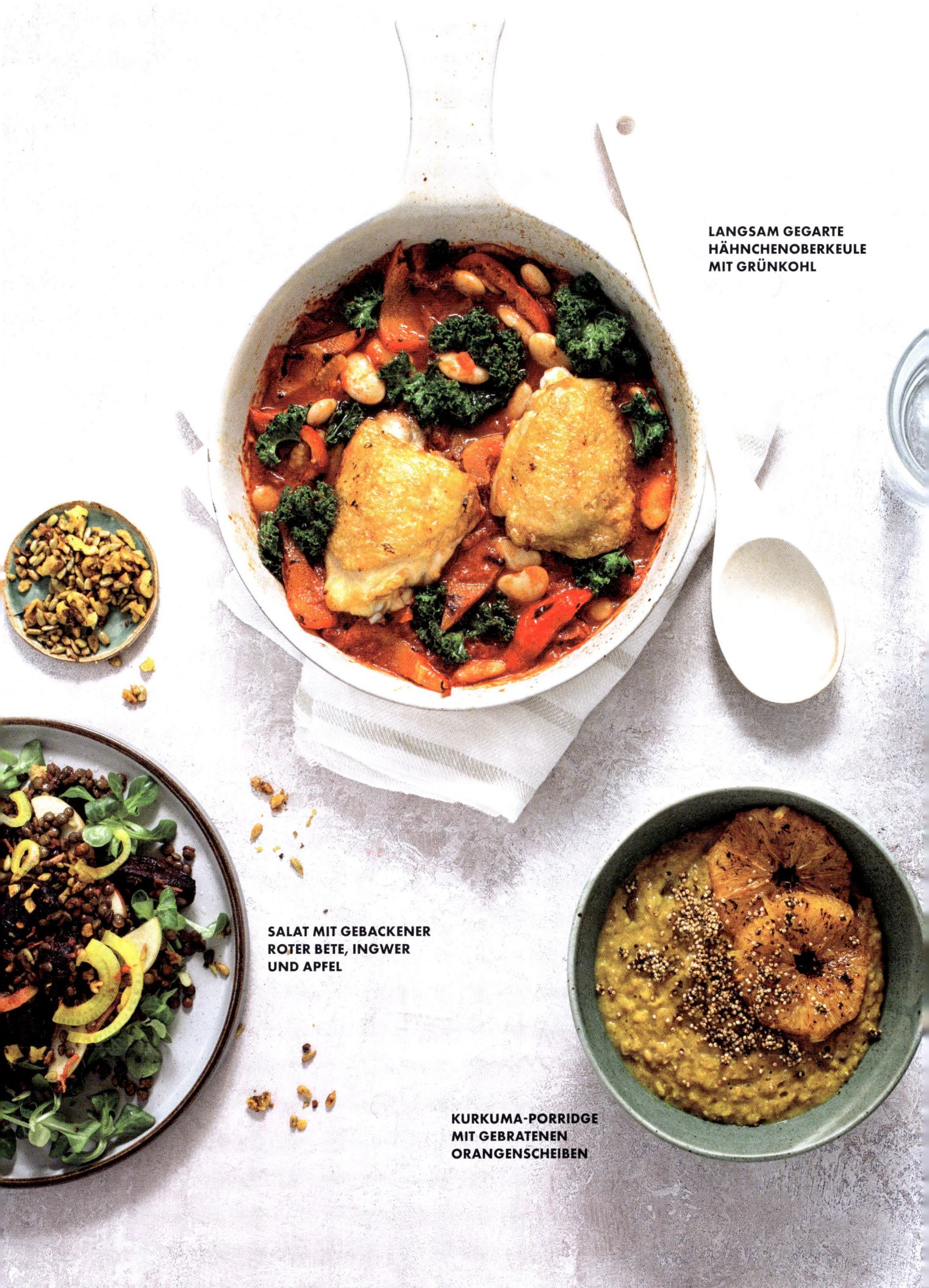

LANGSAM GEGARTE HÄHNCHENOBERKEULE MIT GRÜNKOHL

SALAT MIT GEBACKENER ROTER BETE, INGWER UND APFEL

KURKUMA-PORRIDGE MIT GEBRATENEN ORANGENSCHEIBEN

TAG 10

WOCHE 2
MITTWOCH

Dunkle Schokolade enthält viele Antioxidantien und schmeckt himmlisch zum Frühstück. Geben Sie für mehr Biss zum Abendessen 10 g Leinsaat-Cashew-Topping (S. 86) dazu.

FRÜHSTÜCK

Smoothie-Bowl mit dunkler Schokolade

FÜR 1 PORTION
VORBEREITUNG / KOCHZEIT
5 Minuten / 0 Minuten

140 ml Mandeldrink
1 EL Chiasamen
½ TL gemahlener Zimt
1 Banane, tiefgefroren
1 TL Rohkakaopulver
1 EL Rohkakaonibs
1 Medjool-Dattel, ohne Kern, klein geschnitten
¼ TL Vanilleextrakt
2 EL frisch geriebene Kokosnuss
2 Erdbeeren, in Scheiben geschnitten

Mandeldrink, Chiasamen, Zimt, Banane, Kakaopulver, Kakaonibs, Dattel und Vanille im Mixer zu einer glatten Masse pürieren. In eine Schüssel umfüllen und mit Kokosraspeln und Erdbeerscheiben belegen.

Nährwertangaben pro Portion:
417 kcal / 17,2 g Fett / 59,8 g Kohlenhydrate / 7,5 g Protein

MITTAGESSEN

Hühnersuppe

FÜR 2 PORTIONEN
VORBEREITUNG / KOCHZEIT
5 Minuten / 20 Minuten

1 TL Olivenöl
1 Karotte, fein gewürfelt
½ Zwiebel, geschält, fein gewürfelt
1 Stange Staudensellerie, fein gewürfelt
1 TL Dinkelmehl
3 Stängel Thymian, abgezupft
700 ml Hühnerbrühe (S. 70)
120 g Perlgraupen, gekocht, abgetropft
Knochen von 2 Hähnchenoberkeulen (vom Vorabend)
1 vorgegarte Hähnchenoberkeule (vom Vorabend), Fleisch klein gezupft, ohne Haut, Knochen aufbewahrt
5 g Petersilie, gehackt
Salz und Pfeffer

01 Öl in einem Topf erhitzen und Karotte, Zwiebel und Sellerie darin weich braten. Mehl und Thymian einrühren und 1 Minute garen. Brühe, Graupen und Knochen hinzugeben und gut verrühren.
02 Brühe zum Kochen bringen und Suppe 10 Minuten köcheln lassen, bis die Konsistenz gut ist. Knochen herausnehmen. Das Fleisch zugeben, heiß werden lassen, dann Suppe mit Salz und Pfeffer abschmecken und mit Petersilie garnieren. Reste für einen anderen Zeitpunkt aufbewahren.

Nährwertangaben pro Portion:
341,5 kcal / 11,3 g Fett / 36 g Kohlenhydrate / 24,8 g Protein

ABENDESSEN

Würziger gebackener Brokkoli

FÜR 1 PORTION
VORBEREITUNG / KOCHZEIT
5 Minuten / 15 Minuten

Zesten und Saft von ½ Limette
1 Knoblauchzehe, geschält, gehackt
2 EL dunkles Sesamöl
2 EL Tahini
80 g Brokkoli, in Röschen zerteilt
90 g Buchweizennudeln (Soba)
½ rote Chilischote, ohne Kerne, fein gehackt
1 cm Ingwer, geschält, in Scheiben geschnitten
1 EL Sojasoße
1 TL Reisweinessig
1 TL Honig
1 EL frisch gehackte Petersilie
Salz und Pfeffer

01 Den Ofen auf 220 °C Ober-/Unterhitze (Umluft: 200 °C) vorheizen. Limettenzesten und -saft, Knoblauch, die Hälfte des Öls, die Hälfte des Tahini sowie Salz und Pfeffer in einer Schüssel verquirlen und den Brokkoli darin wenden. In eine Auflaufform legen und 10 Minuten im Ofen backen.
02 Nudeln gemäß Packungsanweisung zubereiten, in ein Sieb abgießen und mit Wasser spülen. Das restliche Öl in einem Wok erhitzen und Chili und Ingwer darin 1 Minute braten. Sojasoße, Essig, Honig, restliches Tahini und 30 ml Wasser hinzugeben. Nudeln und Brokkoli unterheben und 1 Minute garen. Mit Petersilie bestreut servieren.

Nährwertangaben pro Portion:
595 kcal / 43,7 g Fett / 45,9 g Kohlenhydrate / 14 g Protein

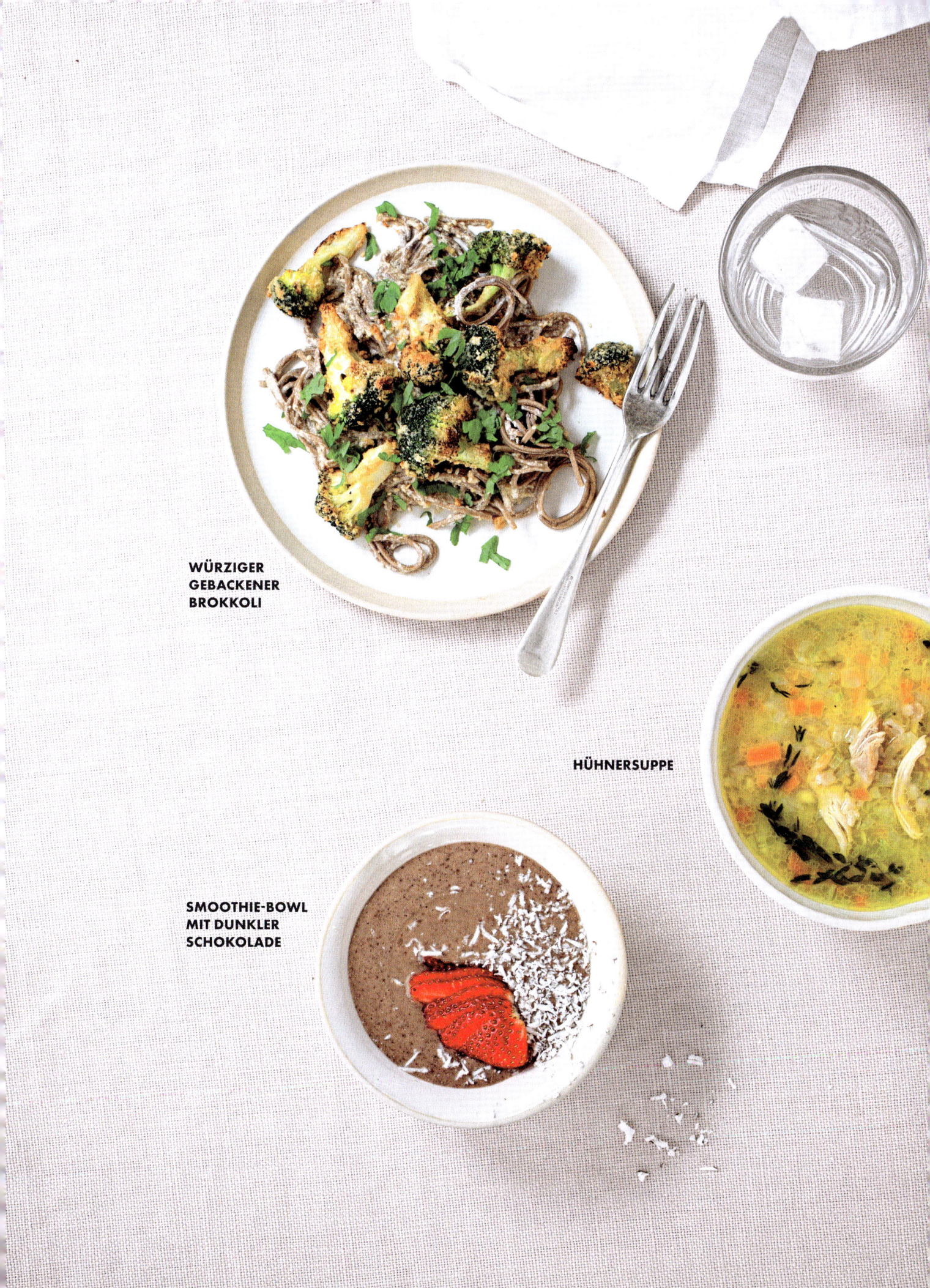

WÜRZIGER GEBACKENER BROKKOLI

HÜHNERSUPPE

SMOOTHIE-BOWL MIT DUNKLER SCHOKOLADE

TAG 11

WOCHE 2
DONNERSTAG

Blumenkohl eignet sich zerkleinert wunderbar für Taboulé. Zusammen mit dem Bohnenmus ergibt es ein köstliches Mittagessen.

FRÜHSTÜCK

Haferflockenmüsli mit Himbeeren

FÜR 1 PORTION
VORBEREITUNG / KOCHZEIT
5 Minuten / 0 Minuten

40 g Haferflocken
1 getrocknete Feige, sehr klein geschnitten
2 getrocknete Aprikosen, sehr klein geschnitten
1 TL Mohn
1 EL Sonnenblumenkerne
20 g Mandeln, klein geschnitten
125 ml Mandeldrink
65 g Himbeeren

Haferflocken, Feige, Aprikosen, Mohn, Sonnenblumenkerne und Mandeln in einer Schüssel vermischen. Mit Mandeldrink übergießen und Himbeeren garnieren.

Nährwertangaben pro Portion:
418 kcal / 19,6 g Fett / 52,8 g Kohlenhydrate / 13,2 g Protein

MITTAGESSEN

Blumenkohl-Taboulé

FÜR 1 PORTION
VORBEREITUNG / KOCHZEIT
15 Minuten / 15 Minuten

200 g Blumenkohl
1 TL Kreuzkümmelsamen
½ TL Pimentkörner
2 ½ TL Olivenöl nativ extra
170 g Cannellinibohnen, gekocht, abgetropft
Saft von ½ Zitrone
½ Knoblauchzehe, geschält, gehackt
10 g Mandelblättchen
20 g Granatapfelkerne
30 g Petersilie, grob gehackt
20 g Minze, grob gehackt
1 reife Tomate, entkernt, gewürfelt
2 ½ cm Salatgurke, entkernt, gewürfelt
½ Frühlingszwiebel, in feine Ringe geschnitten
Salz und Pfeffer

01 Ofen auf 220 °C Ober-/Unterhitze (Umluft: 200 °C) vorheizen. Blumenkohl in der Küchenmaschine zu Couscous-Größe zerkleinern. Mit den Gewürzen, Salz, Pfeffer und der Hälfte des Öls vermischen und auf einem Backblech verteilen. 10 Minuten im Ofen backen.
02 Bohnen und 2 EL Wasser in einem Topf 2 Minuten kochen. Abkühlen lassen, dann mit ½ EL Öl und dem Zitronensaft im Mixer pürieren. Die restlichen Zutaten mit dem Blumenkohl vermischen und mit dem Bohnenmus servieren.

Nährwertangaben pro Portion:
442 kcal / 19 g Fett / 54,9 g Kohlenhydrate / 20,2 g Protein

ABENDESSEN

Lachs und Krautsalat

FÜR 1 PORTION
VORBEREITUNG / KOCHZEIT
10 Minuten / 15 Minuten

½ TL dunkles Sesamöl
½ TL Rauchpaprikapulver
½ TL getrockneter Oregano
1 Prise Chiliflocken
1 Lachsfilet
1 EL Olivenöl nativ extra
Saft von ½ Limette plus 1 Spalte
½ TL Honig
60 g Rotkohl, fein geraspelt
½ Fenchel, fein geraspelt
1 kleine Karotte, fein geraspelt
10 g Kürbiskerne
1 Fladenbrot
10 g Leinsaat-Cashew-Topping (S. 86)
Salz und Pfeffer

01 Ofen auf 200 °C Ober-/Unterhitze (Umluft: 180 °C) vorheizen. Sesamöl und Gewürze in einer Schüssel verrühren. Das Lachsfilet damit einreiben, in eine Auflaufform legen und 10 Minuten im Ofen backen.
02 Olivenöl, Limettensaft und Honig in einer großen Schüssel verrühren. Rotkohl, Fenchel, Karotte und Kürbiskerne hinzugeben und gut mit dem Dressing vermengen. Mit Salz und Pfeffer abschmecken. Fladenbrot in einer Pfanne ohne Fett 1 Minute erwärmen. Mit Krautsalat, in Stücke geschnittenem Lachs und Topping belegen und die Limettenspalte dazu reichen.

Nährwertangaben pro Portion:
1042 kcal / 52,7 g Fett / 79,9 g Kohlenhydrate / 64,6 g Protein

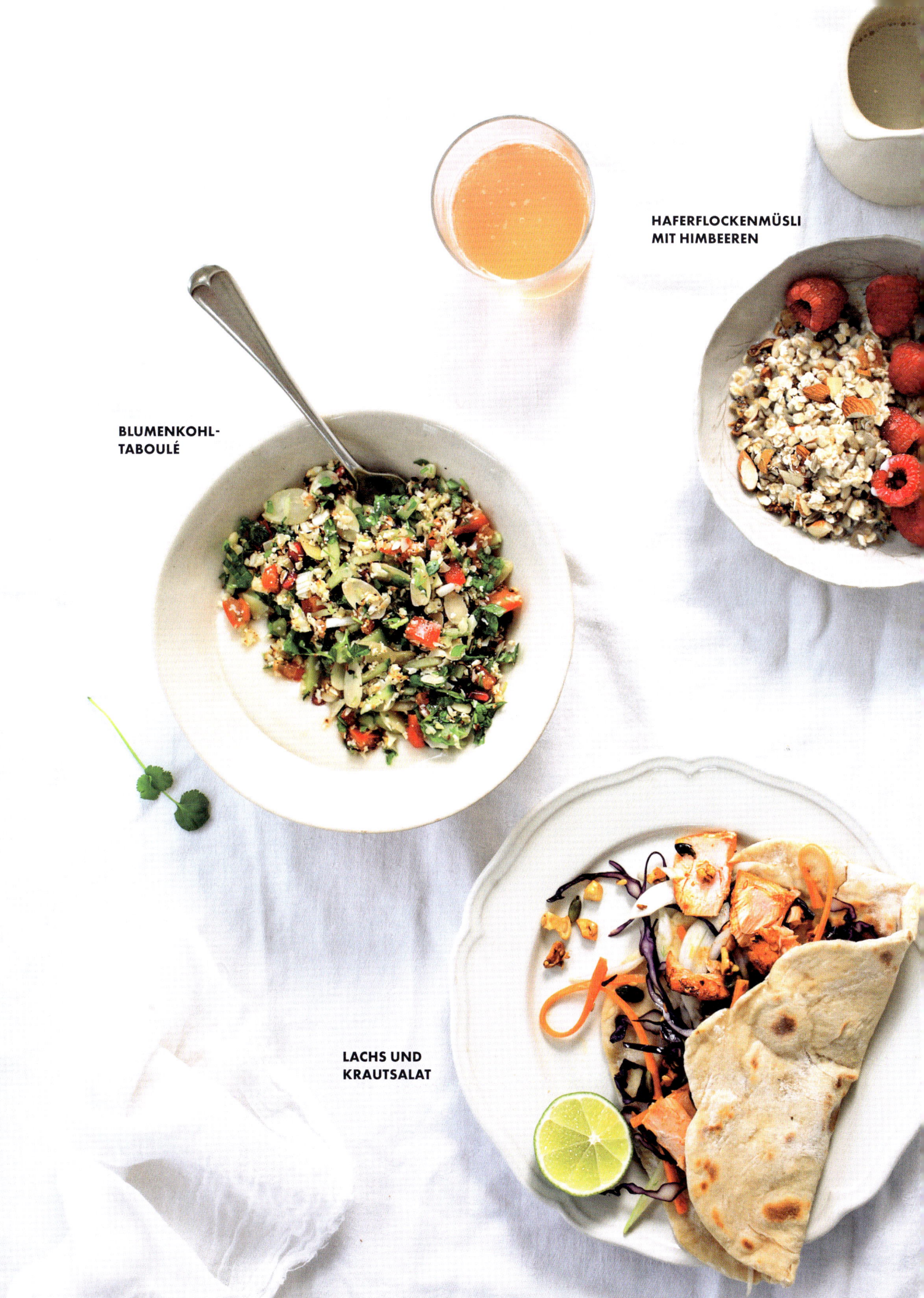

BLUMENKOHL-TABOULÉ

HAFERFLOCKENMÜSLI MIT HIMBEEREN

LACHS UND KRAUTSALAT

TAG 12

WOCHE 2
FREITAG

Machen Sie die Blumenkohl-Kofta für das Abendessen schon am Vortag, um Zeit zu sparen. Dafür können Sie auch braunen Reis verwenden.

FRÜHSTÜCK

Nuss-Granola mit Erdbeeren

FÜR 1 PORTION
VORBEREITUNG / KOCHZEIT
5 Minuten / 0 Minuten

150 ml Kokosjoghurt
40 g Granola (S. 88)
6 Erdbeeren, in Scheiben geschnitten
1 kleiner Stängel Minze, Blätter abgezupft, gehackt (optional)

Joghurt in eine Schale füllen. Granola, Erdbeeren und (falls verwendet) Minze darübergeben und servieren.

Nährwertangaben pro Portion:
241 kcal / 4 g Fett / 43,8 g Kohlenhydrate / 8,7 g Protein

MITTAGESSEN

Zitrusfrucht-Avocado-Bowl

FÜR 1 PORTION
VORBEREITUNG / KOCHZEIT
10 Minuten / 20 Minuten

50 g Quinoa
2 TL Olivenöl nativ extra
1 TL Olivenöl
1 Schalotte, geschält, fein gewürfelt
40 g Puylinsen, gekocht, abgetropft
5 g Petersilie, gehackt
5 g Minze, Blätter grob gehackt
1 EL Pinienkerne, geröstet
Zesten und Filets von ½ rosa Grapefruit
40 g Babyspinat
½ Avocado, geschält, entkernt, gewürfelt
40 g Edamame-Bohnen, tiefgefroren, aufgetaut
2 Kumquats, in dünne Scheiben geschnitten

01 Quinoa in einem Topf mit Wasser in ca. 15 Minuten weich kochen. In ein Sieb abgießen und mit der Hälfte des Olivenöls extra nativ in einer Schüssel vermengen, salzen und pfeffern. Restliches Olivenöl in einer Pfanne erhitzen und Schalotte darin weich braten. Linsen hinzugeben und gut erhitzen. Topf vom Herd nehmen und Kräuter, Pinienkerne und Grapefruitzesten unterheben.
02 Quinoa, Linsen und Spinat nebeneinander in einer Schüssel anrichten. Mit Avocado, Grapefruitfilets, Edamame-Bohnen und Kumquatscheiben belegen. Das restliche Olivenöl darüberträufeln.

Nährwertangaben pro Portion:
627 kcal / 38,8 g Fett / 59,8 g Kohlenhydrate / 18,5 g Protein

ABENDESSEN

Curry mit Blumenkohl-Kofta

FÜR 1 PORTION
VORBEREITUNG / KOCHZEIT
15 Minuten / 50 Minuten

80 g Blumenkohl, in Röschen zerteilt
15 g Cashewkerne, geröstet
80 g Kichererbsen, gekocht, abgetropft
1 TL gemahlene Kurkuma
1 TL mittelscharfes Currypulver
1–2 EL Kichererbsenmehl
1 TL Olivenöl
2 TL Ghee oder Kokosöl
½ Zwiebel, geschält, fein gehackt
1 Knoblauchzehe, geschält, gehackt
1 TL Garam Masala
2 TL Tomatenmark
150 ml Kokosmilch
60 g Babyspinat
80 g Camargue- oder Wildreis, gekocht

01 Den Ofen auf 200 °C Ober-/Unterhitze (Umluft: 180 °C) vorheizen. Blumenkohl in einem Topf mit kochendem Wasser 3 Minuten garen, dann in einem Sieb abtropfen lassen und mit 10 g Cashewkernen, Kichererbsen, der Hälfte der Kurkuma, Currypulver und Mehl im Mixer hacken. Aus dem Teig Bällchen formen, mit Öl einstreichen, auf ein Backblech legen und 30 Minuten im Ofen backen.
02 Ghee in einer Pfanne erhitzen und Zwiebel und Knoblauch weich braten. Restliche Kurkuma, Garam Masala und Tomatenmark hinzugeben und 1 Minute mitbraten. Kokosmilch angießen und 5 Minuten köcheln lassen. Kofta und Spinat hinzufügen. Mit Reis und Cashewkernen anrichten.

Nährwertangaben pro Portion:
837 kcal / 56,9 g Fett / 72,2 g Kohlenhydrate / 20,2 g Protein

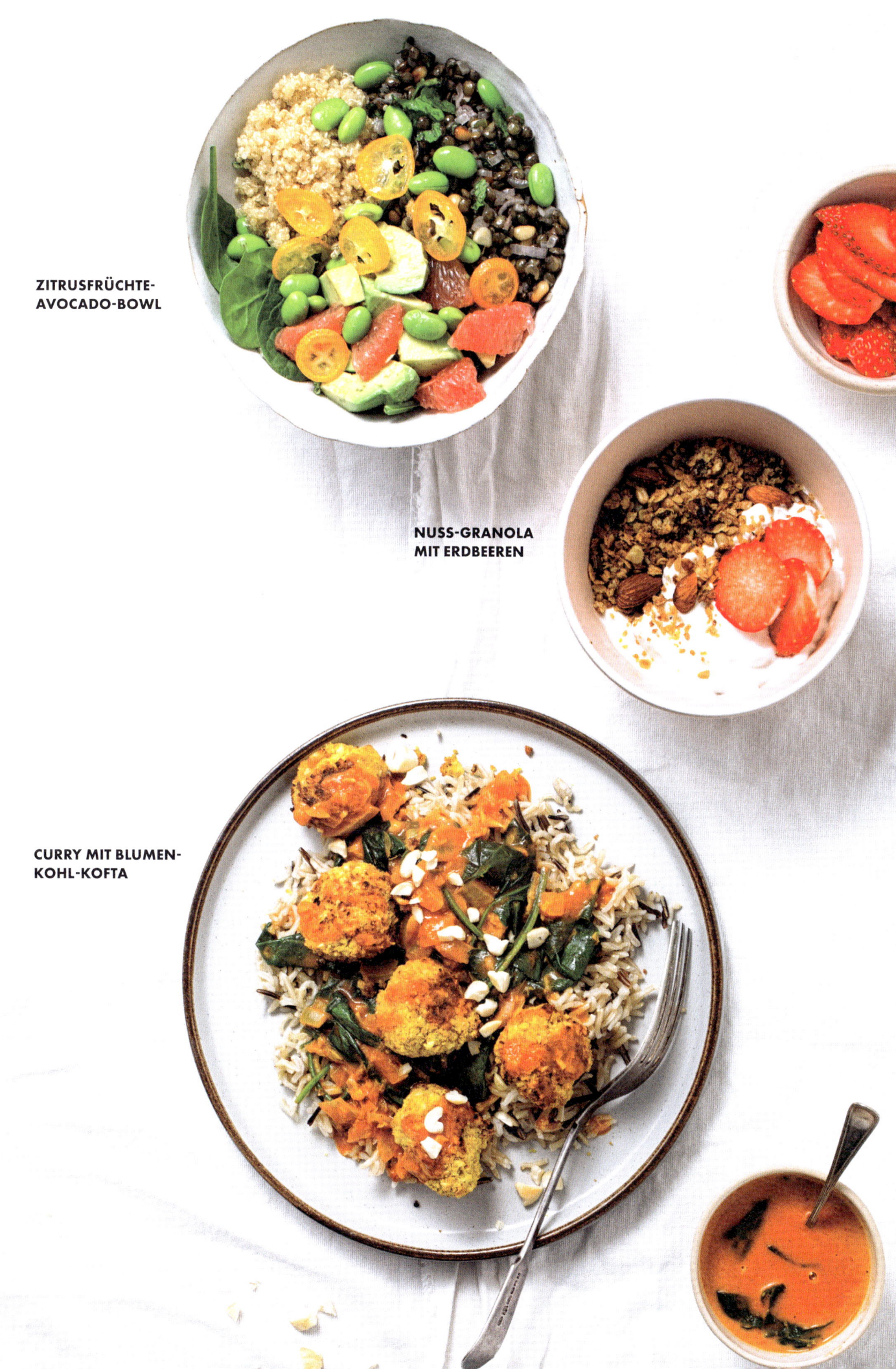

ZITRUSFRÜCHTE-AVOCADO-BOWL

NUSS-GRANOLA MIT ERDBEEREN

CURRY MIT BLUMEN-KOHL-KOFTA

TAG 13

WOCHE 2
SAMSTAG

Statt selbst gemachtem Joghurt oder Brot können Sie einfach griechischen Joghurt oder Roggenbrot verwenden.

FRÜHSTÜCK

Ei mit Blattgemüse

FÜR 1 PORTION
VORBEREITUNG / KOCHZEIT
5 Minuten / 15 Minuten

2 TL Olivenöl
½ Zwiebel, geschält, in Ringe geschnitten
1 Knoblauchzehe, geschält, gehackt
½ TL Fenchelsamen
80 g Mangold, die Blätter grob zerkleinert
Zesten und Saft von ½ Zitrone
80 g Spinat
20 g Kürbiskerne
1 großes Ei
1 EL selbst gemachter Joghurt (S. 92)
1 Prise Chiliflocken
1 Scheibe Urgetreidebrot (S. 90), geröstet
Salz und Pfeffer

01 Die Hälfte des Öls in einer Bratpfanne erhitzen und die Zwiebel darin weich braten. Knoblauch und Fenchelsamen hinzugeben und 1 Minute mitbraten. Mangold, Zitronensaft und Zesten einrühren. Mit Salz und Pfeffer würzen. In der Pfanne vermengen, bis der Mangold zusammengefallen ist. Spinat unterheben.
02 Kürbiskerne 1–2 Minuten in einer Pfanne ohne Fett rösten. Das restliche Öl in einer Pfanne erhitzen, das Ei hineinschlagen und braten. Erst das Blattgemüse und dann das Ei auf dem Röstbrot anrichten. Mit Joghurt, Kürbiskernen und Chiliflocken garnieren.

Nährwertangaben pro Portion:
310 kcal / 16,9 g Fett / 31,4 g Kohlenhydrate / 14,4 g Protein

MITTAGESSEN

Makrele mit Rote-Bete-Püree

FÜR 1 PORTION
VORBEREITUNG / KOCHZEIT
5 Minuten / 30 Minuten

2 kleine Rote Bete, gut gesäubert
1 TL Olivenöl nativ extra
3 Stängel Thymian, Blätter abgezupft
Saft von ½ Zitrone
1 Makrelenfilet
1 Scheibe Supersaatenbrot (S. 90), geröstet
30 g Feta, zerkrümelt
1 EL Mandel-Haselnuss-Dukkah (S. 86)
Salz und Pfeffer

01 Den Ofen auf 180 °C Ober-/Unterhitze (Umluft: 160 °C) vorheizen. Die Rote Bete in eine Auflaufform legen und 25 Minuten im Ofen backen, bis sie weich sind. Sobald sie genug abgekühlt sind, die Schale entfernen und die Rote Bete mit Öl, Thymian, 1 Spritzer Zitronensaft sowie Salz und Pfeffer im Mixer pürieren.
02 Den Grill anheizen (alternativ kann eine Grillpfanne verwendet werden). Das Makrelenfilet mit dem restlichen Zitronensaft beträufeln, mit Pfeffer würzen und 4 Minuten grillen, dabei nach 2 Minuten wenden. Rote-Bete-Püree auf das Brot streichen, das Makrelenfilet und den Feta daraufgeben und alles mit Dukkah bestreuen.

Nährwertangaben pro Portion:
490 kcal / 73,7 g Fett / 25 g Kohlenhydrate / 45,6 g Protein

ABENDESSEN

Hähnchen, Datteln und Mandeln mit Harissa-Joghurt

FÜR 1 PORTION
VORBEREITUNG / KOCHZEIT
10 Minuten / 25 Minuten

60 g selbst gemachter Joghurt (S. 92)
1 EL Rosenharissapaste
1 große Hähnchenoberkeule ohne Knochen und Haut
3 TL Olivenöl
½ Zwiebel, geschält, in feine Ringe geschnitten
1 Knoblauchzehe, geschält, gehackt
1 TL Ras el Hanout
50 g Quinoa, gekocht
Zesten von ½ Zitrone
1 gebratene Paprikaschote, entkernt, gewürfelt
5 g Koriandergrün, grob gehackt
2 Medjool-Datteln, ohne Kern, zerkleinert
20 g Mandeln, gehackt

01 Den Ofen auf 190 °C Ober-/Unterhitze (Umluft: 170 °C) vorheizen. Joghurt und Harissa in einer Schüssel vermischen. 2 EL davon beiseitestellen. Die Hähnchenkeule mit dem Rest vermischen. 2 TL Öl in einer Pfanne erhitzen und die Zwiebel darin weich braten. Knoblauch und Ras el Hanout 1 Minute mitbraten. Zwiebel mit dem Hähnchen in eine Auflaufform geben und 25 Minuten im Ofen backen.
02 Quinoa in einer Schüssel mit Zitronenzesten, Paprika, Koriander und dem restlichen Öl vermischen. Hähnchen in Scheiben schneiden, die Datteln in die Soße rühren. Mit Quinoa, Mandeln und Joghurt servieren.

Nährwertangaben pro Portion:
730 kcal / 44,5 g Fett / 48,5 g Kohlenhydrate / 41,9 g Protein

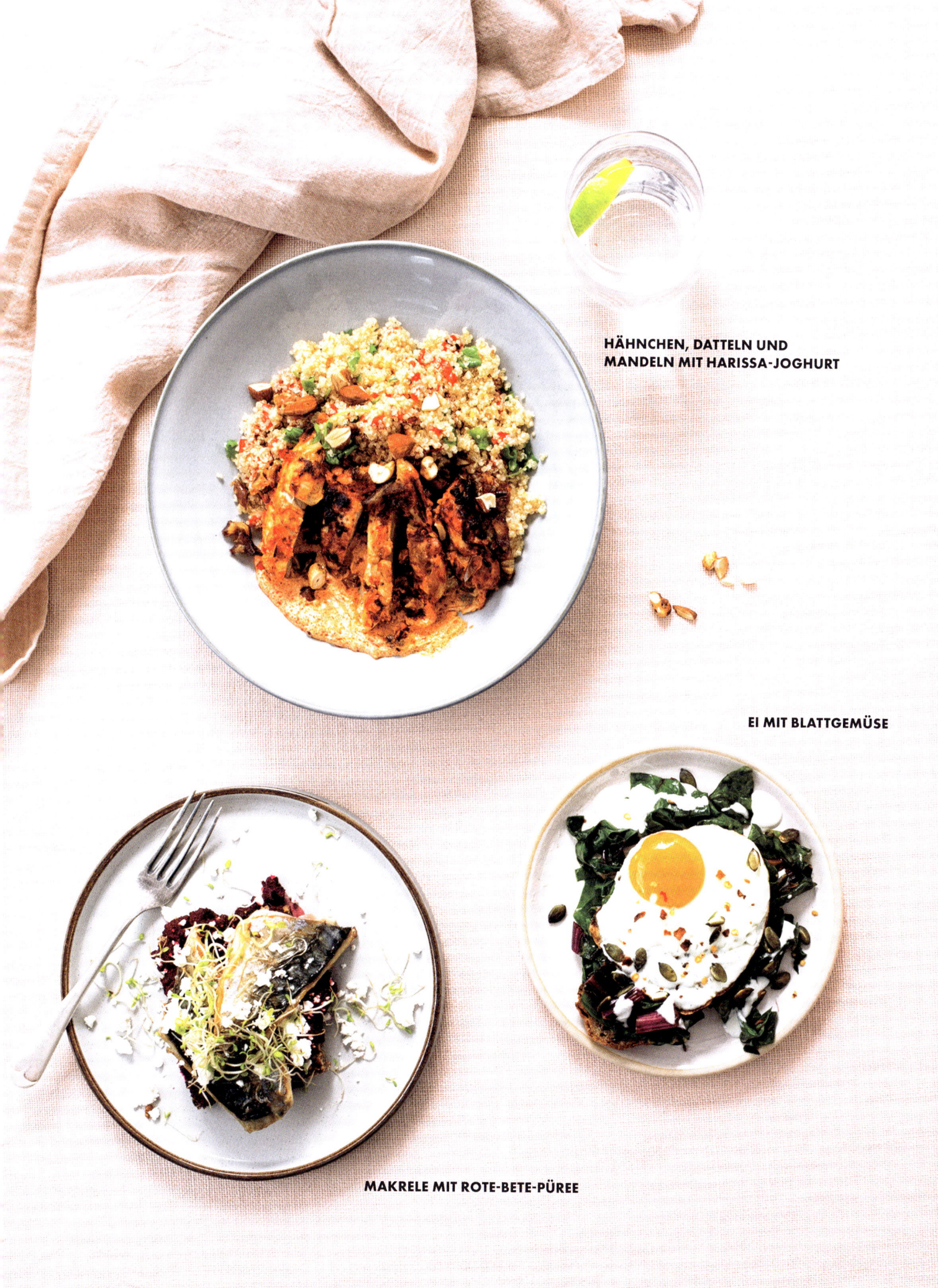

HÄHNCHEN, DATTELN UND MANDELN MIT HARISSA-JOGHURT

EI MIT BLATTGEMÜSE

MAKRELE MIT ROTE-BETE-PÜREE

TAG 14

WOCHE 2
SONNTAG

Die Kichererbsen-Bratlinge passen sehr gut zu fermentiertem Gemüse. Probieren Sie sie mit 1 EL fermentierten Karotten (S. 72). Frieren Sie die restlichen Frikadellen ein.

FRÜHSTÜCK

Chia-Muffins mit Beeren

**FÜR 8 MUFFINS
(LASSEN SICH GUT EINFRIEREN)
VORBEREITUNG / BACKZEIT**
10 Minuten / 15 Minuten

1 reife große Banane, geschält, mit der Gabel zerdrückt
1 Ei
4 EL Kokosöl
1 EL Honig
½ TL Vanilleextrakt
30 ml Mandeldrink
100 g Blaubeeren, die Hälfte zerdrückt
120 g Dinkelmehl
1 Prise Salz
½ TL Backsoda
1 EL Chiasamen

01 Den Ofen auf 180 °C Ober-/Unterhitze (Umluft: 160 °C) vorheizen. Ein Muffinblech mit 12 Mulden mit 8 Papierförmchen bestücken. In einer großen Schüssel Banane, Ei, Öl, Honig, Vanille, Mandeldrink und die zerdrückten Blaubeeren gut verrühren. Die ganzen Blaubeeren auf einem Teller in 1 TL Mehl wenden.
02 In einer zweiten Schüssel das restliche Mehl, Salz, Backsoda und Chiasamen vermischen. Die trockenen Zutaten unter das Bananengemisch heben. Behutsam die bemehlten Blaubeeren unterziehen. Den Teig in die 8 Formen füllen und ca. 15 Minuten im Ofen backen, bis an einem Holzstäbchen, das man einsticht, beim Herausziehen kein Teig haften bleibt. Vor dem Servieren abkühlen lassen.

Nährwertangaben pro Muffin:
110 kcal / 8,3 g Fett / 19,2 g Kohlenhydrate / 3,4 g Protein

MITTAGESSEN

Lachs-Dinkel-Bowl mit grünem Joghurt

**FÜR 1 PORTION
VORBEREITUNG / KOCHZEIT**
10 Minuten / 20 Minuten

1 EL Olivenöl
1 Zucchini, in 1 cm breite Scheiben geschnitten
70 g braune Champignons, in dicke Scheiben geschnitten
85 g Dinkel, gekocht
1 Lachsfilet mit Haut
30 g Babyspinat
15 g gemischte Kräuter, Blätter abgezupft
½ TL Kapern, abgetropft
½ Knoblauchzehe, geschält, gehackt
1 TL Olivenöl nativ extra
2 EL griechischer oder selbst gemachter Joghurt (S. 92)
½ eingelegte Zitrone, fein gehackt

01 Die Hälfte des Olivenöls in einer Bratpfanne erhitzen und Zucchini und Pilze darin goldbraun braten. In einer Schüssel mit dem Dinkel vermischen. Das restliche Olivenöl in der Pfanne erhitzen und das Lachsfilet mit der Hautseite nach unten hineinlegen und 8 Minuten braten. Dann wenden und weitere 3 Minuten braten. Spinat in einem Topf mit Wasser kochen, bis er zusammengefallen ist.
02 In ein Sieb abgießen und mit Kräutern, Kapern, Knoblauch und Olivenöl nativ extra in einem Mixer pürieren. Joghurt und Zitrone hinzugeben. Grünen Joghurt mit Lachs und Dinkel servieren.

Nährwertangaben pro Portion:
881 kcal / 48,8 g Fett / 49,7 g Kohlenhydrate / 65,8 g Protein

ABENDESSEN

Kichererbsenbratlinge

**FÜR 6–8 BRATLINGE
VORBEREITUNG / KOCHZEIT**
15 Minuten / 25 Minuten

½ rote Zwiebel, geschält, in feine Ringe geschnitten
3 ½ EL Olivenöl
200 g Kichererbsen, gekocht, abgetropft
2 TL Za'atar
Zesten von 1 Zitrone
1 Ei, leicht verquirlt
2 EL Kichererbsenmehl
1 EL Sesam
300 g Blumenkohl, in Röschen zerteilt
1 TL Fenchelsamen
300 ml Hühnerbrühe (S. 70)
40 g Feldsalat
40 g Granatapfelkerne
nach Belieben fermentierte Karotten

01 Den Ofen auf 180 °C Ober-/Unterhitze (Umluft: 160 °C) vorheizen. Zwiebel in einer Pfanne mit 1 TL Öl braten, dann mit Kichererbsen, Za'atar und Zitronenzesten im Mixer hacken. Ei und Mehl zugeben. Aus der Masse 6–8 Bratlinge formen. Mit Öl einpinseln und mit Sesam bestreuen. Auf ein mit Backpapier belegtes Blech legen und 20 Minuten im Ofen backen.
02 Das restliche Öl in einem Topf erhitzen und Blumenkohl und Fenchelsamen darin 1 Minute braten. Die Brühe angießen, aufkochen lassen, dann 10 Minuten köcheln lassen. Blumenkohl im Mixer pürieren. Feldsalat mit Granatapfelkernen mischen und mit dem Püree, den Bratlingen und fermentierten Karotten servieren.

Nährwertangaben pro Portion:
563 kcal / 34 g Fett / 48,9 g Kohlenhydrate / 20 g Protein

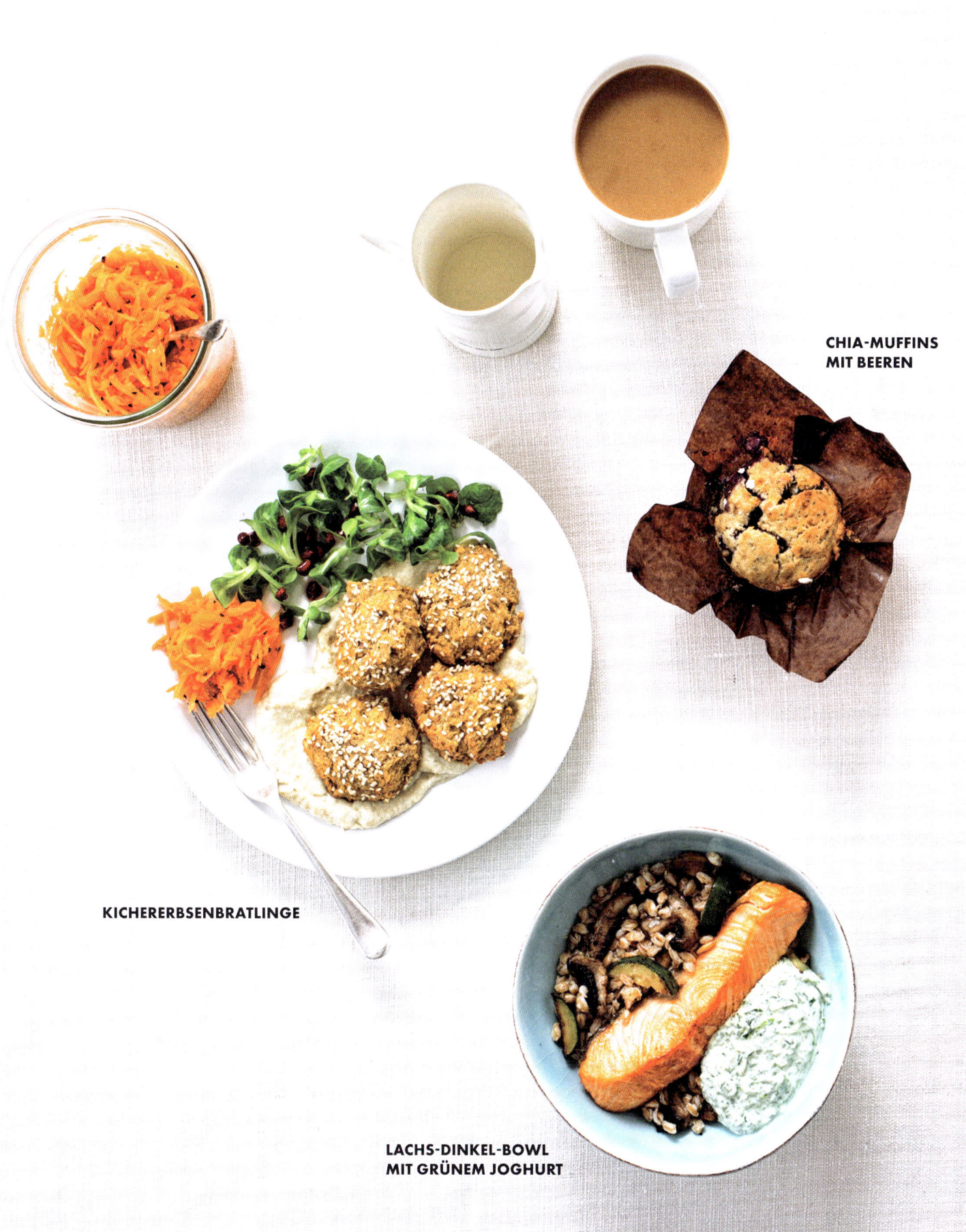

CHIA-MUFFINS
MIT BEEREN

KICHERERBSENBRATLINGE

LACHS-DINKEL-BOWL
MIT GRÜNEM JOGHURT

WOCHE 3
LISTE FÜR DEN WOCHENEINKAUF

OBST UND GEMÜSE

- Aubergine – 100 g
- Austernpilze – 80 g
- Avocado – 1 ½
- Banane – 1
- Bird's-Eye-Chilischote – 1
- Birnen – 1
- Blaubeeren – 210 g
- Blumenkohl – 80 g plus 200 g, Röschen
- Brokkoli – 100 g, Röschen
- Brombeeren – 80 g
- Brunnenkresse – 50 g
- Butternusskürbis – 100 g
- Chantenay-Karotten – 3
- Curryblätter – 4 (optional)
- Fenchel – ½
- frischer Ingwer – 5 cm
- Frühkohl – 2 große Blätter plus 50 g
- Frühlingszwiebel – 1 ½
- gelbe Paprikaschote – 1
- gemischte Kräuter – 30 g
- gemischte Pilze – 100 g
- Granatapfelkerne – 60 g
- grüne Chilischote – 1
- Himbeeren – 140 g
- junger Grünkohl – 60 g plus Grünkohl 80 g
- Karotte – 1
- Kirschtomaten – 180 g
- Knoblauchknolle – 1 große
- Koriandergrün – 35 g
- Limetten – 2
- Lorbeerblatt – 1
- Mais – 2 EL
- Minze – 1 Stängel
- Orangen – 2
- Pastinake – 1
- Petersilie – 20 g
- Pflaumen – 2
- Radicchio – 1 Kopf
- Romanasalatherz – 1
- Rote Bete – 1 gekocht, 1 roh
- rote Chilischote – 1 ½
- rote Paprikaschote – 1
- rote Zwiebel – ¼
- roter Chicorée – 1
- Rotkohl – 110 g
- Salatgurke – 10 cm
- Schalotte – 1
- Schnittlauch – 5 g (optional)
- Shiitakepilze – 70 g
- Spinat – 80 g plus Babyspinat 220 g
- Staudensellerie – 1 Stange
- Süßkartoffel – 2 kleine plus 80 g
- Thymian – 3 Stängel
- Zitronen – 2
- Zitronengras – ½ Stängel
- Zucchini – 40 g
- Zwiebel – 1

KÜHLKOST / EIER

- Eier – 5
- fester Tofu – 200 g
- Feta – 25 g
- Garnelen, roh – 50 g
- Gemüsebrühe – 1,15 l
- Hähnchenoberkeule – 1 ohne Haut und Knochen
- Hühnerbrühe – 120 ml (oder selbst herstellen, S. 70)
- Kabeljaufilet – 240 g
- Makrelenfilet – 1
- Mandeldrink – 520 ml
- Parmesan, gerieben – 40 g
- Ricotta – 30 g
- Vollmilch – 140 ml

VORRAT ÜBERPRÜFEN

- Apfelessig
- Brauner Reis – 150 g
- Buchweizengrütze – 50 g
- Buchweizennudeln (Soba) – 50 g
- Dijonsenf
- Dinkel – 50 g
- dunkles Sesamöl
- Fischsoße
- Freekeh, geschrotet – 60 g
- Garam Masala
- gehackte Mandeln – 10 g
- gelbe Spaltlinsen – 60 g
- gemahlene Kurkuma
- gemahlene Leinsaat
- gemahlene Mandeln – 40 g
- gemahlener Ingwer
- gemahlener Kreuzkümmel
- gemahlener Zimt
- Granatapfelsirup
- grüne Linsen – 30 g
- Haferflocken – 75 g
- Hanfsaat
- Harissapaste
- Haselnusskerne – 90 g
- Honig
- Kichererbsen – 110 g, gekocht
- Kichererbsennudeln – 80 g
- Kokosöl oder Ghee
- körniger Senf
- Kreuzkümmelsamen
- Kürbiskerne
- Mais
- Mirin
- Misopaste, weiße und schwarze
- Mungbohnen-Vermicelli-Nudeln – 30 g
- Olivenöl
- Paniermehl – 10 g
- Paprikapulver einschließlich
- Rauchpaprikapulver
- Perlgraupen gekocht – 80 g
- Pistazien
- Puylinsen – 120 g
- Quinoa – 50 g
- Rosinen
- rote Spaltlinsen – 50 g
- Sesam
- Sojasoße
- Sumak
- Tahini
- Vanilleschote und Vanilleextrakt
- Walnusskerne
- Zimtstange

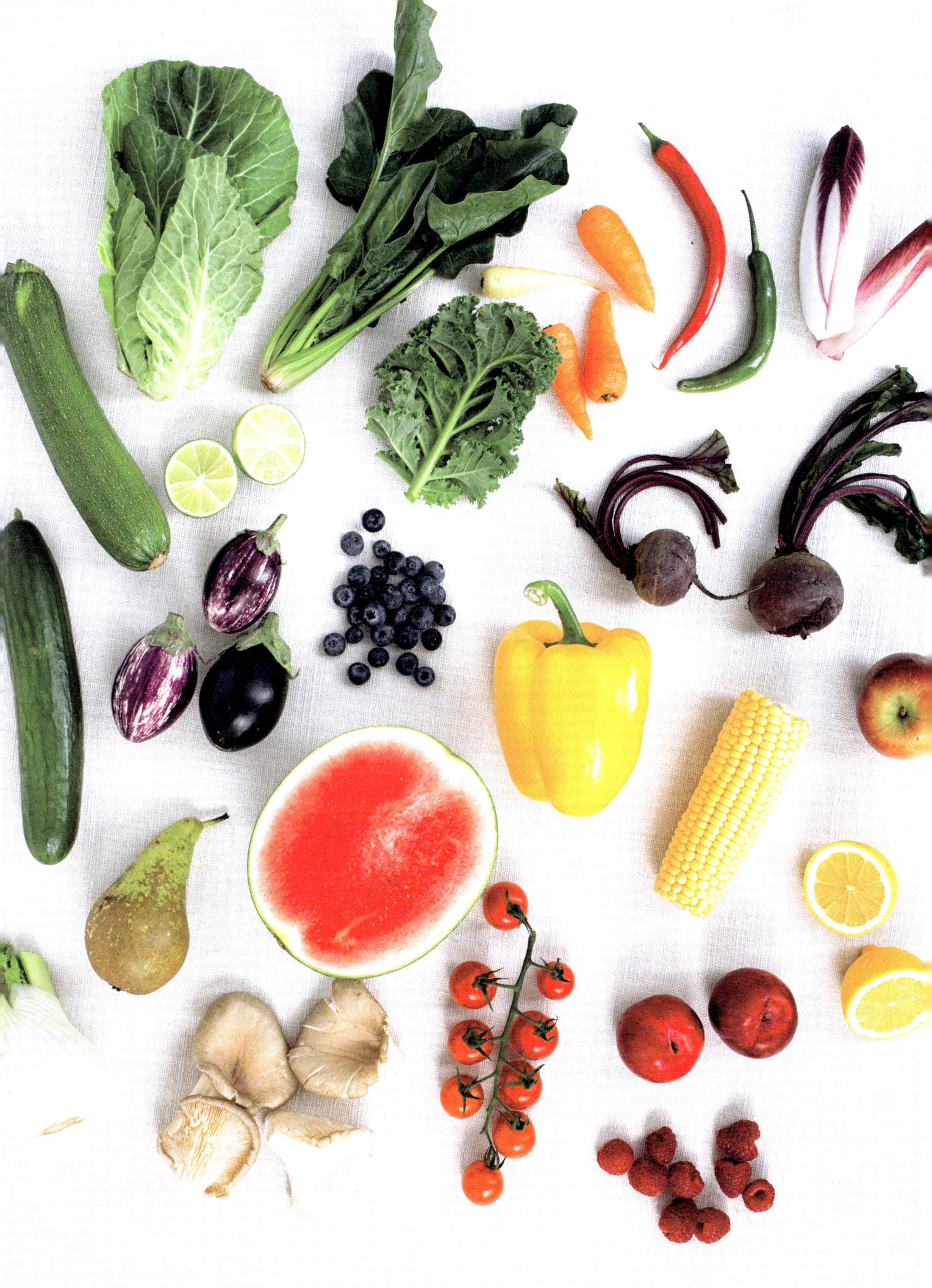

WOCHE 3 VORBEREITUNG

Schauen Sie nach, ob Sie davon schon etwas vorbereitet haben. Wenn nicht, ergänzen Sie die Einkaufsliste um die benötigten Zutaten.

BASICS
(Diese Dinge sollten Sie vorbereitet haben, denn sie halten sich eine Weile.)

- [ ] Dressing mit geröstetem Knoblauch (S. 80)
- [ ] Geröstete Zimt-Quinoa mit Chiasamen (S. 84)
- [ ] Granola (S. 88)
- [ ] Leinsaat-Cashew-Topping (S. 86)
- [ ] Mandel-Haselnuss-Dukkah (S. 86)
- [ ] Selbst gemachter Joghurt (S. 92)
- [ ] Streusel aus Walnüssen und Sonnenblumenkernen (S. 86)
- [ ] Supersaatenbrot (S. 90)
- [ ] Urgetreidebrot (S. 90)

ZUBEREITEN
- [ ] Buchweizengrütze einweichen – Tag 18 (S. 144)
- [ ] Geschroteter Freekeh 60 g – Tag 18 (S. 144)
- [ ] Puylinsen – Tag 9 (S. 122)

IM OFEN
- [ ] Blumenkohlröschen – Tag 18 (S. 144)
- [ ] Gebackener Brokkoli und Blumenkohl – Tag 16 (S. 140)
- [ ] Gebratene rote Paprikaschote – Tag 18 (S. 144)
- [ ] Süßkartoffel – Tag 18 (S. 144)

WOCHE 3 ZEITPLAN

10 UHR
VORBEREITEN UND BACKEN
- Quinoa-Hähnchen-Frikadellen. Nach Erkalten Reste einfrieren.

10.30 UHR
BACKEN
- Süßkartoffel (Tag 18)

11 UHR
Währenddessen
ZUBEREITEN
- Overnight-Haferflocken mit Ingwer und Honig (Tag 17)
- Buchweizengrütze einweichen (Tag 18)

12 UHR
VORBEREITEN
- Dressing mit geröstetem Knoblauch (Tag 18)
- Würzige Nussmischung (Tag 18)

HERZHAFTE BRÜHE MIT APFEL, MISO UND SEETANG
(REZEPT SIEHE S. 70)

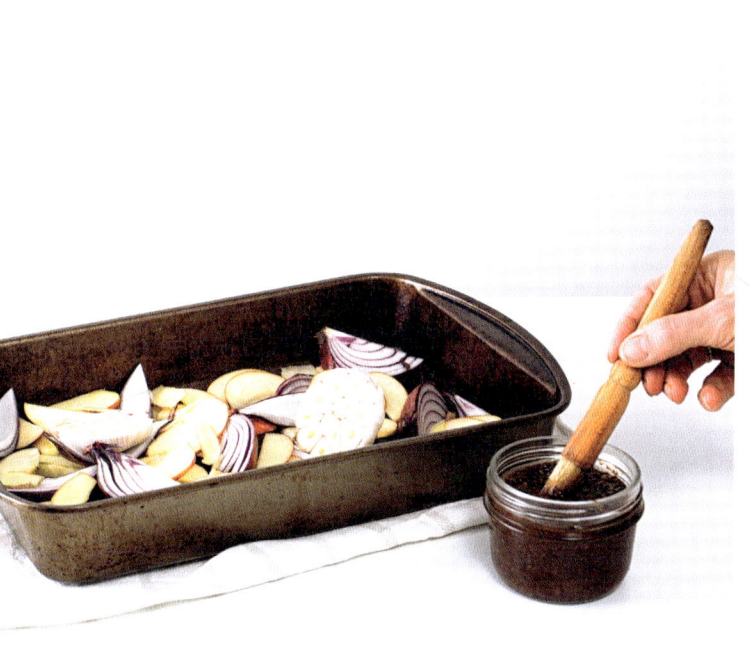

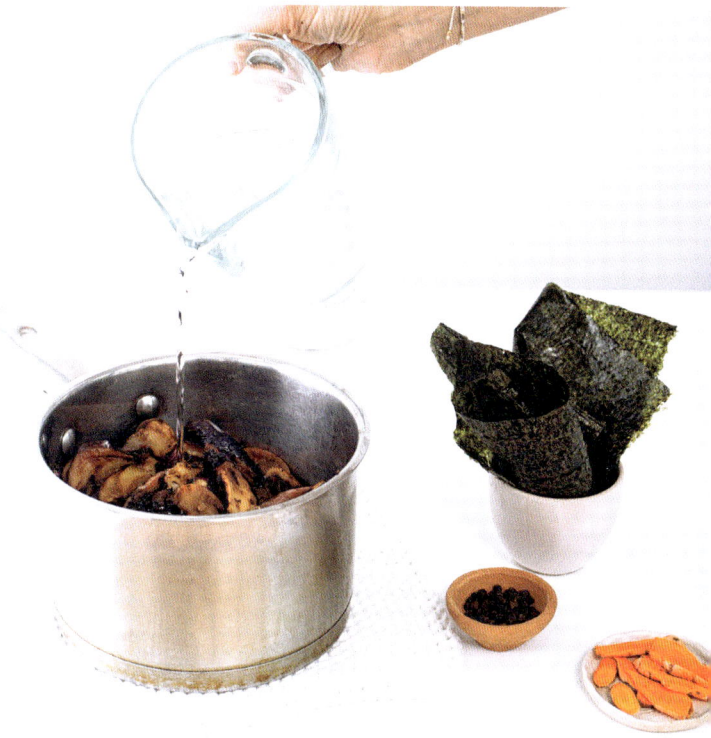

1. Den Ofen auf 150 °C Ober-/Unterhitze (Umluft: 130 °C) vorheizen. Miso in einer Schüssel mit 2 EL Wasser und Olivenöl vermischen. Äpfel, Zwiebeln, Knoblauch und Ingwer in eine Auflaufform geben, das Miso-Gemisch darübergießen und alles gut vermengen. 40–50 Minuten im Ofen backen, bis die Äpfel weich sind und duften.

2. Mit Kurkuma und Pfefferkörnern in einen großen Topf geben. Noriblätter hinzufügen und 2 ½ l Wasser angießen. Brühe zum Kochen bringen und 1 Stunde köcheln lassen, bis die Flüssigkeit um die Hälfte reduziert ist.

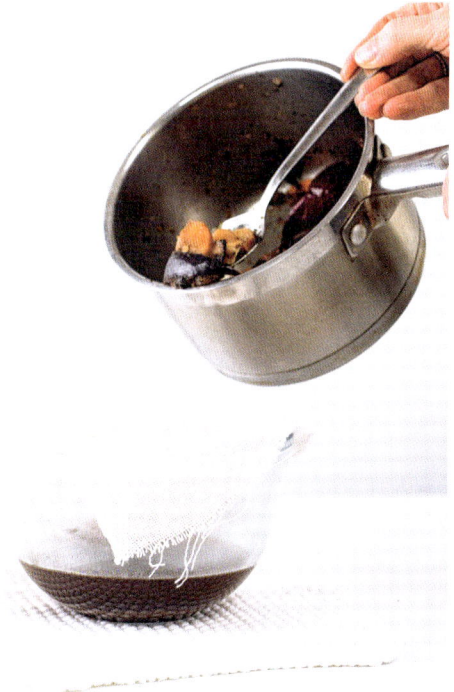

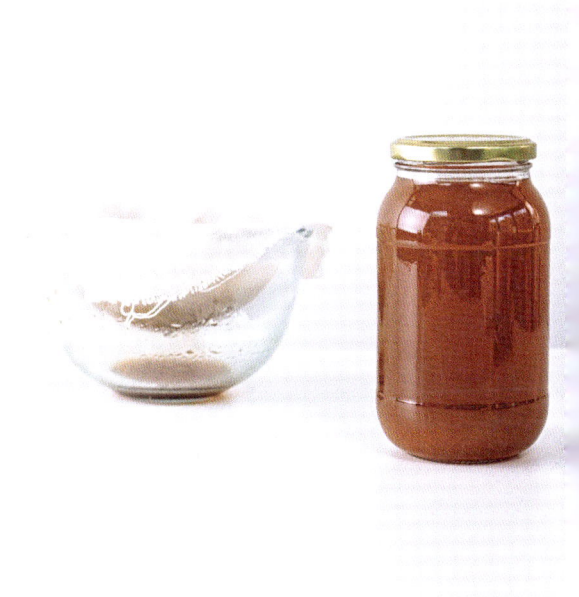

3. Abkühlen lassen, dann durch ein Sieb in eine große Schüssel abgießen. Die Feststoffe gut ausdrücken, um möglichst viel Flüssigkeit zu gewinnen.

4. Brühe sofort verwenden oder in einem sterilen Schraubdeckelglas im Kühlschrank bis zu 1 Woche aufbewahren.

TAG 15

WOCHE 3
MONTAG

Das Mandel-Haselnuss-Dukkah (S. 86) ist ein herrlich nussiges Topping für die Suppe des heutigen Tages, falls Sie es schon vorbereitet haben.

FRÜHSTÜCK

Pochierte Pflaumen mit selbst gemachtem Joghurt

FÜR 1 PORTION
VORBEREITUNG / KOCHZEIT
5 Minuten / 15 Minuten

2 Pflaumen, halbiert, entkernt
½ Zimtstange
Mark ½ Vanilleschote
1 TL Honig
250 ml selbst gemachter Joghurt (S. 92)
40 g Granola (S. 88)
1 EL Leinsaat-Cashew-Topping (S. 86)

01 Pflaumen, Zimtstange, Vanillemark und Honig in einen kleinen Topf geben. So viel Wasser angießen, dass die Pflaumen ganz damit bedeckt sind. Wasser zum Köcheln bringen und Pflaumen garen, bis sie sehr weich sind.
02 Pflaumen mit einem Schaumlöffel herausnehmen und die Flüssigkeit auf die Menge von 1–2 EL einkochen. Joghurt in eine Schüssel füllen und Pflaumen und Sirup daraufgeben. Mit Granola und Topping bestreuen.

Nährwertangaben pro Portion:
390 kcal / 19,2 g Fett / 44,8 g Kohlenhydrate / 12,8 g Protein

MITTAGESSEN

Suppe mit acht Sorten Gemüse

FÜR 2 PORTIONEN
VORBEREITUNG / KOCHZEIT
10 Minuten / 30 Minuten

½ Zwiebel, geschält, fein gehackt
½ Stange Staudensellerie, sehr klein geschnitten
½ Karotte, sehr klein geschnitten
1 Knoblauchzehe, geschält, gehackt
1 EL Olivenöl
50 g rote Spaltlinsen, abgespült
100 g Butternusskürbis, geschält, entkernt, in 1 cm große Stücke geschnitten
80 g Blumenkohl, in Röschen zerteilt, Strunk klein gewürfelt
1 Pastinake, in 1 cm große Stücke geschnitten
100 g Kirschtomaten, geviertelt
2 TL Harissapaste
250 ml Gemüsebrühe
Saft von ¼ Zitrone
60 g junger Grünkohl, grob zerkleinert
Salz und Pfeffer

Zwiebel, Sellerie, Karotte und Knoblauch in einem Topf mit Öl weich braten. Linsen, Kürbis, Blumenkohl, Pastinake, Tomaten, Harissapaste und Brühe hinzugeben und zum Kochen bringen. Dann alles köcheln lassen, bis die Linsen und das Gemüse weich sind. Mit Salz und Pfeffer abschmecken und den Zitronensaft einrühren. Grünkohl unterheben und Suppe servieren.

Nährwertangaben pro Portion:
212 kcal / 9,2 g Fett / 59,6 g Kohlenhydrate / 6,3 g Protein

ABENDESSEN

Backofengemüse mit Miso

FÜR 1 PORTION
VORBEREITUNG / KOCHZEIT
10 Minuten / 40 Minuten

50 g brauner Reis
30 g grüne Linsen
60 g Babyspinat
3 Chantenay-Karotten, in Streifen geschnitten
½ kleine Süßkartoffel, geschält, in Spalten geschnitten
2 Knoblauchzehen, ungeschält
1 kleine Rote Bete, geviertelt
½ rote Zwiebel, geschält, in Spalten geschnitten
1 EL Kokosöl, geschmolzen
1 EL weiße Misopaste
1 TL Mirin
2 cm Ingwer, geschält, fein gerieben
1 Frühlingszwiebel, in feine Ringe geschnitten
5 g Koriandergrün, Blätter abgezupft
1 Limettenspalte

01 Den Ofen auf 200 °C Ober-/Unterhitze (Umluft: 180 °C) vorheizen. Reis in einem Topf mit kochendem Wasser 10 Minuten garen. Die Linsen hinzugeben und weitere 20 Minuten köcheln lassen. Durch ein Sieb abgießen und Spinat hinzugeben. Gemüse mit Öl in eine Auflaufform füllen und 25–30 Minuten im Ofen backen.
02 Miso, Mirin und Ingwer in einer Schüssel verquirlen und mit dem Gemüse vermengen. Die weichen Knoblauchzehen in das Gemüse drücken und alles weitere 10 Minuten backen. Gemüse mit Reis, Linsen, Frühlingszwiebel und Koriandergrün anrichten und mit Limette servieren.

Nährwertangaben pro Portion:
405 kcal / 15,7 g Fett / 57 g Kohlenhydrate / 11,4 g Protein

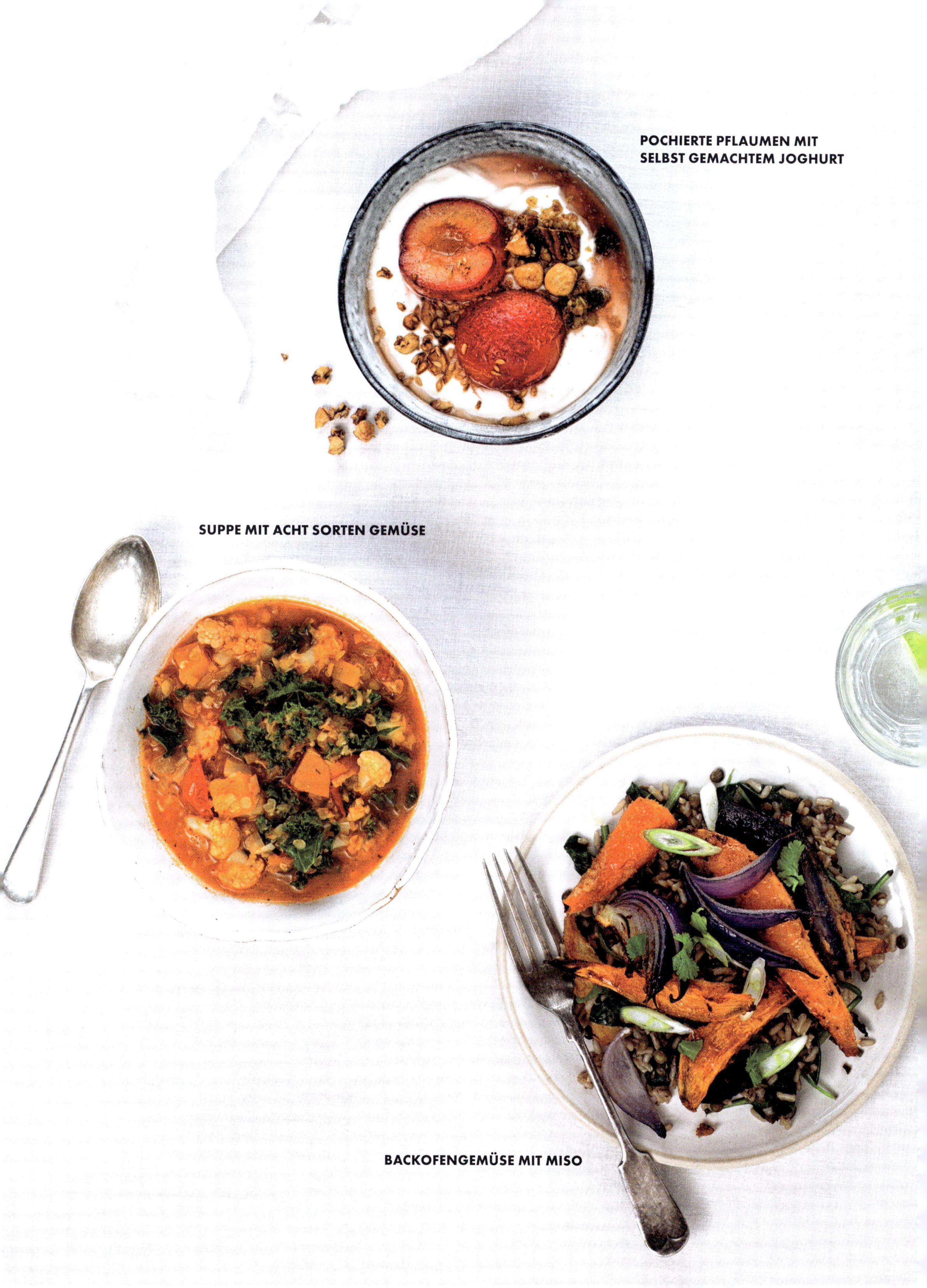

**POCHIERTE PFLAUMEN MIT
SELBST GEMACHTEM JOGHURT**

SUPPE MIT ACHT SORTEN GEMÜSE

BACKOFENGEMÜSE MIT MISO

TAG 16

WOCHE 3
DIENSTAG

Makrelenfilets enthalten sehr viele gesunde Öle. Am besten kauft und isst man sie am selben Tag.

FRÜHSTÜCK

Beeren-Nuss-Parfait mit gerösteten Saaten

FÜR 1 PORTION
VORBEREITUNG / KOCHZEIT
5 Minuten / 2 Minuten

1 TL Hanfsaat
1 EL Geröstete Zimt-Quinoa mit Chiasamen (S. 84)
250 ml selbst gemachter Joghurt (S. 92)
70 g Blaubeeren, zerdrückt
70 g Himbeeren
30 g Haselnusskerne, geröstet, grob gehackt

01 Die Hanfsaat in einer Pfanne ohne Fett 2 Minuten rösten, bis sie zu duften beginnt. Abkühlen lassen und in einer Schüssel mit der Zimt-Quinoa-Mischung vermengen.
02 Joghurt in eine Schüssel geben und die Blaubeeren einrühren. ⅓ davon in eine Schale oder ein Glas füllen. Die Hälfte der Himbeeren und der Nüsse daraufgeben. Vorgang wiederholen und mit Joghurt abschließen. Mit Hanf und Quinoa bestreuen.

Nährwertangaben pro Portion:
510 kcal / 31,2 g Fett / 46,2 g Kohlenhydrate / 17,4 g Protein

MITTAGESSEN

Brokkoli-Blumenkohl-Salat

FÜR 1 PORTION
VORBEREITUNG / KOCHZEIT
5 Minuten / 25 Minuten

50 g Dinkel
250 ml Gemüsebrühe
1 Lorbeerblatt
je 100 g Brokkoli- und Blumenkohlröschen
1 EL Kokosöl, geschmolzen
½ TL gemahlene Kurkuma
1 TL Kreuzkümmelsamen
10 g gehackte Mandeln
60 g Babyspinat
1 EL Olivenöl nativ extra
1 TL Apfelessig
½ TL Dijonsenf
10 g Pistazien (optional)
25 g Feta, zerkrümelt (optional)
Salz und Pfeffer

01 Den Ofen auf 200 °C Ober-/Unterhitze (Umluft: 180 °C) vorheizen. Dinkel mit der Brühe und dem Lorbeerblatt in einem Topf weich kochen. Durch ein Sieb abgießen, Lorbeerblatt entfernen. Brokkoli und Blumenkohl in eine Auflaufform geben und mit dem Kokosöl und den Gewürzen vermengen. Salzen, pfeffern und 15 Minuten im Ofen backen. Mandeln hinzugeben und weitere 5 Minuten backen.
02 Aus dem Ofen nehmen, Spinat und Dinkel hinzugeben und auf einem Teller anrichten. Olivenöl in einer Schüssel mit Essig und Senf verquirlen, salzen und pfeffern. Dressing über die Gemüsemischung träufeln und nach Belieben mit Pistazien und Feta bestreuen.

Nährwertangaben pro Portion:
622 kcal / 39,4 g Fett / 57,3 g Kohlenhydrate / 18,3 g Protein

ABENDESSEN

Makrelenfilet mit Birnen-Granatapfel-Rotkraut-Salat

FÜR 1 PORTION
VORBEREITUNG / KOCHZEIT
10 Minuten / 5 Minuten

1 reife Birne, entkernt, in dünne Scheiben geschnitten
½ Zitrone
60 g Granatapfelkerne
80 g Rotkohl, fein gehobelt
½ Stange Staudensellerie, in dünne Scheiben geschnitten
1 roter Chicorée, in Streifen geschnitten
10 g Haselnusskerne
2 EL Orangensaft
1 EL Apfelessig
4 TL Olivenöl nativ extra
1 TL körniger Senf
1 Makrelenfilet
120 g Puylinsen, gekocht, wieder erwärmt
Salz und Pfeffer
15 g Feta, zerkrümelt

01 Den Grill vorheizen (alternativ kann eine Grillpfanne verwendet werden). Birne erst mit der Hälfte des Zitronensafts beträufeln, dann in einer Schüssel mit den Granatapfelkernen, dem Gemüse und den Nüssen vermengen. Orangensaft, Essig, die Hälfte des Öls und Senf in einer Schüssel verquirlen und mit Salz und Pfeffer abschmecken. Dressing mit Krautsalat vermischen.
02 Den Fisch mit dem restlichen Zitronensaft beträufeln, salzen, pfeffern und 2 Minuten von jeder Seite grillen. Das restliche Öl mit den Linsen mischen. Fisch mit Linsen, Krautsalat und Feta anrichten.

Nährwertangaben pro Portion:
722 kcal / 29 g Fett / 78,2 g Kohlenhydrate / 42 g Protein

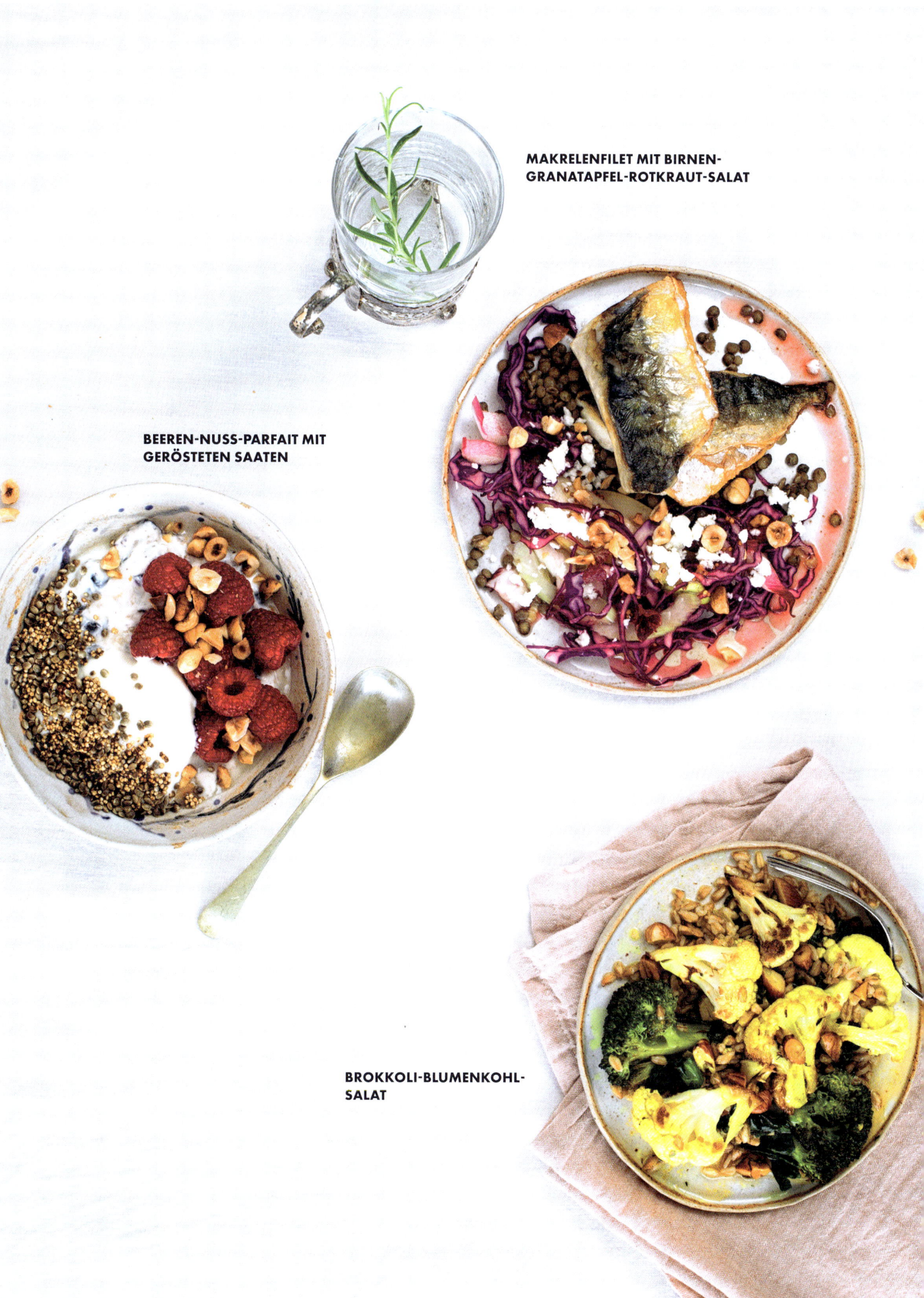

MAKRELENFILET MIT BIRNEN-GRANATAPFEL-ROTKRAUT-SALAT

BEEREN-NUSS-PARFAIT MIT GERÖSTETEN SAATEN

BROKKOLI-BLUMENKOHL-SALAT

TAG 17

WOCHE 3
MITTWOCH

Die Overnight-Haferflocken sind schnell zubereitet. Vergessen Sie nicht, ⅓ der Haferflockenmischung für das Frühstück an Tag 19 in eine andere Schale zu füllen.

FRÜHSTÜCK

Overnight-Haferflocken mit Ingwer und Honig

FÜR 1 PORTION
VORBEREITUNG / KOCHZEIT
5 Minuten plus Ruhezeit über Nacht / 5 Minuten

75 g Haferflocken
1 Prise gemahlener Ingwer
2 cm Ingwer, geschält, gerieben
20 g Rosinen
225 ml Mandeldrink
15 g Kürbiskerne
1 EL Honig

01 Haferflocken, gesamten Ingwer, Rosinen und Mandeldrink in einer Schüssel vermischen und zugedeckt über Nacht in den Kühlschrank stellen.
02 Am Morgen ⅓ der Mischung umfüllen in eine Schüssel und zugedeckt für das Frühstück an Tag 19 im Kühlschrank stehen lassen.
03 Die restliche Haferflockenmischung in eine Frühstücksschale umfüllen und falls nötig noch 1 Schuss Mandeldrink hinzugeben. Eine Pfanne ohne Fett auf mittlerer Stufe erhitzen und die Kürbiskerne darin einige Minuten rösten. Haferflocken mit Honig beträufeln und mit Kürbiskernen bestreuen.

Nährwertangaben pro Portion:
317 kcal / 7,3 g Fett / 14,8 g Kohlenhydrate / 8,1 g Protein

MITTAGESSEN

Tofu-Pfanne mit Brunnenkresse

FÜR 1 PORTION
VORBEREITUNG / KOCHZEIT
5 Minuten / 15 Minuten

1 TL Olivenöl
½ Zwiebel, geschält, fein gewürfelt
40 g Zucchini, gewürfelt
½ Knoblauchzehe, geschält, gehackt
½ rote Chilischote, entkernt, klein geschnitten
½ TL gemahlene Kurkuma
150 g fester Tofu, abgetropft, zerkrümelt
30 g Brunnenkresse
1 TL Olivenöl nativ extra
1 Scheibe Supersaatenbrot, geröstet (S. 90)
5 g Schnittlauch, klein geschnitten (optional)
Salz und Pfeffer

01 Olivenöl in einer Pfanne erhitzen und Zwiebel darin weich braten. Zucchini, Knoblauch, Chili und Kurkuma hinzugeben und 2 Minuten garen. Tofu zugeben und Temperatur erhöhen, damit überschüssiges Wasser verdampft. Unter gelegentlichem Umrühren braten, bis der Tofu wie Rührei aussieht. Gut mit Salz und Pfeffer würzen.
02 Brunnenkresse auf einem Teller anrichten und mit Olivenöl nativ extra beträufeln. Den Tofu auf dem Brot verteilen und falls verwendet den Schnittlauch darüberstreuen. Brot neben die Brunnenkresse legen.

Nährwertangaben pro Portion:
412 kcal / 24,3 g Fett / 27,8 g Kohlenhydrate / 49,6 g Protein

ABENDESSEN

Nudeln mit Fisch und Austernpilzen

FÜR 1 PORTION
VORBEREITUNG / KOCHZEIT
5 Minuten / 15 Minuten

1 kleine Schalotte, geschält, fein gehackt
1 TL dunkles Sesamöl
5 g Koriandergrün, Stängel gehackt, Blätter abgezupft
½ rote Chilischote, entkernt, gehackt
½ Stängel Zitronengras, mit Nudelholz weich geklopft
1 kleine Knoblauchzehe, geschält, in dünne Scheiben geschnitten
1 cm Ingwer, geschält, in Stifte geschnitten
300 ml Brühe aus Hühnerknochen (S. 70)
80 g Austernpilze, in Scheiben geschnitten
120 g Kabeljaufilet ohne Haut, in 2 cm große Stücke geschnitten
30 g Mungbohnen-Vermicelli-Nudeln
½ Frühlingszwiebel, in dünne Ringe geschnitten
Salz und Pfeffer

01 Schalotte in einem Topf mit Öl weich braten. Korianderstängel, Chili, Zitronengras, Knoblauch und Ingwer hinzugeben und braten, bis die Aromen sich entfalten. Brühe und Pilze zufügen und zum Kochen bringen. 5 Minuten köcheln lassen.
02 Fisch und Nudeln zugeben und kochen, bis die Nudeln weich sind und der Fisch auseinanderfällt. Das Zitronengras herausnehmen und Gericht mit Salz und Pfeffer abschmecken. Mit Korianderblättern und Frühlingszwiebelringen bestreuen.

Nährwertangaben pro Portion:
384 kcal / 7,4 g Fett / 27,7 g Kohlenhydrate / 49,5 g Protein

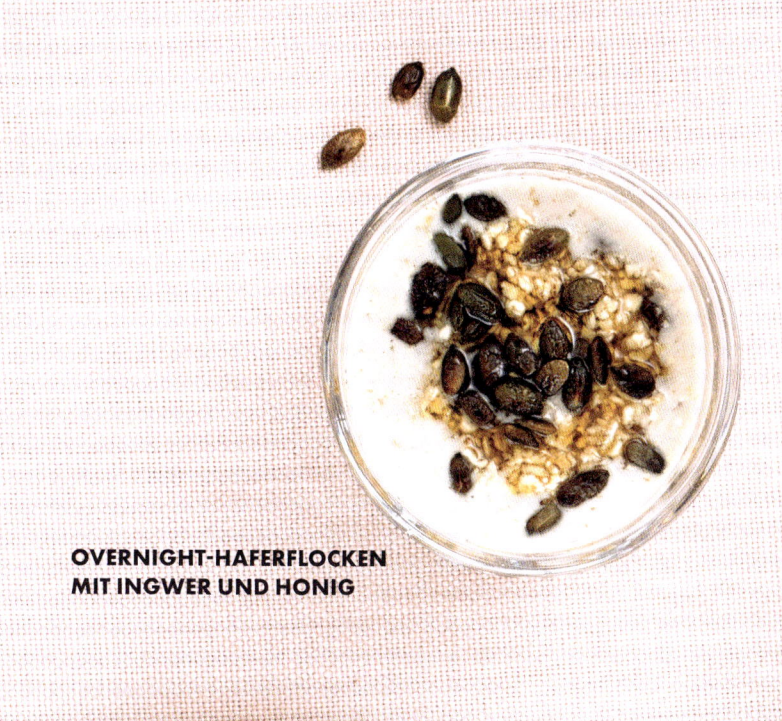

OVERNIGHT-HAFERFLOCKEN MIT INGWER UND HONIG

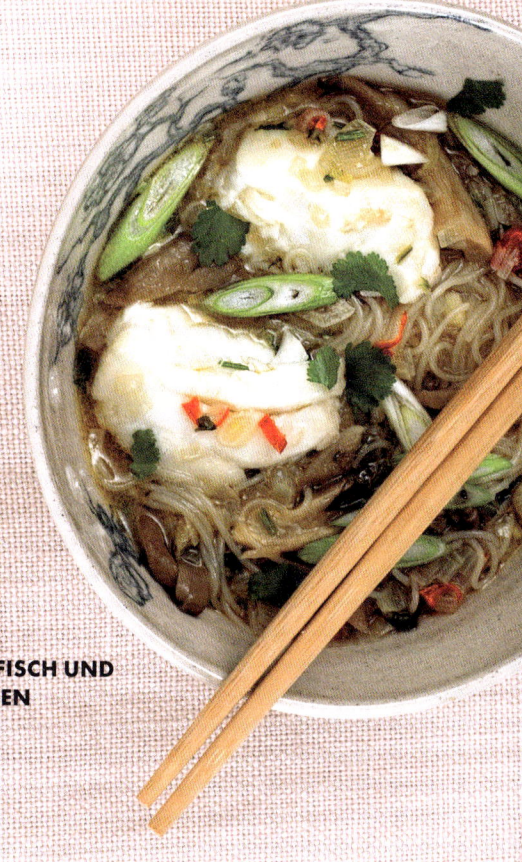

NUDELN MIT FISCH UND AUSTERNPILZEN

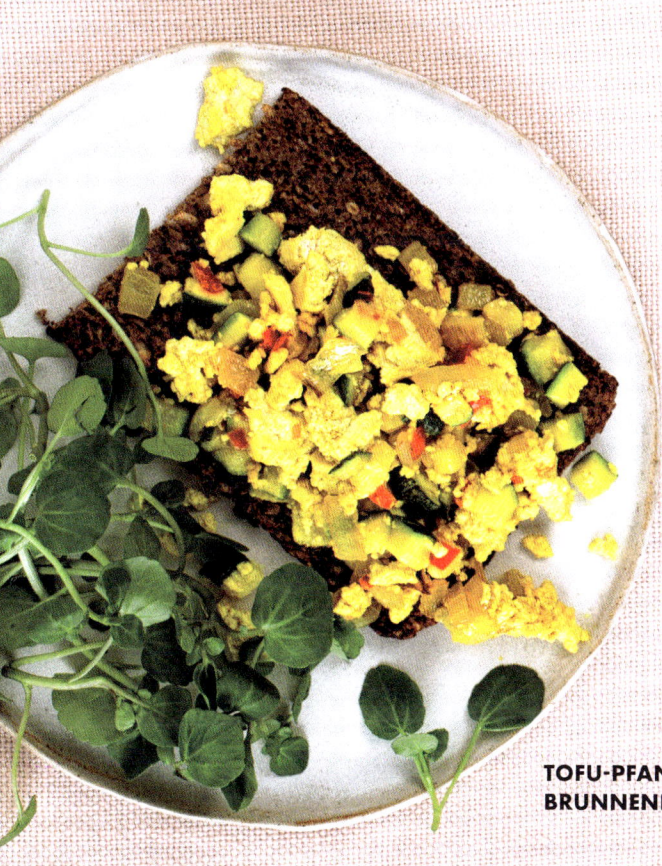

TOFU-PFANNE MIT BRUNNENKRESSE

TAG 18

WOCHE 3

DONNERSTAG

Bereiten Sie ein Granatapfeldressing zu: 1 gebratene rote Paprikaschote, 20 g Walnusskerne, ½ zerdrückte Knoblauchzehe, 1 TL Olivenöl, 10 g Paniermehl, je ½ TL Sumak und Zitronenzesten sowie 1 TL Granatapfelsirup im Mixer pürieren.

FRÜHSTÜCK

Bananen-Buchweizen-Porridge mit Walnüssen

FÜR 1 PORTION
VORBEREITUNG / KOCHZEIT
5 Minuten plus Einweichen über Nacht / 25 Minuten

50 g Buchweizengrütze, über Nacht in 300 ml Wasser eingeweicht, gut abgetropft
250 ml Mandeldrink
1 Banane, geschält, 1 Hälfte gewürfelt, 1 Hälfte in dünne Scheiben geschnitten
25 g Streusel aus Walnüssen und Sonnenblumenkernen (S. 86), grob gehackt

01 Einen mittelgroßen Topf auf den Herd stellen und die abgetropfte Buchweizengrütze darin bei mittlerer Hitze 2–3 Minuten rösten, bis alle Feuchtigkeit verdampft ist und die Grütze nussig duftet. Mandeldrink hinzugeben und zum Kochen bringen. Die Temperatur reduzieren und Buchweizengrütze 15–20 Minuten köcheln lassen, bis die Grütze weich, aber bissfest ist. Topf vom Herd nehmen und gewürfelte Banane untermischen.
02 Porridge in eine Schale füllen und mit Streuseln und Bananenscheiben belegen.

Nährwertangaben pro Portion:
373 kcal / 19,2 g Fett / 49,6 g Kohlenhydrate / 8 g Protein

MITTAGESSEN

Blaubeer-Salat-Bowl

FÜR 1 PORTION
VORBEREITUNG / KOCHZEIT
10 Minuten / 30 Minuten

1 kleine Süßkartoffel, geschält, in 2 cm große Stücke geschnitten
1 TL Kokosöl
2 EL Dressing mit geröstetem Knoblauch (S. 80)
60 g Kichererbsen, gekocht, abgetropft
60 g geschroteter Freekeh
250 ml Gemüsebrühe
70 g Blaubeeren
½ Avocado, geschält, entkernt, gewürfelt
80 g Babyspinat
20 g Würzige Nussmischung (S. 84)
5 g Petersilie, grob gehackt (optional)
Salz und Pfeffer

01 Den Ofen auf 200 °C Ober-/Unterhitze (Umluft: 180 °C) vorheizen. Süßkartoffelstücke in einer Auflaufform mit Kokosöl und Knoblauchdressing vermischen und im Ofen ca. 20 Minuten gar und goldbraun backen. Kichererbsen untermengen und 5 Minuten mitbacken. Freekeh 1–2 Minuten in einem Topf rösten, die Brühe angießen, zum Kochen bringen, dann Freekeh köcheln lassen, bis er weich ist. Topf vom Herd nehmen, Wasser abgießen, einen Deckel auflegen und Freekeh 5 Minuten ruhen lassen.
02 Süßkartoffelstücke 5 Minuten abkühlen lassen, dann mit Freekeh in einer Bowl mit den übrigen Zutaten anrichten. Mit Salz und Pfeffer würzen.

Nährwertangaben pro Portion:
923 kcal / 45,7 g Fett / 72,1 g Kohlenhydrate / 16,9 g Protein

ABENDESSEN

Quinoa-Hähnchen-Frikadellen

FÜR 1 PORTION
VORBEREITUNG / KOCHZEIT
15 Minuten / 25 Minuten

80 g Spinat
1 Hähnchenoberkeule ohne Knochen und Haut, klein geschnitten
½ TL Rauchpaprikapulver
50 g Quinoa, in 120 ml Hühnerbrühe gekocht
100 g Blumenkohlröschen
2 TL Olivenöl
1 TL Sesam
50 g brauner Reis, gekocht

01 Den Ofen auf 180 °C Ober-/Unterhitze (Umluft: 160 °C) vorheizen. Spinat in einer Pfanne ohne Fett in 2–3 Minuten zusammenfallen lassen. Hähnchenfleisch mit Rauchpaprikapulver in der Küchenmaschine fein zerkleinern und in einer Schüssel mit der Quinoa vermischen. Aus dem Teig walnussgroße Frikadellen formen.
02 Blumenkohl in eine Auflaufform geben und mit 1 TL Öl beträufeln, gut durchmischen. Frikadellen mit 1 TL Öl bestreichen, mit Sesam bestreuen und ebenfalls in die Form setzen. 20 Minuten im Ofen backen. Reis mit Frikadellen, Blumenkohl, Spinat und Granatapfeldressing (siehe Einleitung oben) servieren.

Nährwertangaben pro Portion:
907 kcal / 56 g Fett / 67 g Kohlenhydrate / 43,9 g Protein

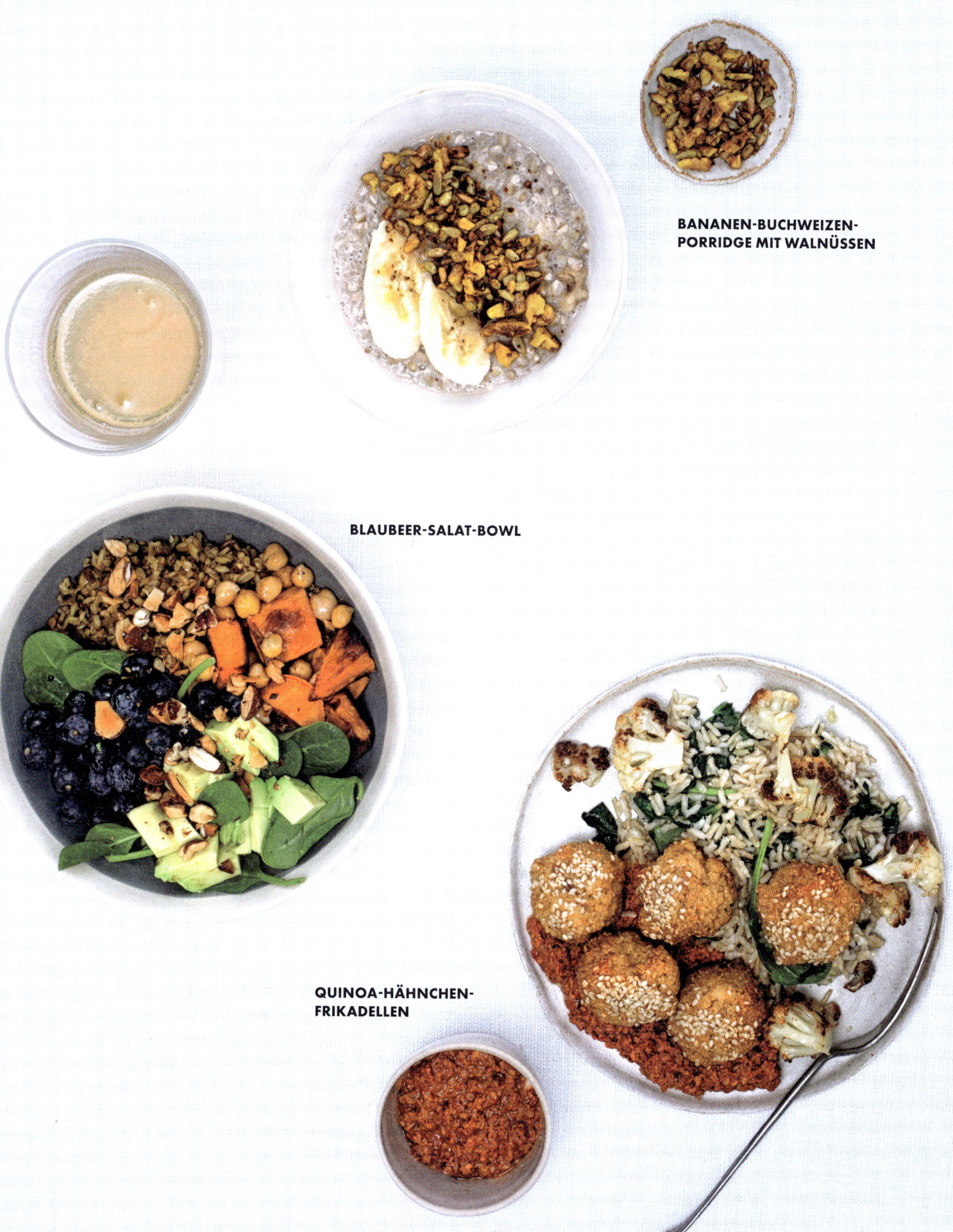

BANANEN-BUCHWEIZEN-PORRIDGE MIT WALNÜSSEN

BLAUBEER-SALAT-BOWL

QUINOA-HÄHNCHEN-FRIKADELLEN

TAG 19

WOCHE 3
FREITAG

Diese leckeren Wraps aus Frühkohlblättern können Sie in einer Brotdose mitnehmen. Geben Sie für noch mehr Geschmack vier frische Curryblätter ins Dal.

FRÜHSTÜCK

Porridge-Pfannkuchen

FÜR 1 PORTION
VORBEREITUNG / KOCHZEIT
5 Minuten / 10 Minuten

80 g Brombeeren
1 TL Honig
Zesten und Saft von ½ Zitrone
60 g Overnight-Haferflocken von Tag 17 (Frühstück)
2–3 EL Mandeldrink
1 Ei, leicht verquirlt
1 Prise gemahlener Zimt
½ TL Kokosöl
1 Stängel Minze

01 Brombeeren, Honig, Zitronensaft und -zesten in einem Topf zum Kochen bringen. Unter Rühren köcheln lassen, bis eine konfitürenähnliche Konsistenz erreicht ist. Etwas abkühlen lassen. Haferflockenrest zum Auflockern mit etwas Mandeldrink verrühren. Ei und Zimt hinzugeben und gründlich vermischen.
02 In einer große Pfanne das Öl erhitzen. Jeweils 1 EL Teig in die Pfanne geben und 3–4 Minuten braten, dabei nach der Hälfte der Zeit einmal wenden. Pfannkuchen auf einem Teller anrichten und mit Brombeersoße und Minze garnieren.

Nährwertangaben pro Portion:
363 kcal / 9,6 g Fett / 24,2 g Kohlenhydrate / 9,4 g Protein

MITTAGESSEN

Frühkohl-Wraps

FÜR 1 PORTION
VORBEREITUNG / KOCHZEIT
20 Minuten / 1 Minute

50 g Kichererbsen, gekocht, abgetropft
1 TL Zitronensaft
1 TL Tahini
1 Knoblauchzehe, geschält, gehackt
1 Bird's-Eye-Chilischote, entkernt, in feine Ringe geschnitten
1 EL Fischsoße
1 EL Limettensaft
1 TL Honig
2 große Frühkohlblätter
5 cm Salatgurke, entkernt, in Stifte geschnitten
5 cm Karotte, geraspelt
30 g Rotkohl, fein gehobelt
½ Avocado, geschält, entkernt, gewürfelt
½ gelbe Paprikaschote, in feine Streifen geschnitten
1 EL Linsen- und Mungbohnensprossen
Salz und Pfeffer

01 Kichererbsen, Zitronensaft, Tahini und 1–2 TL Wasser im Mixer zu Hummus pürieren. Mit Salz und Pfeffer abschmecken. Knoblauch, Chili, Fischsoße, Limettensaft und Honig in einer Schüssel verquirlen.
02 Frühkohl in einem Topf mit kochendem Wasser 15 Sekunden blanchieren, herausheben, mit Wasser spülen und auf ein Brett legen. Hummus in die Mitte der Blätter geben und mit Gemüse und Sprossen belegen. Blätter zu Wraps aufrollen und mit der Soße servieren.

Nährwertangaben pro Portion:
222 kcal / 4,9 g Fett / 39,9 g Kohlenhydrate / 1,1 g Protein

ABENDESSEN

Chana Dal mit Süßkartoffel und Aubergine

FÜR 1 PORTION
VORBEREITUNG / KOCHZEIT
5 Minuten / 40 Minuten

60 g gelbe Spaltlinsen
½ TL gemahlene Kurkuma
½ Aubergine, in 2 cm große Stücke geschnitten
80 g Süßkartoffel, geschält, in 1 cm große Stücke geschnitten
1 EL Ghee oder Kokosöl
2 TL Garam Masala
1 TL Kreuzkümmelsamen
1 Knoblauchzehe, geschält, in dünne Scheiben geschnitten
1 cm Ingwer, geschält, in Stifte geschnitten
½ grüne Chilischote, entkernt, in feine Ringe geschnitten
50 g brauner Reis, gekocht
5 g Koriandergrün, grob gehackt
Salz und Pfeffer

01 Ofen auf 200 °C Ober-/Unterhitze (Umluft: 180 °C) vorheizen. Spaltlinsen mit 300 ml Wasser und Kurkuma in einen Topf geben und weich köcheln. Aubergine und Süßkartoffel mit der Hälfte des Ghees in eine Auflaufform geben, mit Garam Masala bestreuen, salzen und pfeffern. 25 Minuten im Ofen backen, bis das Gemüse weich ist.
02 Das restliche Ghee in einer Pfanne erhitzen und Kreuzkümmel, Knoblauch, Ingwer und Chili darin braten. Gewürze und Linsen mit dem Gemüse vermischen, salzen und pfeffern. Dal mit Reis und Koriander servieren.

Nährwertangaben pro Portion:
537 kcal / 15,9 g Fett / 100,7 g Kohlenhydrate / 20,2 g Protein

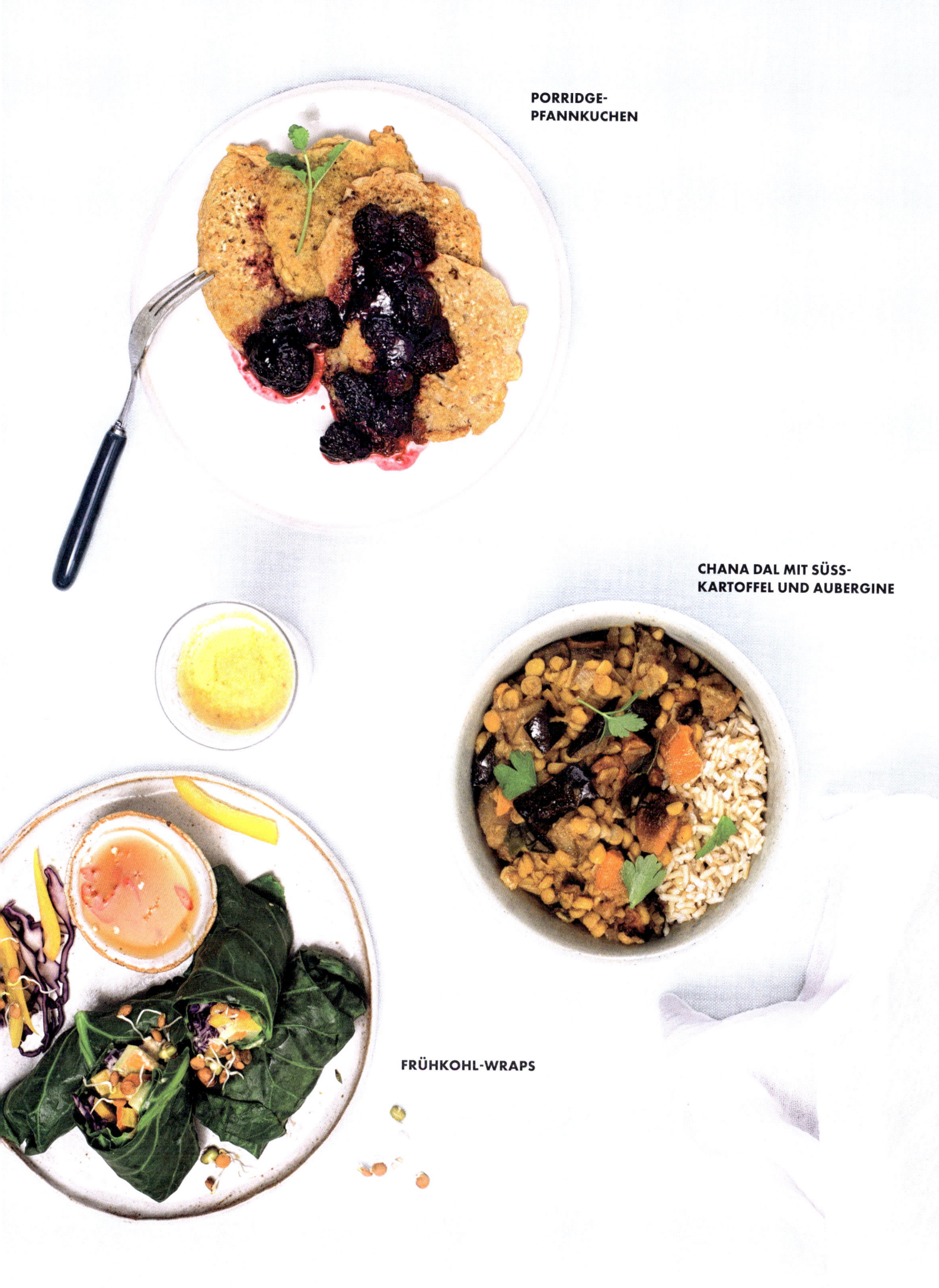

PORRIDGE-PFANNKUCHEN

CHANA DAL MIT SÜSS-KARTOFFEL UND AUBERGINE

FRÜHKOHL-WRAPS

TAG 20

WOCHE 3
SAMSTAG

Für dieses Frühstück muss der Teig über Nacht ziehen, damit der Auflauf saftig wird. Falls Sie kein Urgetreidebrot haben, können Sie Sauerteigbrot verwenden.

FRÜHSTÜCK

Arme Ritter mit Beeren und Zimt

FÜR 2 PORTIONEN
VORBEREITUNG / BACKZEIT
5 Minuten und Ruhen über Nacht / 25 Minuten

Öl zum Einfetten der Form
100 g Urgetreidebrot (S. 90), in Würfel geschnitten
70 g Blaubeeren
70 g Himbeeren
2 Eier
140 ml Vollmilch
½ TL gemahlener Zimt
¼ TL Vanilleextrakt
1 ½ TL Honig
1 Prise Salz
2 EL selbst gemachter Joghurt (S. 92)

01 Eine 15 × 10 cm große Auflaufform einfetten und mit dem Brot und der Hälfte der Beeren auslegen. Eier, Milch, Zimt, Vanille, ½ TL Honig und Salz in einer Schüssel verquirlen. Eiergemisch über das Brot gießen und dieses über Nacht im Kühlschrank einweichen lassen.
02 Am Morgen den Ofen auf 180 °C Ober-/Unterhitze (Umluft: 160 °C) vorheizen. Auflauf mit den restlichen Beeren belegen und 20–25 Minuten im Ofen backen, bis die Masse fest ist. Honig darüberträufeln und mit einem Klecks Joghurt servieren.

Nährwertangaben pro Portion:
487 kcal / 13,8 g Fett / 70,3 g Kohlenhydrate / 19,8 g Protein

MITTAGESSEN

Kichererbsennudeln mit Miso-Pilzen

FÜR 1 PORTION
VORBEREITUNG / KOCHZEIT
5 Minuten / 15 Minuten

80 g Kichererbsennudeln
½ EL Olivenöl
100 g gemischte Pilze, z. B. Shimeji-, Austern- oder Shiitakepilze, in mundgerechte Stücke geschnitten
1 Knoblauchzehe, geschält, in dünne Scheiben geschnitten
3 Stängel Thymian, Blätter abgezupft
1 EL braune Misopaste
80 g Grünkohl, grob gehackt
20 g Haselnusskerne, geröstet, grob gehackt
20 g geriebener Parmesan (optional)
Salz und Pfeffer

01 Nudeln in einem Topf mit kochendem Salzwasser nach Packungsangabe bissfest garen. In ein Sieb abgießen und dabei etwas Nudelwasser aufbewahren.
02 Öl in einer Pfanne auf hoher Stufe erhitzen und die Pilze darin goldbraun braten. Knoblauch und Thymian hinzugeben und 1 Minute mitbraten. Miso und 1 große Kelle Nudelwasser zufügen und Miso durch Rühren mit einem Holzlöffel auflösen. 1 Minute sprudelnd kochen lassen. Nudeln und Grünkohl zugeben und alles köcheln, bis die Soße etwas eindickt. Nüsse, Parmesan (falls verwendet) und Pfeffer untermischen und servieren.

Nährwertangaben pro Portion:
638 kcal / 31,8 g Fett / 64,8 g Kohlenhydrate / 40,1 g Protein

ABENDESSEN

Tacos mit Fisch in Mandelkruste

FÜR 1 PORTION
VORBEREITUNG / KOCHZEIT
30 Minuten / 20 Minuten

2 EL Olivenöl nativ extra
Saft von 1 Limette
je 1 Prise Paprikapulver und Kreuzkümmel
120 g Kabeljaufilet, in Streifen geschnitten
80 g Kirschtomaten, grob zerkleinert
¼ rote Zwiebel, geschält, fein gehackt
½ grüne Chilischote, entkernt, fein gehackt
5 g Koriandergrün, fein gehackt
40 g gemahlene Mandeln
2 Tortillas (S. 90)
Salz und Pfeffer
2 EL Mais
½ Avocado, geschält, entkernt, geschnitten
1 Romanasalatherz, in Streifen geschnitten
½ Limette

01 Den Ofen auf 180 °C Ober-/Unterhitze (Umluft: 160 °C) vorheizen. Die Hälfte des Olivenöls, des Limettensafts sowie Gewürze, Salz und Pfeffer in einer Schüssel verquirlen und den Kabeljau darin 20 Minuten marinieren. Tomaten, Zwiebel, Chili, Koriandergrün sowie den restlichen Limettensaft und das restliche Olivenöl in einer Schüssel vermengen.
02 Auf einem Teller Mandeln mit Salz und Pfeffer vermischen. Kabeljau in der Panade wenden, in eine gefettete Auflaufform legen und im Ofen ca. 20 Minuten backen. Jeweils die Hälfte der Salsa auf 1 Tortilla geben und mit Fisch, Mais, Avocado und Salat belegen.

Nährwertangaben pro Portion:
1217 kcal / 77,5 g Fett / 79,8 g Kohlenhydrate / 55,1 g Protein

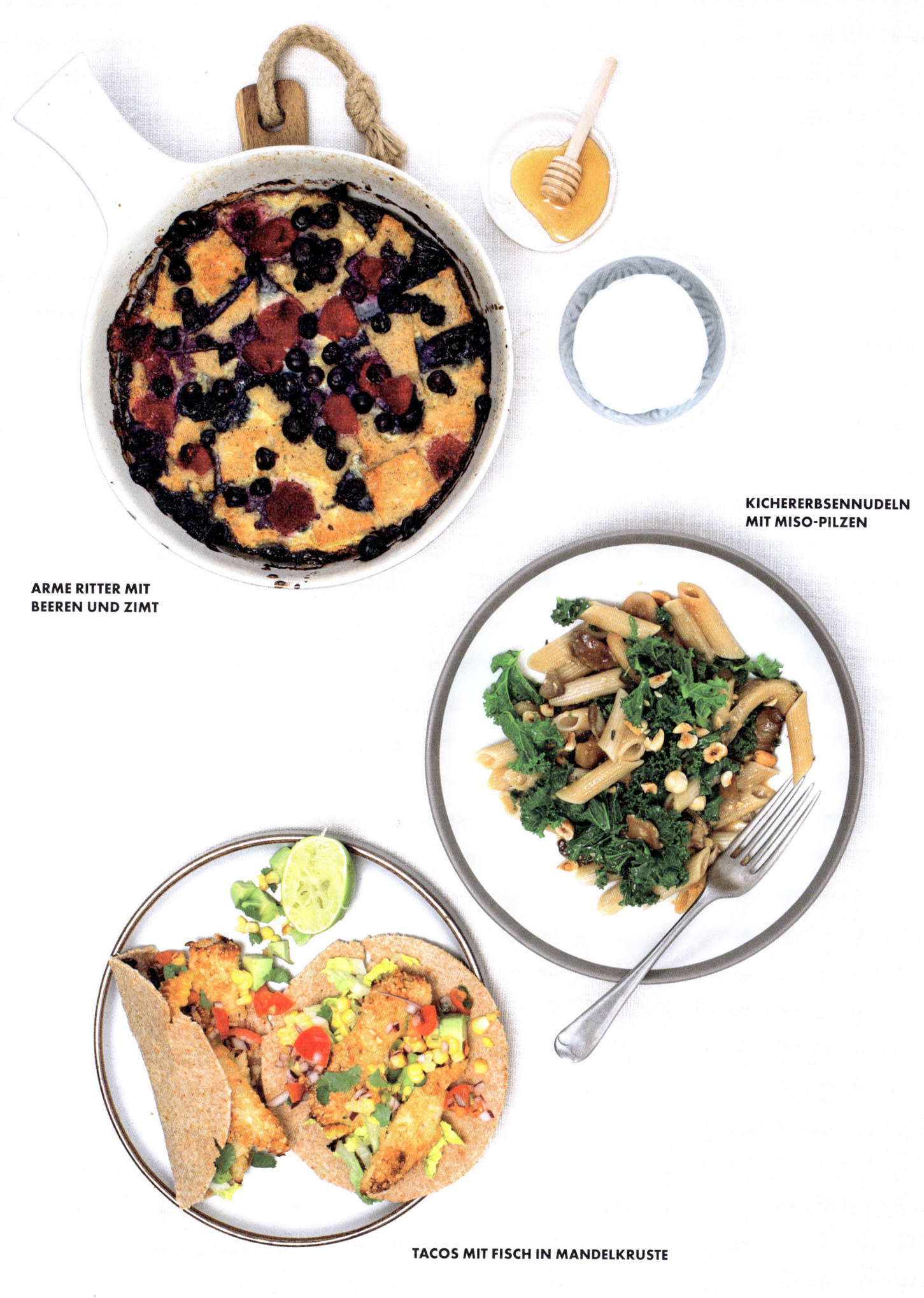

ARME RITTER MIT BEEREN UND ZIMT

KICHERERBSENNUDELN MIT MISO-PILZEN

TACOS MIT FISCH IN MANDELKRUSTE

TAG 21

WOCHE 3
SONNTAG

Durch die Streusel aus Walnüssen und Sonnenblumenkernen (S. 86) bekommt dieser farbenfrohe Salat zusätzliche Nährstoffe und einen tollen Biss.

FRÜHSTÜCK

Kräuteromelette-Rolle mit Ricottafüllung

FÜR 1 PORTION
VORBEREITUNG / KOCHZEIT
10 Minuten / 15 Minuten

2 Eier
30 g gemischte Kräuter, Blätter abgezupft, gehackt
1 TL Olivenöl
30 g Ricotta
20 g geriebener Parmesan
1 EL gemahlene Leinsaat
20 g Brunnenkresse
20 g Babyspinat
15 g Kürbiskerne
Salz und Pfeffer

01 Den Ofen auf Grillfunktion einstellen und vorheizen. Eier in einer Schüssel mit Kräutern, Salz und Pfeffer verquirlen. Eine Pfanne mit dem Öl erhitzen und die Eiermasse hineingießen. 6–8 Minuten braten, bis die Masse stockt, dann Omelette aus der Pfanne in eine mit Backpapier ausgelegte Auflaufform gleiten lassen.
02 Ricotta in einer Schüssel mit der Hälfte des Parmesans, Salz, Pfeffer und Leinsaat vermischen. Auf die Mittellinie des Omeletts geben. Mit Brunnenkresse und Spinat belegen und Omelett aufrollen (die »Naht« zeigt nach unten). Mit dem restlichen Parmesan bestreuen und 3 Minuten im Ofen überbacken. Zum Servieren Kürbiskerne darüberstreuen.

Nährwertangaben pro Portion:
423 kcal / 28,3 g Fett / 17,5 g Kohlenhydrate / 26,1 g Protein

MITTAGESSEN

Salat mit Orange, Roter Bete und Fenchel

FÜR 1 PORTION
VORBEREITUNG / KOCHZEIT
10 Minuten / 0 Minuten

½ kleiner Radicchio, Blätter in mundgerechte Stücke gezupft
5 cm Salatgurke, der Länge nach halbiert, in dünne Scheiben geschnitten
½ Fenchel, in feine Scheiben geschnitten
1 kleine Rote Bete, gekocht, grob zerkleinert
1 Orange, 1 Hälfte geschält, in Scheiben geschnitten, 1 Hälfte ausgepresst
5 g Petersilie, grob gehackt
80 g Perlgraupen, gekocht, abgetropft
1 TL Honig
1 EL Olivenöl nativ extra
1 TL Apfelessig
20 g Streusel aus Walnüssen und Sonnenblumenkernen (S. 86), grob zerkleinert

01 Radicchio, Gurke, Fenchel, Rote Bete, Orangenscheiben, Petersilie und Perlgraupen in einer Schüssel vermengen.
02 Honig, Orangensaft, Olivenöl nativ extra und Essig in einer Schüssel verquirlen und mit dem Salat vermischen. Die Streusel darübergeben.

Nährwertangaben pro Portion:
535 kcal / 28,1 g Fett / 71,5 g Kohlenhydrate / 10,5 g Protein

ABENDESSEN

Suppe mit Garnelen, Tofu, Shiitakepilzen und Buchweizennudeln

FÜR 1 PORTION
VORBEREITUNG / KOCHZEIT
5 Minuten / 10 Minuten

50 g Buchweizennudeln (Soba)
400 ml Gemüsebrühe
70 g Shiitakepilze, in Scheiben geschnitten
1 Knoblauchzehe, geschält, in Scheiben geschnitten
50 g Frühkohl, in Streifen geschnitten
50 g rohe Garnelen, geschält, ohne Darm
1 EL Misopaste, mit 1 EL warmem Wasser angerührt
1 TL Sojasoße
50 g fester Tofu, gut abgetropft, gewürfelt
1 TL dunkles Sesamöl
5 g Korianderblätter
½ milde rote Chilischote, entkernt, in feine Streifen geschnitten
Salz und Pfeffer

01 Nudeln in einer Schüssel mit kochendem Wasser übergießen und 2 Minuten einweichen. In ein Sieb abgießen. Brühe in einem Topf zum Kochen bringen, Pilze und Knoblauch hineingeben und 4 Minuten köcheln lassen. Kohl und Garnelen zufügen und 2 Minuten köcheln lassen. Miso einrühren.
02 Topf vom Herd nehmen, Nudeln, Sojasoße und Tofu untermischen. Mit Salz und Pfeffer abschmecken. Suppe mit Öl beträufeln und mit Koriander und Chili bestreuen.

Nährwertangaben pro Portion:
302 kcal / 10,2 g Fett / 31,2 g Kohlenhydrate / 24,9 g Protein

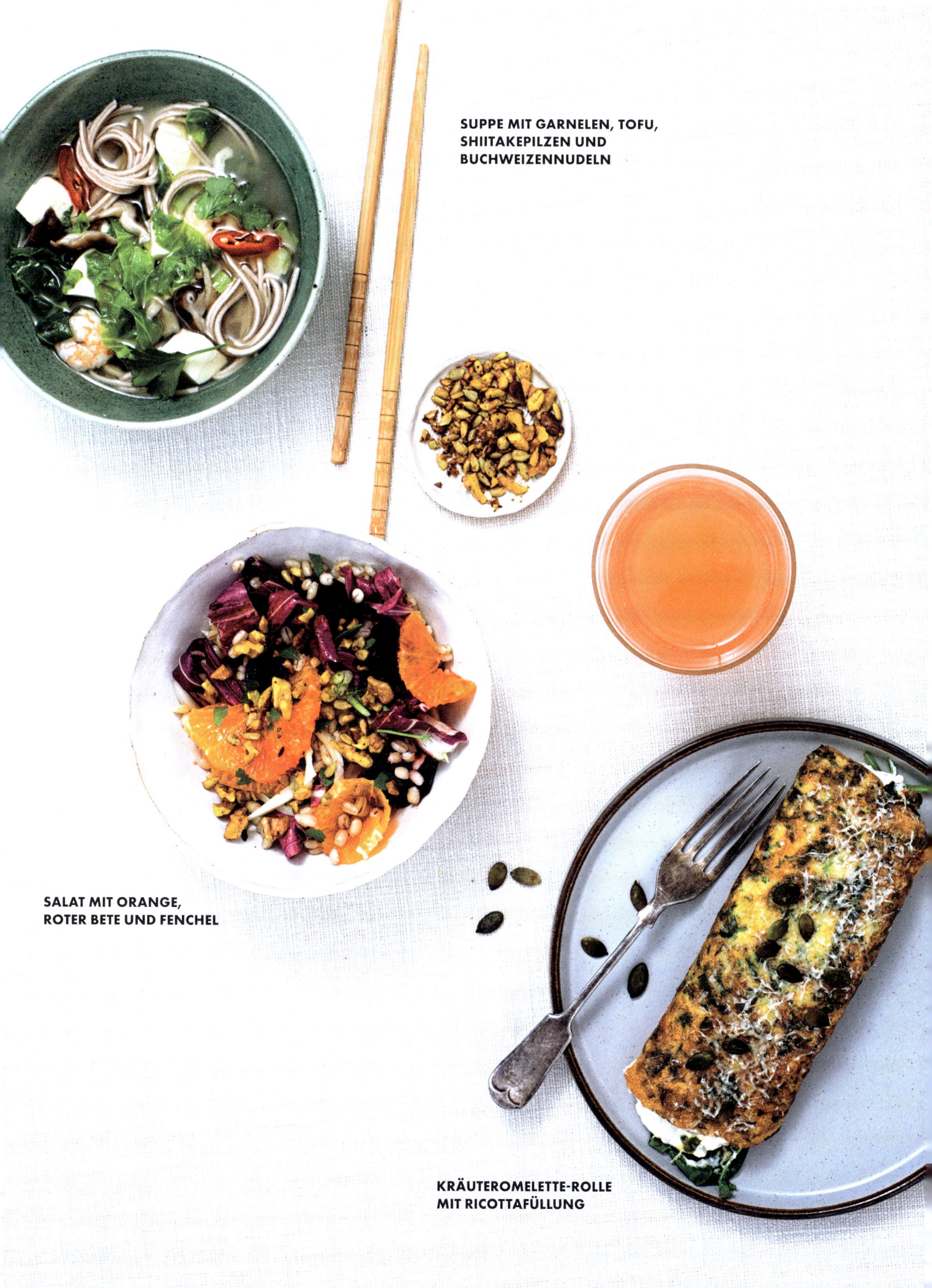

SUPPE MIT GARNELEN, TOFU, SHIITAKEPILZEN UND BUCHWEIZENNUDELN

SALAT MIT ORANGE, ROTER BETE UND FENCHEL

KRÄUTEROMELETTE-ROLLE MIT RICOTTAFÜLLUNG

WOCHE 4
LISTE FÜR DEN WOCHENEINKAUF

OBST UND GEMÜSE
- Avocado – 1
- Babyspinat – 1 Handvoll
- Bananen – 2
- Bananenschalotten – 1
- Basilikum – 1 EL
- Blaubeeren – 250 g, frisch oder tiefgefroren
- Blumenkohl – 1
- braune Champignons – 50 g
- Brombeeren – 30 g
- Brunnenkresse – 1 Handvoll
- Curryblätter – 6
- Erdbeeren – 6
- Fenchel, klein – 1
- Frühlingszwiebeln – 7
- gemischte Beeren – 1 Handvoll
- Granatapfelkerne – 1 EL
- Grünkohl – 40 g
- Himbeeren – 180 g, frisch oder tiefgefroren
- Ingwer – 7 cm
- Karotten, klein – 2
- Kirschtomaten – 50 g plus 5 Stück
- Knoblauch – 2 Knollen
- Lauch – 1 Stange
- Limetten – 4
- Mandarine – 1
- Minzeblätter – 45 g
- Nektarine – 1
- Orangen – 2
- Oreganoblätter – 20 g
- Petersilienblätter – 90 g
- Romanasalatherz – 1 ½
- Rosenkohl – 100 g
- Rote Bete – 1 große
- rote Chilischote – 1
- rosa Grapefruit – 1
- rote Paprikaschote – 1
- rote Zwiebel – 1
- Salatgurke – ¼
- Schnittlauch – 30 g
- Shiitakepilze – 5
- Spargel – 5 Stangen
- Spargelbrokkoli – 160 g
- Speisezwiebel – 1
- Sprossen – 3 EL (optional)
- Staudensellerie – 2 Stangen
- Thymianstängel – 4
- Weißkohl – 30 g
- Zitronen – 4
- Zucchini, klein – 1

KÜHL- UND TIEFKÜHLKOST, EIER
- Banane – 1, tiefgefroren
- Butter – 20 g
- Edamame-Bohnen – 40 g, tiefgefroren
- Eier – 2 große und 2 mittelgroße
- Erbsen – 40 g, tiefgefroren
- Feta – 30 g
- gemischte Beeren – 50 g, tiefgefroren
- Hähnchenbrust – 1 ½
- Hähnchenoberkeule, ohne Knochen – 2
- Kimchi – 200 g
- Kokosjoghurt – 50 ml
- Lachsfilet – 1
- Mandeldrink – 250 ml
- Milch (oder pflanzliche Milchalternative) – 80 ml plus 15 ml
- Parmesan, gerieben – 15 g
- Ricotta – 90 g
- Sardinen – 2
- Tempeh – 140 g
- Wolfsbarschfilet – 1

VORRATSSCHRANK ÜBERPRÜFEN
- Acaibeerenpulver
- Ahornsirup
- Anchovis in Öl – 2 Filets
- braune Misopaste
- Buchweizengrütze – 30 g
- Butterbohnen – 120 g, gekocht
- Cashewkerne
- Chiasamen
- Chiliflocken
- Currypulver, scharf
- Dinkel – 30 g, gekocht
- Dinkelmehl – 100 g
- dunkles Sesamöl
- Fenchelsamen
- flüssiger Honig
- Freekeh, geschrotet – 50 g, gekocht
- gemahlene Kurkuma
- gemahlener Kardamom
- gemahlener Kreuzkümmel
- gemahlener Zimt
- gemischte Bohnen (vier Sorten), aus der Dose – 400 g
- gerösteter Sesam
- Ghee oder Kokosöl
- Haferschrot – 50 g
- Kelpnudeln oder Reisnudeln – 80 g
- Kichererbsen – 45 g, gekocht
- Kokosflocken – 45 g
- Kokosmilch – 200 g, aus der Dose
- Koriandersamen
- Kreuzkümmelsamen
- Macadamianüsse
- Mandelblättchen
- Mandelmus – 85 g
- Medjool-Datteln
- Mirin
- Olivenöl nativ extra
- Perlgraupen – 50 g
- Puylinsen – 30 g
- Quinoa – 50 g, gekocht
- Reisweinessig
- Roggenbrot
- rote Chilischoten, getrocknet
- Rotweinessig
- schwarze Senfsaat
- stückige Tomaten, aus der Dose – 400 g
- Tahini
- Tamari
- Vollkornnudeln – 50 g
- weiße Misopaste
- Weißwein – 100 ml (optional)
- Weizenbulgur – 2 EL
- Wildreis – 60 g

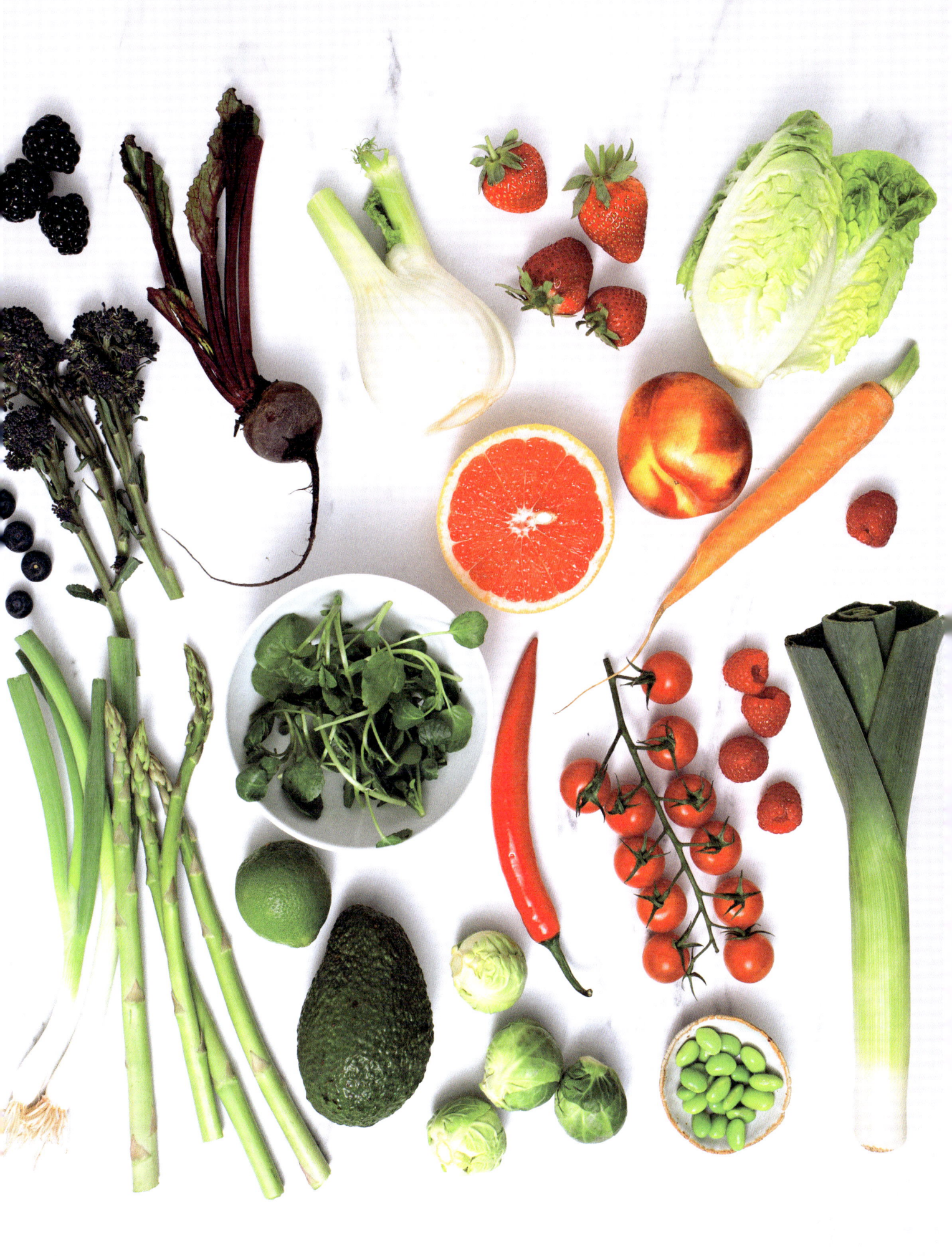

WOCHE 4 VORBEREITUNG

Schauen Sie nach, ob Sie davon schon etwas vorbereitet haben. Wenn nicht, ergänzen Sie die Einkaufsliste um die benötigten Zutaten.

BASICS
(Diese Dinge sollten Sie vorbereitet haben, denn sie halten sich eine Weile.)

- Brühe aus Huhn, Gemüse und Kombu (S. 70)
- Brühe aus Hühnerknochen (S. 70)
- Dressing mit geröstetem Knoblauch (S. 80)
- Eingelegte Kurkumazwiebeln (S. 74)
- Geröstete Thymianmandeln (S. 84)
- Geröstete Zimt-Quinoa mit Chiasamen (S. 84)
- Granola (S. 88)
- Kimchi (S. 72)
- Kurkuma-Joghurt-Dressing (S. 80)
- Leinsaat-Cashew-Topping (S. 86)
- Mandel-Haselnuss-Dukkah (S. 86)
- Miso-Granatapfel-Dressing (S. 80)
- Saatencracker (S. 176)
- Sauerkraut mit Roter Bete und Apfel (S. 72)
- Selbst gemachter Joghurt (S. 92)
- Supersaatenbrot (S. 90)
- Urgetreidebrot (S. 90)
- Würzige Nussmischung (S. 84)

ZUBEREITEN
- ☐ Buchweizengrütze – Tag 23 (S. 158)
- ☐ Dinkel 30 g – Tag 23 (S. 158)
- ☐ geschroteter Freekeh – Tag 24 (S. 160)
- ☐ Quinoa 50 g – Tag 22 (S. 156)

IM OFEN
- ☐ Rote Bete – Tag 22 (S. 156)

WOCHE 4 ZEITPLAN

10 UHR
VORBEREITEN UND BACKEN
- Ricottabällchen (Tag 24)

10.30 UHR
BACKEN
- Rote Bete (Tag 22)

11 UHR
Währenddessen
ZUBEREITEN
- Sauerkraut mit Roter Bete und Apfel (Tag 23)

12 UHR
VORBEREITEN
- Miso-Granatapfel-Dressing (Tag 22)
- Quinoa (Tag 22)

KIMCHI ZUBEREITEN
(REZEPT SIEHE S. 72)

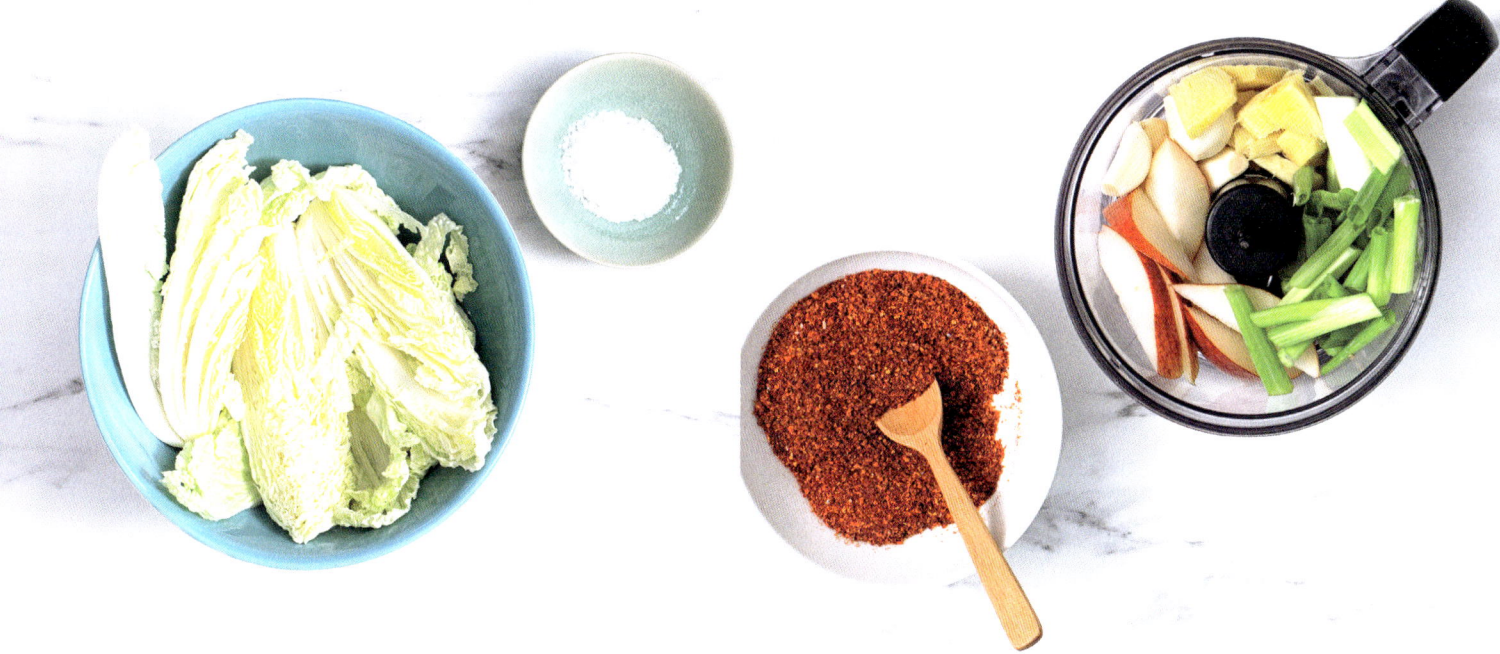

1. Chinakohl vierteln und Strunk entfernen, die Blätter ganz lassen. In eine Schüssel geben und Salz bis an den Ansatz zwischen die Blätter reiben. Bei Zimmertemperatur 2 Stunden stehen lassen, bis der Kohl weich wird.

2. Rettich, Birne, Zwiebel, Ingwer und Knoblauch in der Küchenmaschine mit Gochugaru und Fischsoße zu einer glatten Paste verarbeiten.

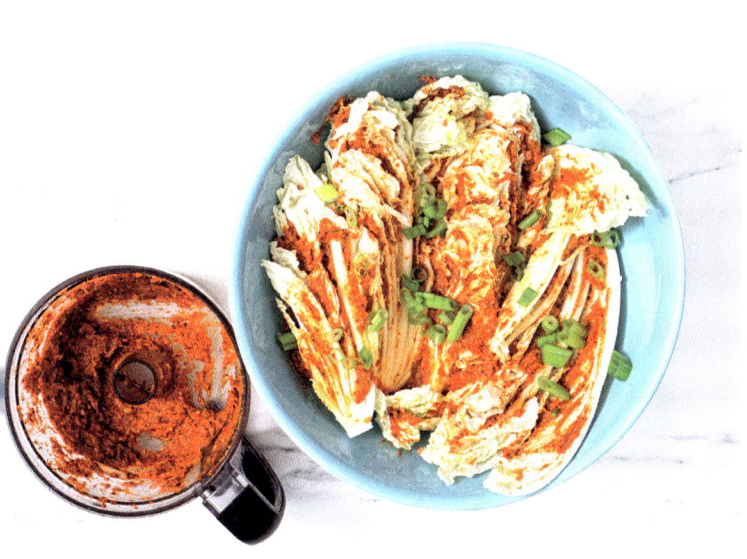
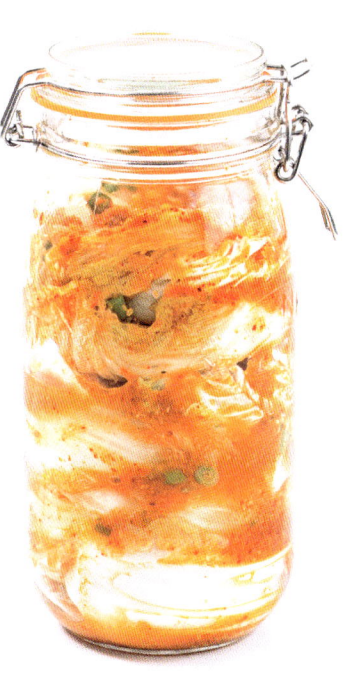

3. Salz abspülen, Kohl ausdrücken und abtropfen lassen. Paste und gehackte Frühlingszwiebeln bis an den Ansatz auf den Kohlblättern verteilen.

4. In ein steriles 2-l-Einmachglas füllen und fest verschließen, dann den Deckel ein ganz klein wenig lockern. 1 Woche bei Zimmertemperatur an einen dunklen Ort stellen. Im Kühlschrank aufbewahren.

TAG 22

WOCHE 4
MONTAG

Bereiten Sie die Rote Bete und das Getreide am Vorabend zu, um Zeit zu sparen. Streuen Sie vor dem Servieren 1 EL Leinsaat-Cashew-Topping auf das Curry.

FRÜHSTÜCK

Blaubeer-Bananen-Granola-Bowl

FÜR 1 PORTION
VORBEREITUNG / KOCHZEIT
5 Minuten / 0 Minuten

2 EL Chiasamen
2 Bananen, geschält
80 ml Milch oder Milchalternative
250 g Blaubeeren, frisch oder tiefgefroren
2 EL Granola (S. 88)
1 EL Kokosflocken

01 Chiasamen mit 1 ½ Bananen und der Milch in einen Mixer geben. Wenn frische Blaubeeren verwendet werden, ein paar als Garnitur aufheben. Die restlichen Beeren in den Mixer geben und zu einer glatten Masse pürieren.
02 In eine Schüssel umfüllen, mit Bananenscheiben, den restlichen Blaubeeren, Granola und Kokosflocken belegen.

Nährwertangaben pro Portion:
570 kcal / 15 g Fett / 122,1 g Kohlenhydrate / 12,5 g Protein

MITTAGESSEN

Quinoa-Bowl mit Erdbeeren und Feta

FÜR 1 PORTION
VORBEREITUNG / KOCHZEIT
15 Minuten / 0 Minuten

50 g Quinoa, gekocht, abgetropft
6 Erdbeeren, fein gewürfelt
¼ Salatgurke, fein gewürfelt
¼ rote Zwiebel, geschält, gewürfelt
30 g Feta, zerkrümelt
1 Handvoll Minze und Petersilie, gehackt
1 EL geröstete Thymianmandeln (S. 84)
½ Avocado, geschält, entkernt, in Scheiben geschnitten
2 EL Miso-Granatapfel-Dressing (S. 80)
1 EL Sprossen, z. B. Alfalfa oder Cashew (S. 40, optional)
Salz und Pfeffer
1 Saatencracker (S. 176)

01 Quinoa mit den restlichen Zutaten außer Thymianmandeln, Avocado, Dressing und Sprossen in eine Schüssel geben.
02 Dressing vorsichtig unterheben. Avocado darauflegen und mit Mandeln und Sprossen bestreuen, falls verwendet. Mit einem Cracker servieren.

Nährwertangaben pro Portion:
691 kcal / 52,5 g Fett / 46 g Kohlenhydrate / 17 g Protein

ABENDESSEN

Curry aus gebackener Roter Bete mit Wildreis

FÜR 1 PORTION
VORBEREITUNG / KOCHZEIT
5 Minuten / 50 Minuten

60 g Wildreis, gespült
1 EL Ghee oder Kokosöl
6 Curryblätter
½ TL Koriandersamen
3 cm Ingwer, geschält, in dünne Scheiben geschnitten
2 Knoblauchzehen, geschält, in dünne Scheiben geschnitten
½ TL schwarze Senfsaat
1 Prise scharfes Currypulver
50 g Kirschtomaten
1 Rote Bete, gebacken, in Spalten geschnitten
200 g Kokosmilch
Saft von ½ Limette

01 Reis in einem Topf mit Wasser in 45 Minuten gar kochen. Die Hälfte des Ghees in einer Pfanne erhitzen und 3 Curryblätter, Koriandersamen sowie die Hälfte von Ingwer und Knoblauch darin 1 Minute braten. Auf einem Küchentuch beiseitelegen. Die restlichen Curryblätter und die Gewürze in dem restlichen Ghee anbraten.
02 Restlichen Knoblauch und Ingwer hinzufügen und 1 Minute garen. Tomaten und etwas Wasser zugeben und 3 Minuten kochen. Rote Bete, Kokosmilch und Limettensaft zufügen und 5 Minuten kochen. Mit Reis und der Curryblattmischung servieren.

Nährwertangaben pro Portion:
637 kcal / 75,7 g Fett / 33,2 g Kohlenhydrate / 9,1 g Protein

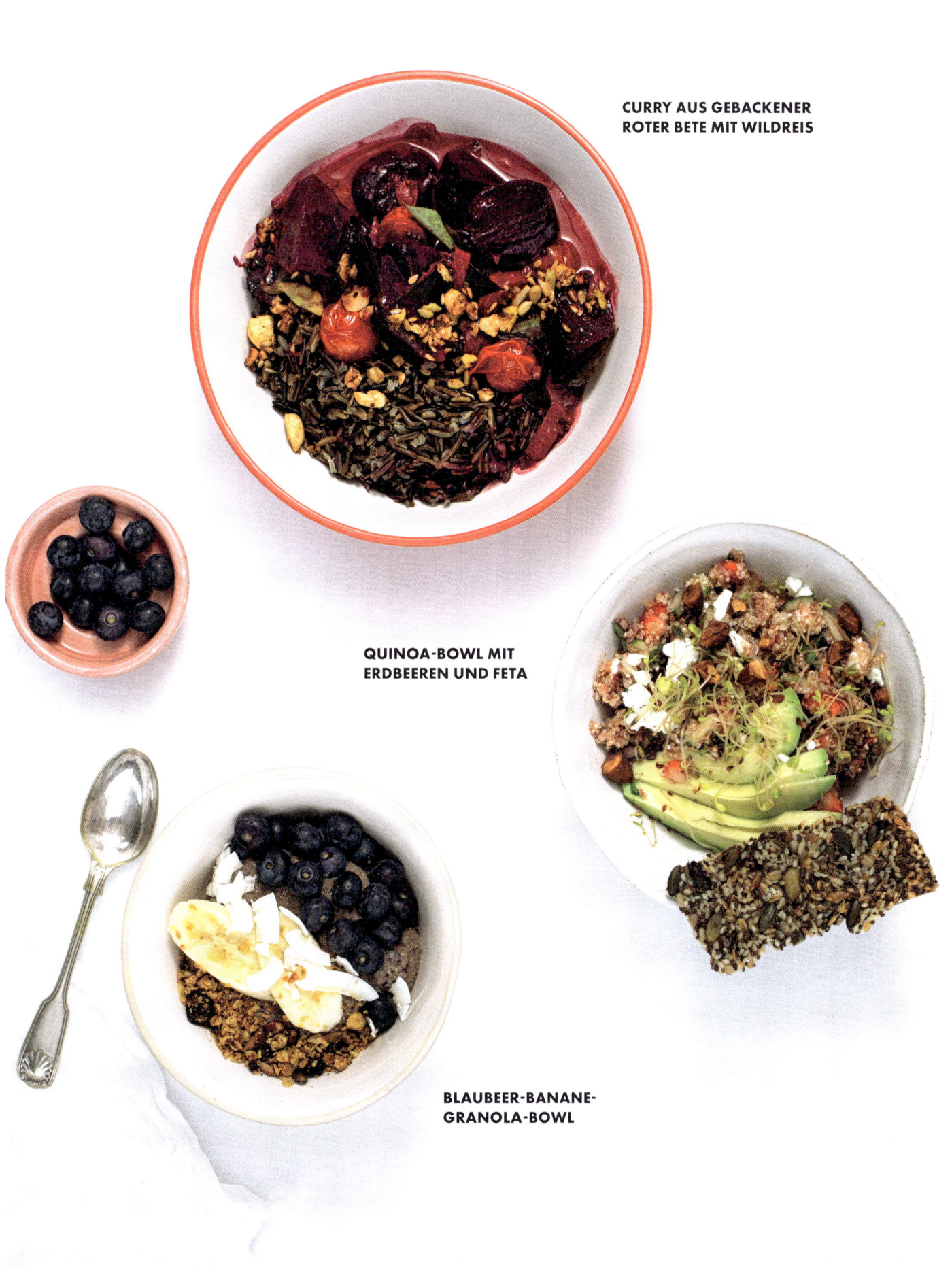

CURRY AUS GEBACKENER ROTER BETE MIT WILDREIS

QUINOA-BOWL MIT ERDBEEREN UND FETA

BLAUBEER-BANANE-GRANOLA-BOWL

TAG 23

WOCHE 4
DIENSTAG

Frische Sardinen sind köstlich und liefern viel Omega-3. Bestreuen Sie die Hähnchenspieße für mehr Nährstoffe mit der Würzigen Nussmischung (S. 84).

FRÜHSTÜCK

Acai-Smoothie-Bowl mit Himbeeren und Nektarinen

FÜR 1 PORTION
VORBEREITUNG / KOCHZEIT
5 Minuten / 0 Minuten

1 Banane, tiefgefroren
1 TL Acaibeerenpulver
180 g Himbeeren, frisch oder tiefgefroren
1 Nektarine, entkernt
Saft von ½ Limette
1 Handvoll gemischte Beeren
1 EL selbst gemachter Joghurt (S. 92)
1 EL Leinsaat-Cashew-Topping (S. 86) oder Granola (S. 88)

Banane, Acaibeerenpulver, Himbeeren und eine halbe Nektarine mit Limettensaft und 1 EL Wasser im Mixer zu einer glatten Masse pürieren. In eine Schüssel umfüllen. Die restliche Nektarine in Scheiben schneiden und mit den Beeren, dem Joghurt und dem Topping auf die Smoothie-Bowl geben.

Nährwertangaben pro Portion:
347 kcal / 9,4 g Fett / 65,4 g Kohlenhydrate / 7,6 g Protein

MITTAGESSEN

Sardinen auf geröstetem Roggenbrot mit Knoblauch

FÜR 1 PORTION
VORBEREITUNG / KOCHZEIT
5 Minuten / 5 Minuten

1 Scheibe Roggenbrot
1 Knoblauchzehe, geschält, halbiert (falls vorhanden, eingelegten Knoblauch verwenden; S. 74)
1 TL Olivenöl nativ extra
5 Kirschtomaten oder 1 reife Tomate, in Scheiben geschnitten
2 Sardinen, Filets im Schmetterlingsschnitt aufgeschnitten, ohne Gräten
1 TL frische Oreganoblätter
1 EL fein gehackte Petersilie
Saft von ½ Zitrone
1 TL Zitronenzesten
½ rote Chilischote, entkernt, in feine Ringe geschnitten
1 Handvoll Brunnenkresse
1 EL Sauerkraut mit Roter Bete und Apfel (S. 72, optional)

Roggenbrot in der Grillpfanne oder im Toaster rösten. Das Brot mit dem Knoblauch einreiben und mit Olivenöl beträufeln. Mit Tomaten und danach mit Sardinenfilets belegen. Kräuter, Zitronensaft und -zesten sowie Chili daraufgeben. Mit Brunnenkresse und falls gewünscht mit Sauerkraut servieren.

Nährwertangaben pro Portion:
1099 kcal / 62 g Fett / 24,6 g Kohlenhydrate / 105,1 g Protein

ABENDESSEN

Kurkuma-Hähnchenspieße mit Buchweizen

FÜR 1 PORTION
VORBEREITUNG / KOCHZEIT
10 Minuten / 20 Minuten

2 Hähnchenoberkeulen, ohne Knochen, in Stücke geschnitten
1 EL Olivenöl nativ extra
je ½ TL gemahlener Kreuzkümmel und gemahlene Kurkuma
Saft von ½ Zitrone
30 g Buchweizengrütze, gekocht
30 g Dinkel, gekocht
1–2 Medjool-Datteln, ohne Kern, klein geschnitten
⅓ rote Zwiebel, geschält, fein gehackt
1 EL Petersilie, gehackt
Tahini-Dressing: 2 EL Tahini und
1 ½ EL Zitronensaft
1 EL Granatapfelkerne
Salz und Pfeffer

01 Hähnchenfleisch in einer Schüssel mit der Hälfte des Öls, der Hälfte des Kreuzkümmels sowie mit Kurkuma und Zitronensaft vermengen, salzen, pfeffern und 5–10 Minuten marinieren. Buchweizengrütze, Dinkel, Datteln, Zwiebel und Petersilie in eine Schüssel geben.
02 Tahini-Dressing in einer Schüssel mit 60 ml Wasser verquirlen, 2 EL davon in eine Schüssel geben und den Rest von Öl und Kreuzkümmel einrühren. Unter das Getreide mischen. Hähnchenfleisch auf 2 Stäbe spießen und gar grillen. Mit Getreide, Granatapfelkernen und dem restlichen Dressing servieren.

Nährwertangaben pro Portion:
1105 kcal / 67,7 g Fett / 66,1 g Kohlenhydrate / 73,5 g Protein

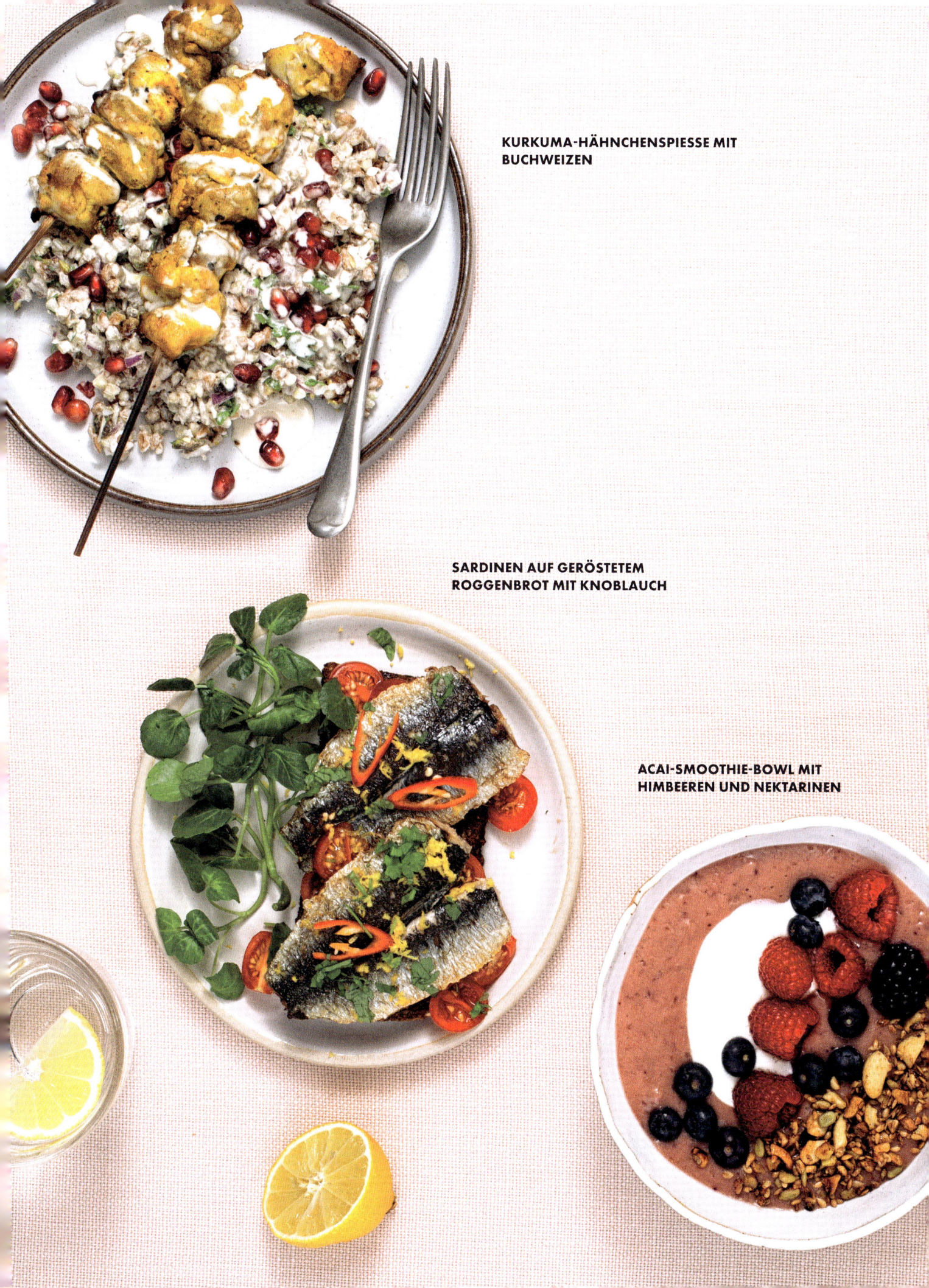

KURKUMA-HÄHNCHENSPIESSE MIT BUCHWEIZEN

SARDINEN AUF GERÖSTETEM ROGGENBROT MIT KNOBLAUCH

ACAI-SMOOTHIE-BOWL MIT HIMBEEREN UND NEKTARINEN

TAG 24

WOCHE 4
MITTWOCH

Freekeh ist ein köstliches Getreide, das die Verdauung unterstützt. Servieren Sie die Ricottabällchen mit etwas Mandel-Haselnuss-Dukkah (S. 86).

FRÜHSTÜCK

Macadamia-Zitrusfrüchte-Bowl

FÜR 1 PORTION
VORBEREITUNG / KOCHZEIT
5 Minuten / 5 Minuten

2 EL gehackte Macadamianüsse
1 EL Kokosflocken
1 rosa Grapefruit, geschält
½ Zitrone, geschält
1 Prise gemahlener Kardamom
1 TL Ahornsirup
1 Mandarine, geschält
50 ml Kokosjoghurt

01 Macadamianüsse und Kokosflocken in einer kleinen Pfanne ohne Fett 3–4 Minuten rösten, bis sie leicht goldfarben sind. Beiseitestellen.
02 Die Filets von Grapefruit und Mandarine auslösen, dafür mit einem Messer über einer Schüssel zwischen Fruchtfleisch und Häuten entlangfahren. Saft aus der Zitrone in eine Extraschüssel ausdrücken. Kardamom und Ahornsirup in den Saft geben und vermischen. Grapefruit- und Mandarinenfilets in eine Schüssel geben, Kokosflocken und Macadamianussstückchen darauf verteilen. Mit dem gewürzten Saft beträufeln und mit Joghurt servieren.

Nährwertangaben pro Portion:
468 kcal / 25,3 g Fett / 63,2 g Kohlenhydrate / 7,9 g Protein

MITTAGESSEN

Herzhafte Salatbowl mit Ricottabällchen, Kichererbsen und Freekeh

FÜR 1 PORTION
VORBEREITUNG / KOCHZEIT
10 Minuten / 0 Minuten

3 EL Ricotta
½ TL gemahlene Kurkuma
1 EL Minze, gehackt
1 EL Petersilie, gehackt
1 EL Schnittlauch, klein geschnitten
50 g geschroteter Freekeh, gekocht
3 EL Kichererbsen, gekocht, abgetropft
2 Frühlingszwiebeln, in Ringe geschnitten
1 Stange Staudensellerie, in Scheiben geschnitten
Salz und Pfeffer
2 EL Dressing mit geröstetem Knoblauch (S. 80)
Dukkah (S. 80)

01 Ricotta in eine Schüssel geben und gründlich mit Kurkuma sowie je 1 Prise Salz und Pfeffer verrühren.
02 Kräuter auf einem Teller vermischen. Jeweils etwa 1 TL Ricotta abstechen und mit feuchten Händen zu einem Bällchen rollen. Bällchen in den Kräutern wälzen und beiseitestellen. Vorgang wiederholen, bis der Ricotta aufgebraucht ist (etwa 5 Bällchen). Die restlichen Zutaten mit dem Dressing in eine Schüssel geben und gründlich vermischen. Mit Ricottabällchen und – falls gewünscht – Dukkah servieren.

Nährwertangaben pro Portion:
363 kcal / 18 g Fett / 18,3 g Kohlenhydrate / 6,6 g Protein

ABENDESSEN

Lachs und Fenchel mit Butterbohnenmus

FÜR 1 PORTION
VORBEREITUNG / KOCHZEIT
10 Minuten / 20 Minuten

1 kleiner oder ½ großer Fenchel
1 ½ EL Olivenöl nativ extra
1 Lachsfilet, ohne Haut
½ kleine Stange Lauch, in feine Ringe geschnitten
1 Knoblauchzehe, geschält, gehackt
½ TL Fenchelsamen
120 g Butterbohnen, gekocht, abgetropft
100 ml Brühe aus Huhn, Gemüse und Kombu (S. 70)
Zesten und Saft von ½ Zitrone

01 Den Ofen auf 200 °C Ober-/Unterhitze (Umluft: 180 °C) vorheizen. Fenchelgrün abschneiden und beiseitelegen. Knolle in dünne Spalten schneiden. In eine Auflaufform legen und gut mit ½ EL Öl vermengen, salzen und pfeffern. 10 Minuten im Ofen backen. Lachs mit ½ EL Öl bestreichen, salzen und pfeffern, ebenfalls in die Auflaufform legen und 10 Minuten garen.
02 Das restliche Öl in einer Pfanne erhitzen. Lauch, Knoblauch und Fenchelsamen zugeben, einen Deckel auflegen und Gemüse 5 Minuten dämpfen. Bohnen und Brühe zufügen und alles ohne Deckel 2 Minuten köcheln lassen. Zitronensaft einrühren. Mischung mit einem Löffelrücken zerdrücken. Das Bohnenmus mit Fenchel und Lachs auf einem Teller anrichten und mit Zitronenzesten und gehacktem Fenchelgrün bestreuen.

Nährwertangaben pro Portion:
965 kcal / 53,3 g Fett / 58 g Kohlenhydrate / 65,9 g Protein

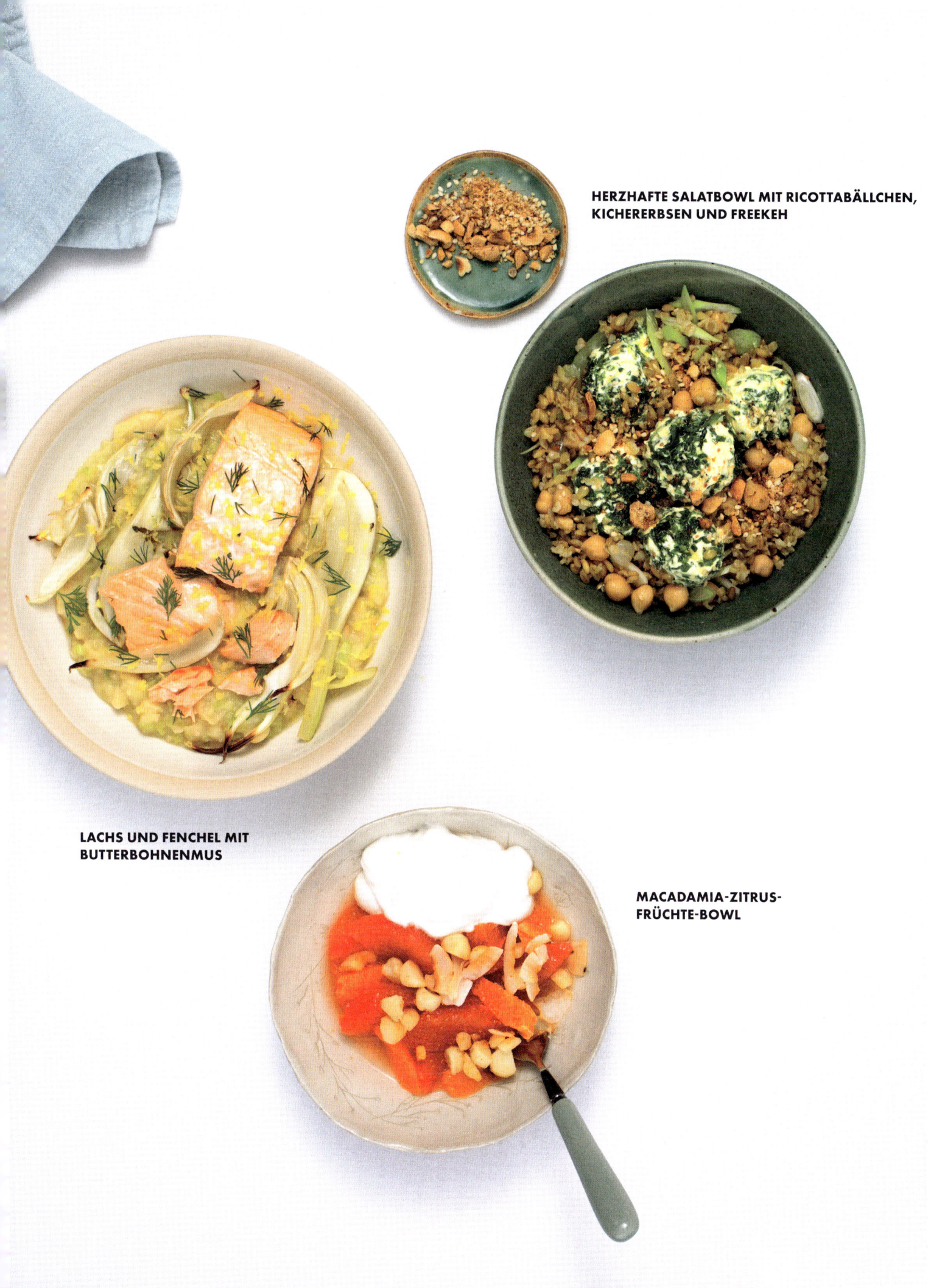

HERZHAFTE SALATBOWL MIT RICOTTABÄLLCHEN, KICHERERBSEN UND FREEKEH

LACHS UND FENCHEL MIT BUTTERBOHNENMUS

MACADAMIA-ZITRUS-FRÜCHTE-BOWL

TAG 25

WOCHE 4
DONNERSTAG

Statt eingelegter Zwiebeln können Sie beim Mittagessen auch fermentierte Karotten (S. 72) nehmen.

FRÜHSTÜCK

Porridge mit Beeren und Mandelmus

FÜR 1 PORTION
VORBEREITUNG / KOCHZEIT
5 Minuten / 5 Minuten

50 g Haferschrot
250 ml Mandeldrink
1 Prise gemahlener Zimt
1 EL flüssiger Honig
1 EL Mandelmus
50 g gemischte Beeren, tiefgefroren, aufgetaut
1 EL Geröstete Zimt-Quinoa mit Chiasamen (S. 84)

Haferschrot mit Mandeldrink, Zimt und Honig in einen Topf geben. 5 Minuten unter Rühren köcheln lassen, bis der Haferschrot gar ist. Mandelmus einrühren, dann Mischung in eine Schüssel füllen und Beeren und Quinoa daraufgeben.

Nährwertangaben pro Portion:
503 kcal / 17,3 g Fett / 78,3 g Kohlenhydrate / 13,9 g Protein

MITTAGESSEN

Romanasalat mit Ei und Kurkuma-Dressing

FÜR 1 PORTION
VORBEREITUNG / KOCHZEIT
10 Minuten / 9 Minuten

1 Ei, Zimmertemperatur
1 Romanasalatherz, in Viertel geschnitten
½ TL Kreuzkümmelsamen
1 ½ EL Kurkuma-Joghurt-Dressing (S. 80)
1 EL Schnittlauch, klein geschnitten
Salz und Pfeffer
Supersaatenbrot (S. 90), geröstet
Eingelegte Kurkumazwiebeln (S. 74)

01 Wasser in einem Topf zum Kochen bringen, das Ei vorsichtig hineingeben und in 8 Minuten hart kochen. Herausnehmen und mit kaltem Wasser abschrecken. Wenn es abgekühlt ist, pellen und in eine Schüssel geben. Mit dem Rücken eines Löffels etwas zerdrücken, salzen und pfeffern.
02 Eine Pfanne auf hoher Stufe erhitzen. Salatviertel mit der Schnittfläche nach unten hineinlegen, Kreuzkümmelsamen dazugeben und 1 Minute braten, bis der Salat leicht gebräunt ist und der Kreuzkümmel aromatisch duftet. Auf einen Teller geben. Das zerdrückte Ei darauf verteilen, großzügig mit Kurkuma-Joghurt-Dressing beträufeln und mit Schnittlauch bestreuen. Mit den eingelegten Zwiebeln auf Röstbrot servieren.

Nährwertangaben pro Portion:
156 kcal / 11,4 g Fett / 5,2 g Kohlenhydrate / 7,5 g Protein

ABENDESSEN

Nudeln mit Anchovis, Spargelbrokkoli und Kurkuma

FÜR 1 PORTION
VORBEREITUNG / KOCHZEIT
10 Minuten / 20 Minuten

50 g Vollkornnudeln, z. B. Fusilli oder Penne
1 EL Olivenöl nativ extra
1 Handvoll Spargelbrokkoli
½ Zwiebel, geschält, in Ringe geschnitten
1 Knoblauchzehe, geschält, gehackt
½ TL Chiliflocken
2 Anchovisfilets in Öl, abgetropft, gehackt
½ TL gemahlene Kurkuma
Zesten und Saft von ¼ Zitrone
1 EL geriebener Parmesan

01 Die Nudeln in einem Topf mit kochendem Salzwasser nach Packungsanweisung al dente kochen. In ein Sieb abgießen, dabei 2 EL Kochwasser aufbewahren. Öl in einer Pfanne erhitzen, Brokkoli hineingeben und 2–3 Minuten garen, dabei mehrmals wenden.
02 Zwiebel, Knoblauch, Chiliflocken und Anchovis zugeben und 2–3 Minuten braten, damit der Spargelbrokkoli die Aromen annimmt. Kurkuma, Zitronenzesten und -saft, Kochflüssigkeit und Nudeln untermischen. Wenn die Nudeln gut mit Soße überzogen sind, mit dem Parmesan bestreut servieren.

Nährwertangaben pro Portion:
334 kcal / 21 g Fett / 25,1 g Kohlenhydrate / 15,8 g Protein

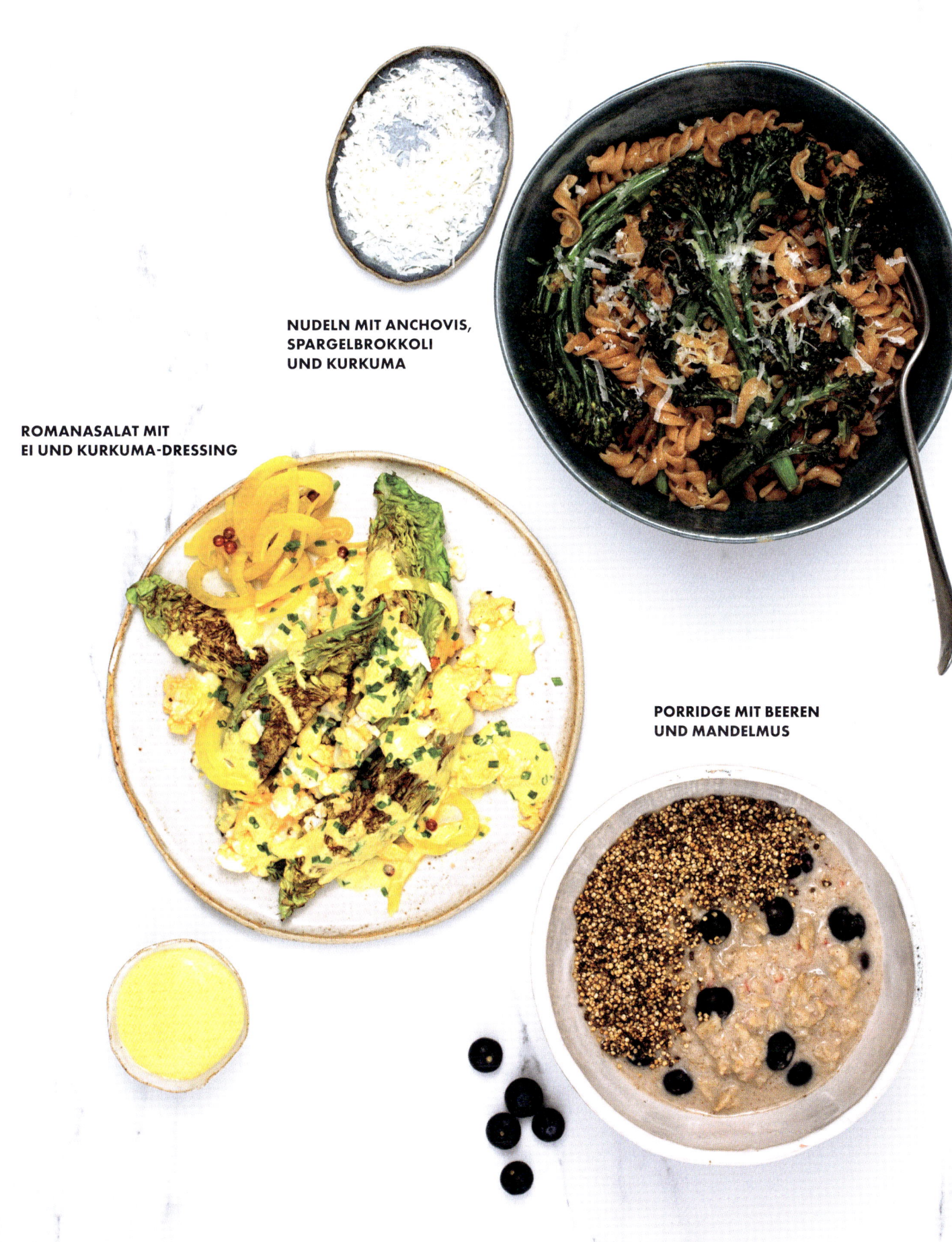

NUDELN MIT ANCHOVIS, SPARGELBROKKOLI UND KURKUMA

ROMANASALAT MIT EI UND KURKUMA-DRESSING

PORRIDGE MIT BEEREN UND MANDELMUS

TAG 26

WOCHE 4

FREITAG

Heute kommen Brombeeren auf den Frühstückstoast, aber Sie können auch andere Beeren verwenden.

FRÜHSTÜCK

Energiequelle Frühstückstoasts

FÜR 1 PORTION
VORBEREITUNG / KOCHZEIT
5 Minuten / 5 Minuten

2 Scheiben Supersaatenbrot (S. 90) oder Urgetreidebrot (S. 90)
1 EL Olivenöl nativ extra
½ Avocado, geschält, entkernt, zerdrückt
Saft von ½ Zitrone
½ TL Chiliflocken
2 EL Ricotta
2 EL Brombeeren
2 Stängel Minze, Blätter abgezupft
1 EL Leinsaat-Cashew-Topping (S. 86)

Zuerst das Brot im Toaster rösten, dann mit Olivenöl beträufeln. Avocadomus mit dem Zitronensaft vermischen, auf 1 Brotscheibe streichen und mit Chiliflocken bestreuen. Ricotta auf der zweiten Scheibe verteilen, Brombeeren und Minzeblättchen darauflegen und mit Topping bestreuen.

Nährwertangaben pro Portion:
445 kcal / 39,6 g Fett / 21,3 g Kohlenhydrate / 9,2 g Protein

MITTAGESSEN

Suppe mit vier Sorten Bohnen und Graupen

FÜR 2 PORTIONEN
VORBEREITUNG / KOCHZEIT
10 Minuten / 40 Minuten

1 EL Olivenöl nativ extra
½ Zwiebel, geschält, grob gehackt
2 Knoblauchzehen, geschält, in Scheiben geschnitten
½ Stange Staudensellerie, grob gehackt
1 kleine Karotte, grob gehackt
3 Stängel Thymian plus Thymian zum Garnieren
50 g Perlgraupen
250 ml Brühe aus Hühnerknochen (S. 70)
400 g gemischte Bohnen aus der Dose (4 Sorten), abgespült, abgetropft
½ Dose stückige Tomaten

01 In einer Pfanne Öl auf niedriger Stufe erhitzen und Zwiebel, Knoblauch, Sellerie, Karotte und Thymian darin 6 Minuten unter Rühren anbraten, bis das Gemüse weich ist. Perlgraupen untermischen, dann die Brühe und 500 ml Wasser zugießen. Zum Kochen bringen, Temperatur reduzieren und Graupen ca. 30 Minuten köcheln lassen, bis sie recht weich sind.
02 Bohnen und Tomaten zugeben, erneut zum Köcheln bringen und 10 Minuten simmern lassen. Mit Thymian garniert servieren.

Nährwertangaben pro Portion:
345 kcal / 9,6 g Fett / 4,2 g Kohlenhydrate / 17 g Protein

ABENDESSEN

Hähnchenfilet mit Oregano und Mandeln

FÜR 1 PORTION
VORBEREITUNG / KOCHZEIT
10 Minuten / 15 Minuten

1 Hähnchenbrust, waagerecht halbiert zu 2 dünnen Filets
1 Knoblauchzehe, geschält, gehackt
½ EL grob gehackter Oregano
1 EL Olivenöl nativ extra
1 EL Mandelblättchen, grob zerkleinert
200 ml Brühe aus Hühnerknochen (S. 70) oder je 100 ml Weißwein und Hühnerbrühe
80 g Spargelbrokkoli
5 Stangen Spargel
40 g Erbsen, tiefgefroren
Salz und Pfeffer

01 Hähnchen mit Knoblauch, der Hälfte des Oregano und ½ EL Öl in eine Schüssel geben, in der Mischung wenden und mit Salz und Pfeffer würzen. Das restliche Öl in einer Pfanne erhitzen und das Fleisch darin von jeder Seite 2 Minuten braten. Herausnehmen und beiseitestellen. Temperatur auf höchste Stufe stellen, Mandeln mit dem restlichen Oregano in die Pfanne geben und 30 Sekunden anbraten.
02 Brühe angießen und zum Kochen bringen. 2 Minuten köcheln lassen. Hähnchen wieder in die Pfanne geben und durcherhitzen. Unterdessen das Gemüse in kochendem Wasser bissfest garen. Mit dem Hähnchen servieren.

Nährwertangaben pro Portion:
546 kcal / 28,5 g Fett / 20 g Kohlenhydrate / 51 g Protein

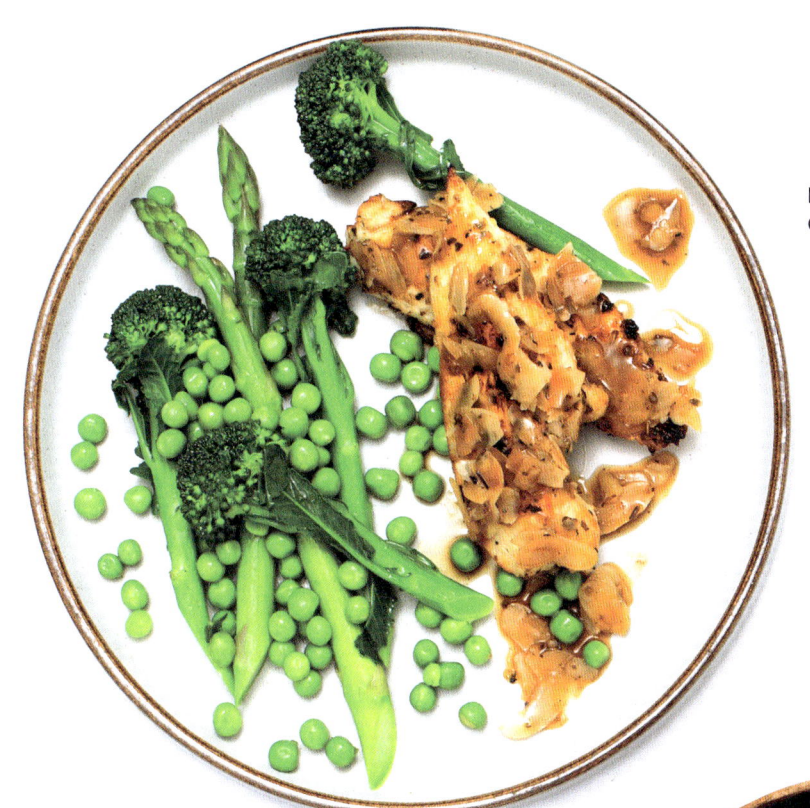

HÄHNCHENFILET MIT OREGANO UND MANDELN

SUPPE MIT VIER SORTEN BOHNEN UND GRAUPEN

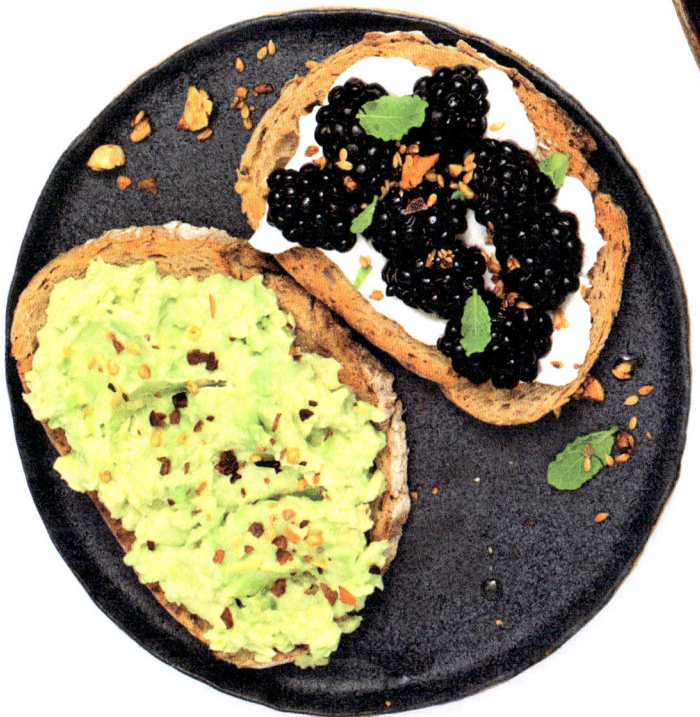

ENERGIEQUELLE FRÜHSTÜCKSTOASTS

TAG 27

WOCHE 4

SAMSTAG

Der Teig reicht für 8 Frühstückspfannkuchen – verwenden Sie die Hälfte des Teigs und frieren den Rest ein. Servieren Sie zum Mittagessen Kurkumazwiebeln (S. 74).

FRÜHSTÜCK

Kimchi-Pfannkuchen

FÜR 1 PORTION
VORBEREITUNG / KOCHZEIT
5 Minuten / 15 Minuten

1 großes Ei
1 EL Kimchi-Lake aus dem Glas (S. 72)
1 EL Tamari
1 EL Reisweinessig
100 g Dinkelmehl
200 g Kimchi (S. 72), grob gehackt
2 Frühlingszwiebeln, in feine Ringe geschnitten, plus 2 Frühlingszwiebeln, in Ringe geschnitten, zum Garnieren
2 EL Olivenöl
Dip: 1 EL Tamari und 1 EL Reisweinessig

01 In einer Schüssel Ei, Kimchi-Lake, Tamari, Essig und 60 ml Wasser verrühren. 75 g Mehl einarbeiten. Kimchi und 2 Frühlingszwiebeln zugeben und gründlich umrühren. Sollte das Kimchi zu flüssig sein, das restliche Mehl zufügen, bis ein cremiger Teig entsteht.
02 Teig aufteilen, die Hälfte für später einfrieren. Eine Bratpfanne mit 1 EL Öl auf mittlerer Stufe erhitzen. Mit einem großen Löffel 2 EL Teig in die Pfanne geben (2 Pfannkuchen gleichzeitig backen) und auf jeder Seite 2–3 Minuten braten. Herausnehmen, auf ein Kuchengitter legen und Vorgang noch einmal wiederholen; falls nötig noch etwas Öl nehmen. Pfannkuchen mit Dip servieren und mit den restlichen Frühlingszwiebeln bestreuen.

Nährwertangaben pro Portion:
379 kcal / 17,4 g Fett / 103 g Kohlenhydrate / 15,1 g Protein

MITTAGESSEN

In Orangensaft glasierter Tempeh mit Linsen

FÜR 1 PORTION
VORBEREITUNG / KOCHZEIT
5 Minuten / 40 Minuten

Saft von 2 Orangen
½ EL frisch geriebener Ingwer
1 TL Tamari
2 TL Mirin
1 TL Ahornsirup
1 Knoblauchzehe, geschält, gehackt
2 EL Weizenbulgur
40 g Grünkohl, klein geschnitten
2 EL Puylinsen
140 g Tempeh, in mundgerechte Stücke geschnitten
2 EL Kokosöl, Ghee oder Olivenöl
Salz und Pfeffer
Saft von ½ Limette

01 Orangensaft, Ingwer, Tamari, Mirin, Ahornsirup und Knoblauch in einer Schüssel verrühren. Bulgur und Grünkohl 10 Minuten in einem Topf mit 100 ml kochendem Wasser garen und dann mit aufgelegtem Deckel beiseitestellen. Linsen in einem weiteren Topf mit Wasser 20 Minuten kochen. In ein Sieb abgießen und unter den Bulgur rühren. Mit Salz und Pfeffer würzen.
02 Tempeh in einer Pfanne mit Öl goldbraun braten. Die Orangensoße darübergießen und 5–8 Minuten köcheln lassen. Mit Bulgur und Linsen anrichten und mit Limettensaft beträufeln.

Nährwertangaben pro Portion:
814 kcal / 44,2 g Fett / 74 g Kohlenhydrate / 37,2 g Protein

ABENDESSEN

Wolfsbarsch mit Blumenkohlpüree und Rosenkohlsalat

FÜR 1 PORTION
VORBEREITUNG / KOCHZEIT
5 Minuten plus 10 Minuten einweichen / 10 Minuten

3 große Blumenkohlröschen
1 EL Cashewkerne, 10 Minuten eingeweicht
1 EL Milch oder Cashewdrink
2 TL Butter
100 g Rosenkohl, in Streifen geschnitten
1 getrocknete rote Chilischote, zerkrümelt
1 ½ EL Rotweinessig
1 EL Petersilie, gehackt
1 EL Minzeblätter, gehackt
1 TL Zitronenzesten
3 EL Olivenöl nativ extra
1 Wolfsbarschfilet
Salz und Pfeffer

01 Blumenkohl in einem Topf mit kochendem Wasser weich kochen. Durch ein Sieb abgießen und mit Cashewkernen, Milch und Butter im Mixer zu Püree verarbeiten. Mit Salz und Pfeffer abschmecken. Rosenkohl, Chili, Essig, Kräuter, Zesten sowie 2 ½ EL Öl in einer Schüssel vermengen, salzen und pfeffern.
02 Das restliche Öl in einer Pfanne erhitzen, die Hautseite des Fisches salzen und pfeffern und Fisch mit der Hautseite nach unten braten, bis die Haut knusprig ist. Wenden und 1 weitere Minute braten. Fisch mit Püree und Salat servieren.

Nährwertangaben pro Portion:
669 kcal / 58,8 g Fett / 14,9 g Kohlenhydrate / 25,2 g Protein

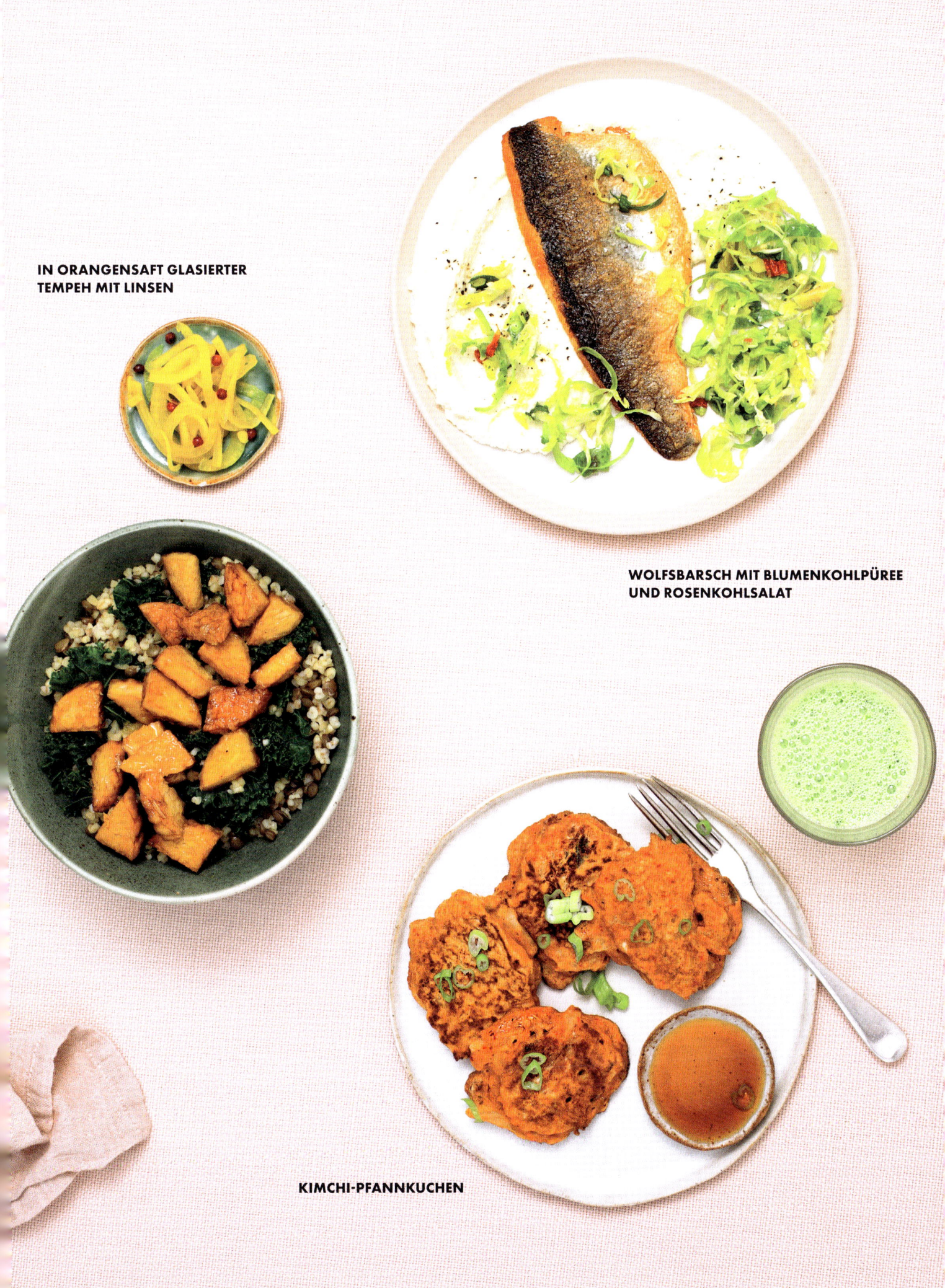

IN ORANGENSAFT GLASIERTER TEMPEH MIT LINSEN

WOLFSBARSCH MIT BLUMENKOHLPÜREE UND ROSENKOHLSALAT

KIMCHI-PFANNKUCHEN

TAG 28

WOCHE 4
SONNTAG

Brühe aus Hühnerknochen enthält Nährstoffe für den Darm, was förderlich für Ihr Immunsystem ist. Streuen Sie über das Abendessen 1 EL Sprossen (S. 40).

FRÜHSTÜCK

Pochierte Eier mit Miso und Sprossen

FÜR 1 PORTION
VORBEREITUNG / KOCHZEIT
5 Minuten / 5 Minuten

½ EL Butter
½ EL braune Misopaste
½ TL Limettenzesten
1 TL Limettensaft
2 Scheiben Urgetreidebrot (S. 90), geröstet
2 Eier, pochiert (siehe S. 104)
1 EL Sprossen (S. 40)
1 EL Mandel-Haselnuss-Dukkah (S. 86)
1 EL Sauerkraut mit Roter Bete und Apfel (S. 72)

Butter und Miso in einer Schüssel vermischen. Limettenzesten und -saft hinzugeben. Mischung auf die Brotscheiben streichen, je 1 pochiertes Ei darauflegen und mit Sprossen bestreuen. Mit Dukkah und Sauerkraut servieren.

Nährwertangaben pro Portion:
280 kcal / 23,5 g Fett / 21,5 g Kohlenhydrate / 16,7 g Protein

MITTAGESSEN

Hähnchen-Ramen

FÜR 1 PORTION
VORBEREITUNG / KOCHZEIT
5 Minuten / 30 Minuten

500 ml Brühe aus Hühnerknochen (S. 70)
1 cm Ingwer, geschält, in dünne Scheiben geschnitten
1 Knoblauchzehe, geschält, in dünne Scheiben geschnitten
1 Bananenschalotte, geschält, gehackt
5 Shiitakepilze
½ Hähnchenbrust
50 g braune Champignons, in Scheiben geschnitten
1 EL weiße Misopaste
½ EL Mirin
1 EL Tamari
80 g frische Kelp- oder Reisnudeln
1 Handvoll Babyspinat
½ Romanasalat
1 Frühlingszwiebel, in Ringe geschnitten
1 TL Sesam, geröstet

01 Brühe, Ingwer, Knoblauch, Schalotte und Shiitakepilze in einem Topf zum Kochen bringen. Hähnchen hinzugeben, Deckel auflegen, Topf vom Herd nehmen und 25 Minuten beiseitestellen. Die Champignons in einer Pfanne ohne Fett weich braten. Das Hähnchenfleisch aus dem Topf nehmen. Brühe durch ein Sieb abgießen, Shiitakepilze beiseitestellen.
02 Brühe wieder in den Topf geben und erhitzen, Miso, Mirin und Tamari einrühren. Hähnchenfleisch in Streifen schneiden und mit den restlichen Zutaten in eine Schüssel geben. Pilze und Brühe dazugeben.

Nährwertangaben pro Portion:
363 kcal / 6,5 g Fett / 31,1 g Kohlenhydrate / 36,5 g Protein

ABENDESSEN

Rohes Pad Thai

FÜR 1 PORTION
VORBEREITUNG / KOCHZEIT
15 Minuten / 0 Minuten

1 kleine Zucchini, in Spaghettiform geschnitten oder geraspelt
1 kleine Karotte, in Spaghettiform geschnitten oder geraspelt
½ rote Paprikaschote, in dünne Streifen geschnitten
30 g Weißkohl, fein gehobelt
40 g Edamame-Bohnen, tiefgefroren, aufgetaut
1 EL frisch gehacktes Basilikum
1 TL Sesam, geröstet

Dressing
1 eingelegte Knoblauchzehe (S. 74, optional) oder normaler Knoblauch, geschält, gehackt
70 g Mandelmus
2 EL Limettensaft
2 ½ EL Ahornsirup
½ EL dunkles Sesamöl
1 TL frisch geriebener Ingwer
Salz und Pfeffer

01 Dressingzutaten in einen Mixer geben und mit 2 EL Wasser pürieren. Mit Salz und Pfeffer abschmecken und beiseitestellen.
02 Alle Zutaten außer dem Sesam in eine Schüssel geben und mit dem Dressing vermengen. Mit Sesam bestreut servieren.

Nährwertangaben pro Portion:
641 kcal / 50,1 g Fett / 36,6 g Kohlenhydrate / 24,3 g Protein

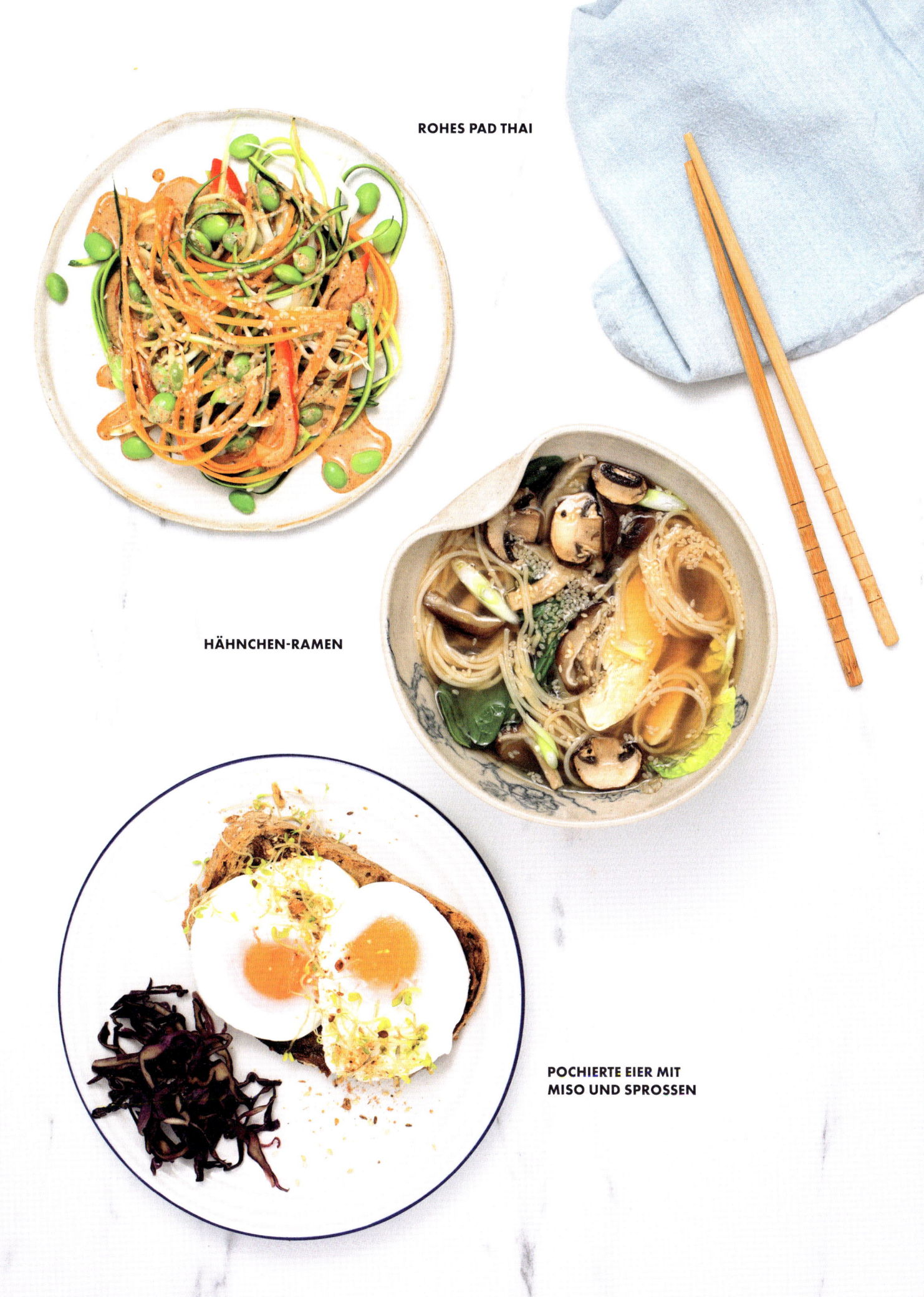

ROHES PAD THAI

HÄHNCHEN-RAMEN

POCHIERTE EIER MIT MISO UND SPROSSEN

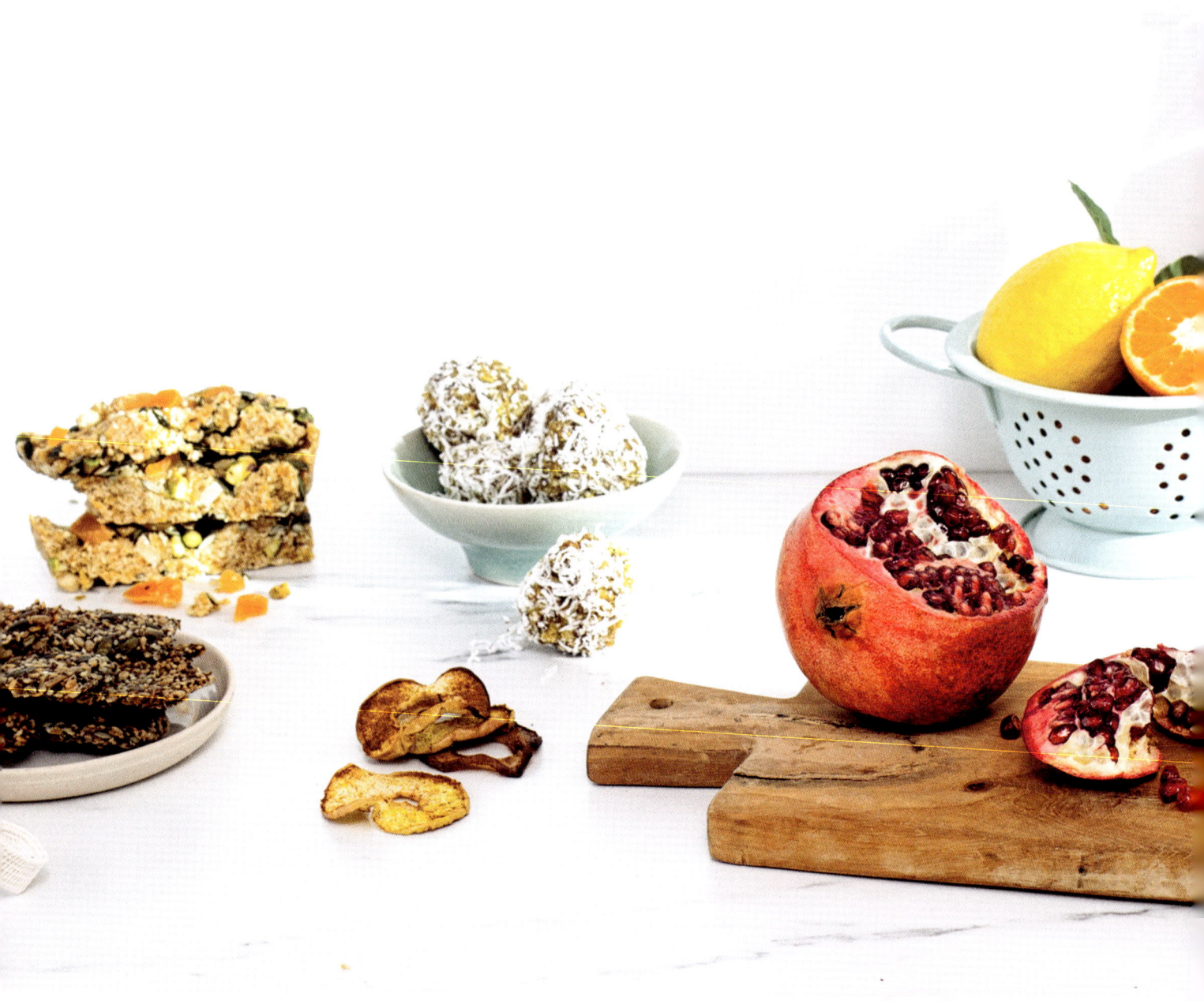

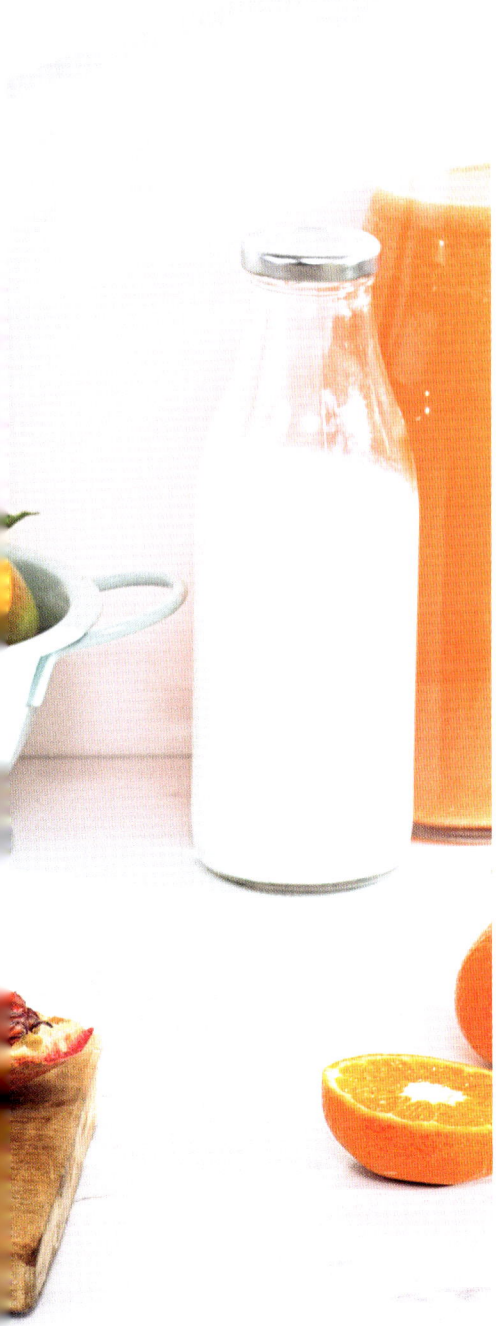

GETRÄNKE UND SNACKS

In diesem Kapitel erwartet Sie eine tolle Auswahl an Snacks für alle Lebenslagen und dazu supergesunde Getränke, die gemeinsam mit den Speisen für die 28 Tage helfen, Ihre Immunität zu verbessern. Wir alle brauchen hin und wieder einen Snack, und manchmal ist es schwierig, zu wissen, was man trinken darf, wenn man gerade Diätvorgaben einhält. Auf den nächsten Seiten folgen ein paar einfache Ideen und Rezepte als Hilfen auf Ihrem Weg zu einer Ernährung für ein besseres Immunsystem.

SNACKS FÜR UNTERWEGS

Diese Snacks sind ideal, wenn Sie viel unterwegs sind. Probieren Sie sie aus! Sie beugen Heißhunger vor, spenden Energie und Nährstoffe und stärken die Immunfunktion.

Kurkuma-Kokos-Dattel-Bällchen

FÜR 6–8 STÜCK
VORBEREITUNG / KOCHZEIT
10 Minuten / 0 Minuten

12 Medjool-Datteln, ohne Kern
60 g Haferflocken
1 EL Chiasamen
4 EL Zitronensaft
1 TL Zitronenzesten
65 g blanchierte Mandeln
1 TL gemahlene Kurkuma
1 Prise schwarzer Pfeffer aus der Mühle
60 g Kokosraspel

01 Datteln in eine Schüssel geben und ein paar Minuten in heißem Wasser einweichen. Durch ein Sieb abgießen und mit den restlichen Zutaten – außer den Kokosraspeln – in einer Küchenmaschine in Intervallen zerkleinern. Mixen, bis ein zusammenhängender Teig entsteht. Ist er zu trocken, 1 EL Wasser hinzugeben.
02 Mit einem kleinen Löffel golfballgroße Portionen der Masse abnehmen und zu Kugeln rollen. Kokosraspel auf einen Teller streuen und Bällchen darin wälzen. Bällchen in einem luftdicht verschließbaren Behälter bis zu 2 Wochen im Kühlschrank aufbewahren oder bis zu 3 Monate einfrieren.

Nährwertangaben pro Portion:
244 kcal / 8,4 g Fett / 44,7 g Kohlenhydrate / 4,3 g Protein

Energieriegel mit Aprikose und Nuss

FÜR 12 STÜCK
VORBEREITUNG / KÜHLZEIT
10 Minuten / 2 Stunden

200 g getrocknete Aprikosen plus Aprikosen für das Topping
4 EL Ahornsirup
100 ml Kokosöl, geschmolzen
200 g Haferflocken
2 EL gemahlener Ingwer
60 g Haselnusskerne, grob gehackt
60 g Pistazienkerne, grob gehackt
60 g Kürbiskerne

01 Alle Aprikosen 5 Minuten in einer Schüssel mit heißem Wasser einweichen. Durch ein Sieb abgießen. 200 g Aprikosen mit Ahornsirup und Kokosöl in einer Küchenmaschine pürieren. Haferflocken und Ingwer hinzugeben und in Intervallen vermischen. In eine Schüssel umfüllen, Haselnüsse, Pistazien und Kürbiskerne untermischen.
02 Mischung in eine mit Backpapier ausgelegte Form (20 × 20 cm) geben und mit einem Löffel andrücken. Die restlichen Aprikosen locker darauf verteilen und ein wenig in die Masse hineindrücken. 2 Stunden im Kühlschrank kühlen. Masse aus der Form nehmen und in Riegel schneiden. Im Kühlschrank in einem luftdicht verschließbaren Behälter 1 Woche haltbar, tiefgefroren bis zu 3 Monate.

Nährwertangaben pro Portion:
281 kcal / 15,7 g Fett / 31,7 g Kohlenhydrate / 5,5 g Protein

Geröstete Gewürz-Paranüsse

FÜR 250 G
VORBEREITUNG / KOCHZEIT
5 Minuten / 10 Minuten

250 g Paranüsse
1 TL gemahlener Zimt
1 TL gemahlener Ingwer
¼ TL gemahlener Kardamom
1 EL Ahornsirup
50 g Kokosöl, geschmolzen

01 Den Ofen auf 180 °C Ober-/Unterhitze (Umluft: 160 °C) vorheizen. Alle Zutaten in eine Schüssel geben und verrühren; dabei darauf achten, dass die Paranüsse komplett mit den Gewürzen und dem Öl überzogen sind. Nüsse auf einem mit Backpapier ausgelegten Backblech verteilen und in 8–10 Minuten im Ofen goldbraun backen.
02 Abkühlen lassen und in einem luftdicht verschließbaren Behälter bis zu 1 Woche aufbewahren.

Nährwertangaben pro Rezept:
2164 kcal / 218 g Fett / 47,5 g Kohlenhydrate / 36,4 g Protein

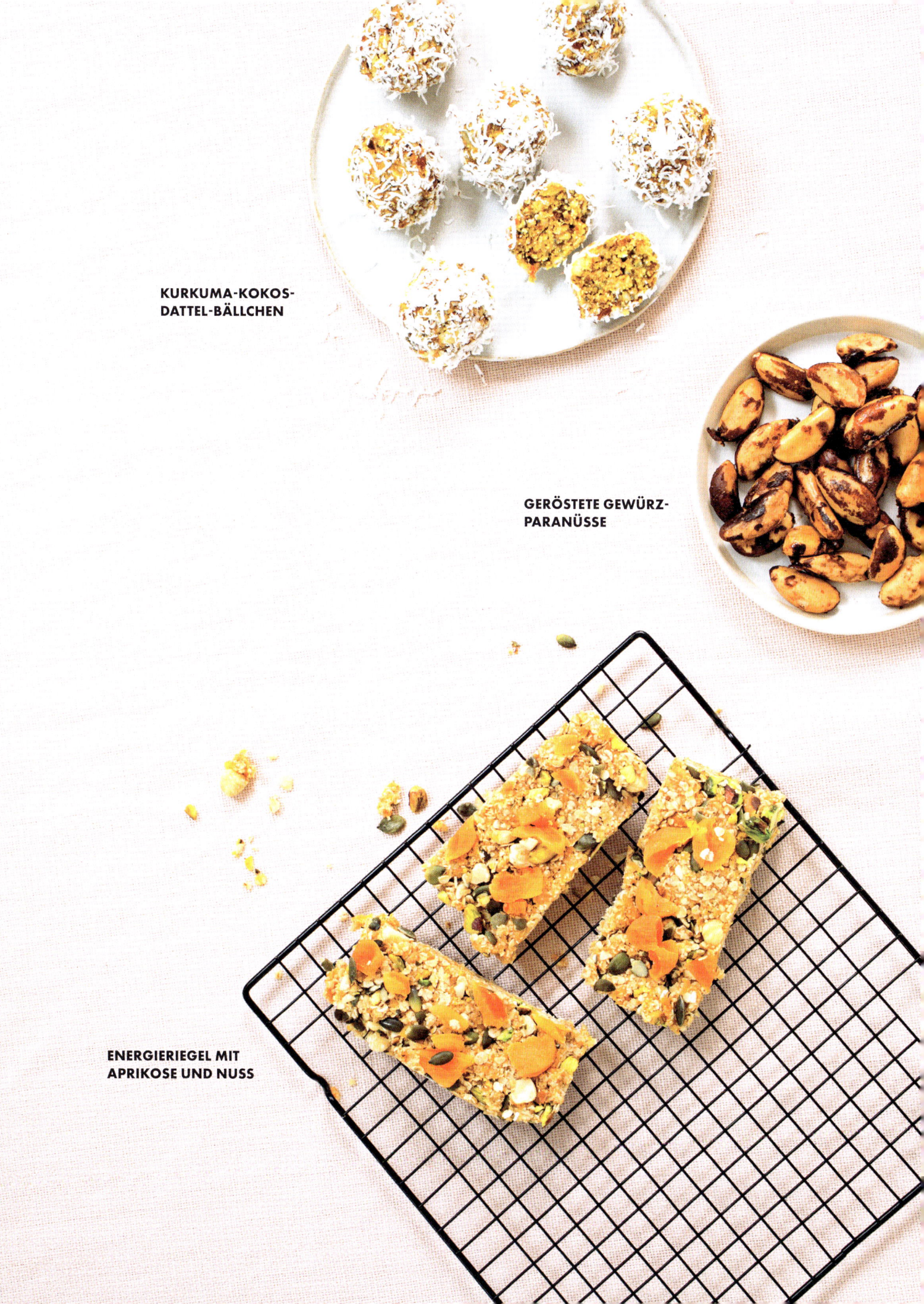

KURKUMA-KOKOS-DATTEL-BÄLLCHEN

GERÖSTETE GEWÜRZ-PARANÜSSE

ENERGIERIEGEL MIT APRIKOSE UND NUSS

SNACKS MIT TROCKENOBST

Diese gesunden Snacks bändigen den Heißhunger und stellen eine tolle Alternative zu gekauften Snacks dar.

Zimt-Kurkuma-Apfelchips

FÜR CA. 16 APFELCHIPS
VORBEREITUNG / BACKZEIT
10 Minuten / 45 Minuten–1 Stunde

2 Äpfel (Granny Smith oder eine ähnliche Sorte)
1 TL gemahlener Zimt
½ TL gemahlene Kurkuma

01 Ofen auf 160 °C Ober-/Unterhitze (Umluft: 140 °C) vorheizen. Das Kerngehäuse der Äpfel mit einem Ausstecher entfernen und Äpfel dann waagerecht in 1–2 mm dicke Scheiben schneiden. Zimt und Kurkuma in einer Schüssel vermischen, Apfelringe damit bestäuben und auf ein mit Backpapier ausgelegtes Blech legen.
02 Apfelringe 45 Minuten–1 Stunde im Ofen backen, dabei nach der Hälfte der Zeit einmal wenden. Sobald einige Chips braun werden, diese herausnehmen. Die fertigen Apfelringe vollständig erkalten lassen und 2–3 Tage in einem luftdicht verschließbaren Behälter aufbewahren.

Nährwertangaben pro Rezept:
204 kcal / 0,7 g Fett / 54,1 g Kohlenhydrate / 1,3 g Protein

Getrocknete Birnen

FÜR CA. 16 RINGE
VORBEREITUNG / BACKZEIT
10 Minuten / 4 Stunden

Pflanzenöl für das Gitter
2 große reife, aber feste Birnen

01 Den Ofen auf 80 °C Ober-/Unterhitze (Umluft: 60 °C) vorheizen und den Gitterrost mit Pflanzenöl bestreichen. Mit einem Ausstecher die Kerngehäuse der Birnen entfernen und Früchte mit einem scharfen Messer in dünne Ringe schneiden.
02 Birnenringe auf das vorbereitete Gitter legen, aber nicht überlappen lassen. 4 Stunden im Ofen backen und dabei jede Stunde einmal wenden. Ringe vollständig erkalten lassen und dann in einem luftdicht verschließbaren Behälter 2–3 Tage aufbewahren.

Nährwertangaben pro Rezept:
272 kcal / 1,7 g Fett / 70 g Kohlenhydrate / 1,7 g Protein

Ingwer-Honig-Gelee

FÜR 20 STÜCK
VORBEREITUNG / KOCH-/KÜHLZEIT
10 Minuten / 5 Minuten plus 3 Stunden Ruhezeit

2 cm Ingwer, geschält, gerieben
Saft von 2 Zitronen
15 g Gelatinepulver
2 ½ EL Honig
1 TL Zitronenabrieb

01 In einem Topf 475 ml Wasser zum Kochen bringen. Ingwer hinzugeben, Topf vom Herd nehmen und Mischung 5 Minuten ziehen lassen.
02 Zitronensaft in eine Schüssel geben und die Gelatine darüberstreuen. 5 Minuten einweichen lassen.
03 Ingwerwasser durch ein Sieb über die Gelatine abgießen und umrühren, bis die Gelatine sich aufgelöst hat. Honig und Zitronenabrieb hinzugeben und gut untermischen. Gemisch in eine 20 × 20 cm große Silikonform gießen und im Kühlschrank in 3 Stunden fest werden lassen. Herausnehmen und in 1 cm große Würfel schneiden. In einem luftdicht verschließbaren Behälter 7 Wochen haltbar, tiefgefroren 3 Monate.

Nährwertangaben pro Rezept:
211 kcal / 0,3 g Fett / 51,3 g Kohlenhydrate / 6,6 g Protein

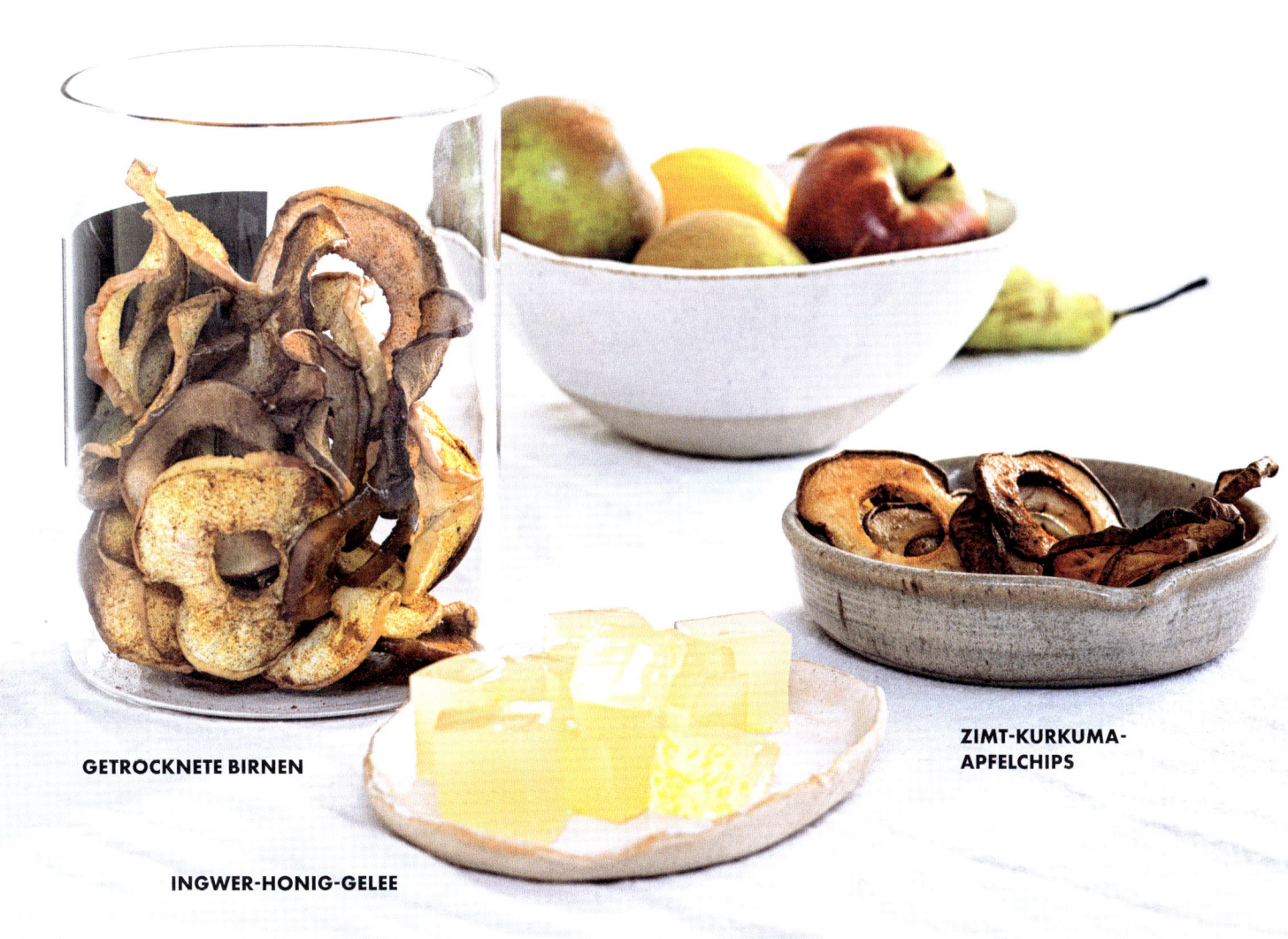

GETROCKNETE BIRNEN

INGWER-HONIG-GELEE

ZIMT-KURKUMA-APFELCHIPS

HERZHAFTE SNACKS

Diese gehaltvollen Snacks sind wahrhafte Nährstoffbomben und schnell zubereitet. Die Saatencracker passen als knuspriges Extra gut zu Suppen oder Salaten. Wenn Sie keine Zeit haben, Mandelmus für den Miso-Mandel-Dip selbst herzustellen, nehmen Sie 90 g fertiges Mandelmus und streichen Öl und Mandeln von der Zutatenliste.

Rohkost mit Miso-Mandel-Dip

FÜR 1–2 PORTIONEN
VORBEREITUNG / KOCHZEIT
15 Minuten / 5 Minuten

115 g Mandelblättchen, leicht geröstet
1–2 EL Erdnussöl (oder ein anderes geschmacksneutrales Öl)
3 EL weiße Misopaste
90 ml Apfelsaft, erwärmt
Meersalz
rohes Gemüse, in große Stifte geschnitten

01 Mandeln in einen Mixer füllen, Salz und 1 EL Öl hinzugeben und zu einer glatten Paste verarbeiten. Wenn die Paste zu fest ist, mehr Öl zufügen.
02 In eine Schüssel umfüllen und Misopaste und die Hälfte des Apfelsafts gründlich untermischen. Dann den restlichen Apfelsaft hinzugeben. Zum Dippen mit Rohkost servieren.

Nährwertangaben pro Portion:
1023 kcal / 81,5 g Fett /
42,4 g Kohlenhydrate / 31,6 g Protein

Saatencracker

FÜR 20 STÜCK
VORBEREITUNG / BACKZEIT
25 Minuten / 40 Minuten

50 g Sesam
25 g Leinsaat
50 g Chiasamen
50 g Sonnenblumenkerne
50 g Kürbiskerne
½ TL Salz
1 TL getrockneter Oregano
1 EL Kokosöl, geschmolzen

01 Ofen auf 180 °C Ober-/Unterhitze (Umluft: 160 °C) vorheizen. Alle Zutaten und 150 ml Wasser in eine Schüssel geben und sehr gut durchmischen. 20 Minuten stehen lassen, damit Leinsaat und Chiasamen aufquellen.
02 Mit den Fingern das Gemisch auf einem mit Backpapier ausgekleideten Backblech 3–4 mm dick verstreichen. 20 Minuten im Ofen backen. Blech aus dem Ofen nehmen und rechteckige Stücke in den Teig ritzen. Weitere 20 Minuten backen, bis die Masse fest ist. Abkühlen lassen, dann in Stücke brechen. In einem luftdicht verschließbaren Behälter 5–6 Tage haltbar.

Nährwertangaben pro Cracker:
91 kcal / 7,5 g Fett / 2,4 g Kohlenhydrate /
2,8 g Protein

Grünkohlchips mit Gewürzsalz

FÜR 2 PORTIONEN
VORBEREITUNG / BACKZEIT
5 Minuten / 30 Minuten

200 g krause Kohlblätter, ohne Stiel
1 EL Olivenöl

Gewürzsalz
½ TL Meersalz
¼ TL gemahlene Kurkuma
½ TL gemahlener Kreuzkümmel
½ TL gemahlener Koriander
½ TL mildes Chilipulver
¼ TL feiner Zucker

01 Ofen auf 150 °C Ober-/Unterhitze (Umluft: 130 °C) vorheizen. Die Zutaten für das Gewürzsalz in einer Schüssel gut vermischen und in einem kleinen Schraubdeckelglas aufbewahren. Für dieses Rezept wird nicht die ganze Menge benötigt.
02 Kohlblätter mit Küchenpapier ganz trocken tupfen, dann in Stücke reißen. Mit dem Olivenöl in eine Schüssel geben und gut vermengen, sodass der Kohl vollständig mit dem Öl überzogen ist. 1–2 Backbleche mit Backpapier auslegen und den Kohl jeweils in einer Schicht darauf verteilen. 25–30 Minuten im Ofen backen, dabei nach der Hälfte der Zeit die Bleche einmal umdrehen. Herausnehmen und ein paar Minuten stehen lassen, dann werden die Chips noch etwas krosser. In eine Schüssel umfüllen und mit 2 Prisen Gewürzsalz bestreut servieren.

Nährwertangaben pro Portion:
114 kcal / 8,2 g Fett / 18,6 g Kohlenhydrate /
4,5 g Protein

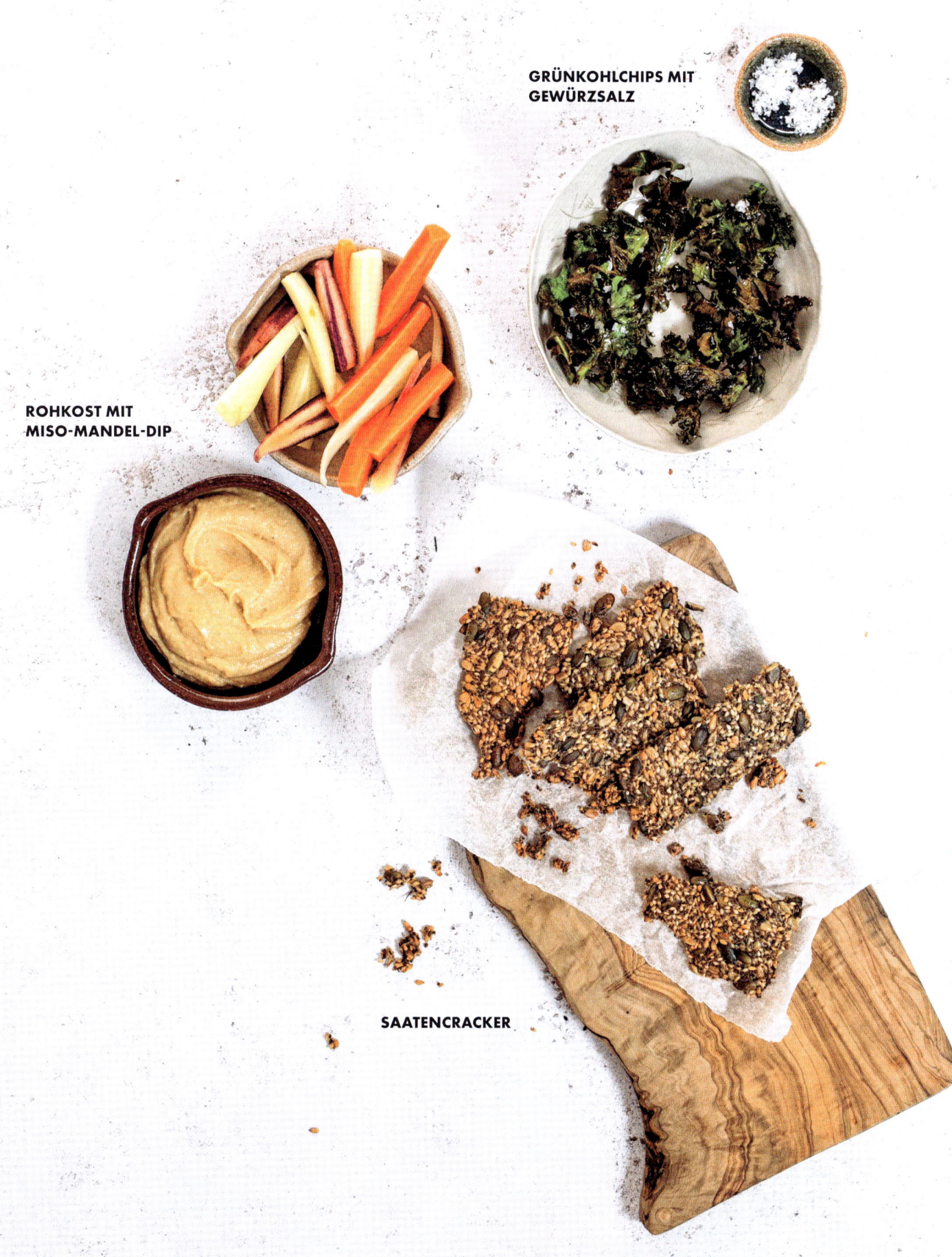

GRÜNKOHLCHIPS MIT GEWÜRZSALZ

ROHKOST MIT MISO-MANDEL-DIP

SAATENCRACKER

SÜSSE KÖSTLICHKEITEN

Diese leckeren, im Handumdrehen zubereiteten Naschereien können sowohl das Immunsystem unterstützen als auch die Lust auf Süßes befriedigen. Konfekt, Beeren und Fruchteislolli lassen sich im Gefrierfach aufbewahren und liegen bereit, wenn Ihnen der Sinn danach steht.

Mandelkonfekt mit dunkler Schokolade

FÜR 24 STÜCK
VORBEREITUNG / KOCH-/KÜHLZEIT
5 Minuten / 5 Minuten plus
1 Stunden 40 Minuten

170 g dunkle Schokolade, in Stücke gebrochen (mindestens 70 % Kakaoanteil)
60 ml Ahornsirup
1 EL Kokosöl
160 g glattes Mandelmus
1 EL Leinsaat-Cashew-Topping (S. 86) zum Bestreuen (optional)
1 EL Meersalz

01 Ein Backblech oder Minimuffin-Blech mit entsprechenden Papierförmchen bestücken. Schokolade in eine hitzebeständige Form geben und über dem warmen Wasserbad schmelzen. Schüssel vom Wasserbad nehmen und Ahornsirup sowie Kokosöl untermischen. Je 1 TL Schokolade in die Förmchen geben und mit dem Löffelrücken leicht an den Seiten hochziehen. Förmchen 30 Minuten in das Gefrierfach stellen.
02 Nun ½ TL Mandelmus auf den Boden jedes Schokoförmchens geben und 10 Minuten tiefkühlen. Mit der restlichen Schokolade bedecken, dann mit dem Topping (falls verwendet) und Meersalz bestreuen. Vor dem Verzehr 1 Stunde tiefkühlen. Konfekt im Tiefkühlfach aufbewahren und 5 Minuten vor dem Genuss herausnehmen.

Nährwertangaben pro Stück:
95 kcal / 6,7 g Fett / 7,4 g Kohlenhydrate / 1,8 g Protein

Gefrorene Joghurtbeeren

FÜR 2 PORTIONEN
VORBEREITUNG / KÜHLZEIT
10 Minuten / 1 Stunde

170 g Blaubeeren
170 ml selbst gemachter Joghurt (S. 92) oder anderer Naturjoghurt mit Lebendkulturen

01 Mit einem Zahnstocher eine Blaubeere aufspießen und in den Joghurt tauchen, sodass sie ganz damit überzogen ist. Auf ein mit Backpapier ausgelegtes Backblech legen. Vorgang wiederholen, bis alle Blaubeeren mit Joghurt überzogen sind.
02 Nun 1 Stunde tiefkühlen. Sobald die Blaubeeren gefroren sind, können sie in einem Gefrierbeutel bis zum Verzehr im Tiefkühlfach aufbewahrt werden.

Nährwertangaben pro Portion:
205 kcal / 6,3 g Fett / 33,3 g Kohlenhydrate / 6,9 g Protein

Orangen-Grapefruit-Eis

FÜR 10 STÜCK
VORBEREITUNG / KOCHZEIT
25 Minuten / 6 Stunden

400 g Wassermelonenfruchtfleisch, in Stücke geschnitten, entkernt
2 rosa Grapefruits, geschält
2 große Orangen, geschält

01 Alle Zutaten in eine Küchenmaschine oder einen Mixer geben und zu einer glatten Masse pürieren.
02 Mischung durch ein Sieb drücken und in 10 Eis-am-Stiel-Formen gießen. Wer nicht genügend Eisformen hat: Sobald das Eis gefroren ist, kann man es aus der Form lösen und in einem Gefrierbeutel verstauen. Dann die Formen mit dem restlichen Saft füllen und ebenfalls tiefkühlen. Das Eis braucht 6 Stunden zum Gefrieren.

Nährwertangaben pro Portion:
46,4 kcal / 0,2 g Fett / 11,7 g Kohlenhydrate / 0,8 g Protein

**MANDELKONFEKT MIT
DUNKLER SCHOKOLADE**

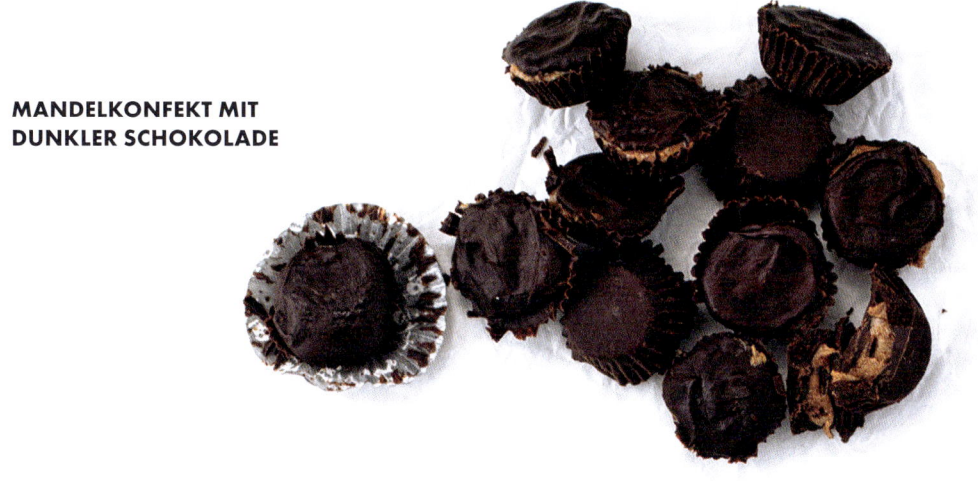

GEFRORENE JOGHURTBEEREN

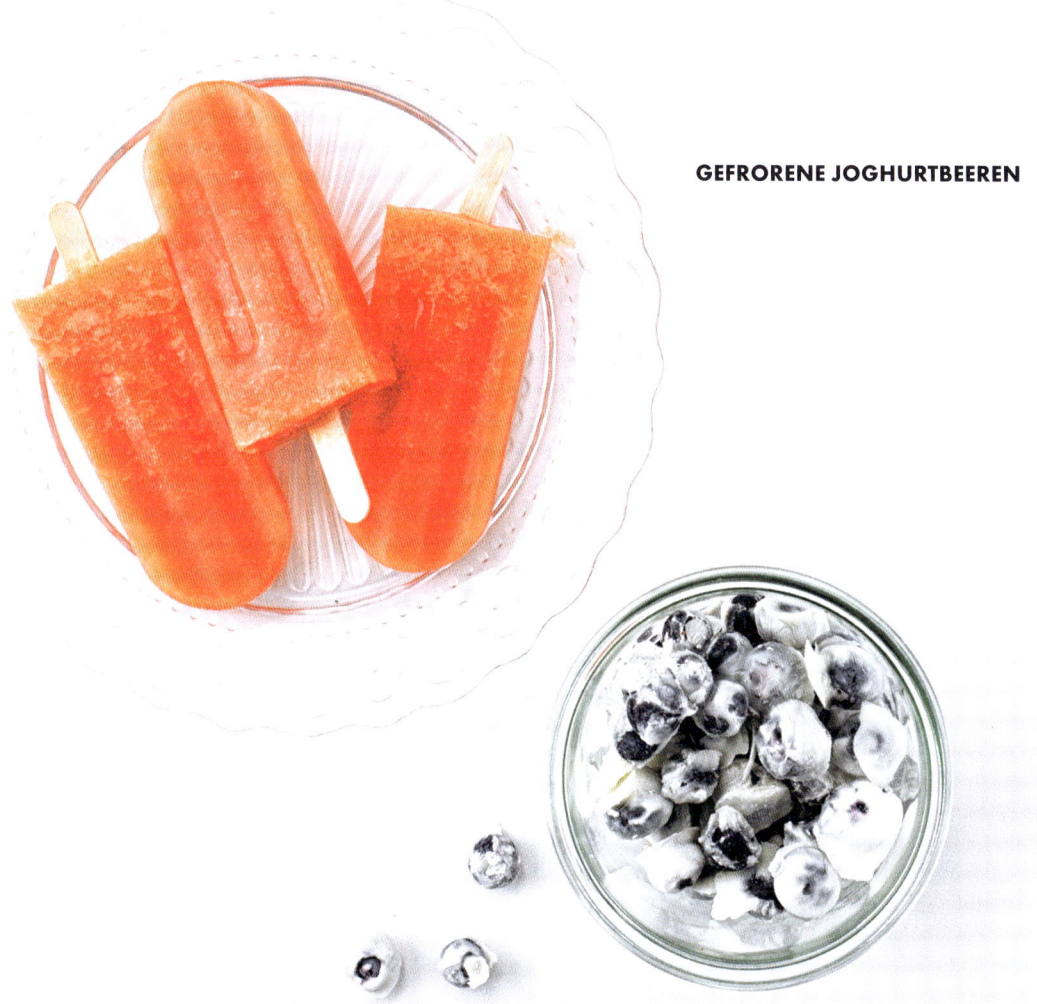

ORANGEN-GRAPEFRUIT-EIS

DIPS UND AUFSTRICHE

Diese Dips und Aufstriche stecken voller guter Sachen und können als Snack mit Toast oder Fladenbrot oder aber als Dip zu Rohkost serviert werden. Wenn Sie das Pesto im Kühlschrank vorrätig haben, sind einfache Nudelsoßen oder ein Topping für Backofengemüse schnell gemacht. Der Kurkuma-Ricotta kommt als Aufstrich oder als Soße zum Einsatz.

Knoblauch-Guacamole

FÜR 300 G
VORBEREITUNG / BACKZEIT
10 Minuten / 25 Minuten

2 Knoblauchknollen plus 1 Zehe
2 große Avocados
Saft von 2 Limetten
2 EL Koriandergrün, gehackt
Salz und Pfeffer

01 Den Ofen auf 220 °C Ober-/Unterhitze (Umluft: 200 °C) vorheizen. Bei den Knoblauchknollen die Spitzen abschneiden und die Knollen in Alufolie einwickeln. Auf das Ofengitter setzen und 25 Minuten im Ofen backen. Herausnehmen und abkühlen lassen, dann die Zehen in eine Schüssel ausdrücken und beiseitestellen.
02 Unterdessen Avocados halbieren, Kerne entfernen und das Fruchtfleisch aus den Schalen löffeln. Zum Knoblauch geben und mit Limettensaft beträufeln. Die restliche Knoblauchzehe schälen, dazupressen und das Ganze mit einer Gabel nach Belieben zu einer stückigen oder glatten Paste zerdrücken. Koriander untermischen und mit Salz und Pfeffer abschmecken.

Nährwertangaben pro Portion:
789 kcal / 61,2 g Fett / 67,9 g Kohlenhydrate / 13,6 g Protein

Schwarzkohlpesto

FÜR 180–250 G
VORBEREITUNG / KOCHZEIT
5 Minuten / 5 Minuten

50 g Schwarzkohl, Blätter klein gezupft
50 g Babyspinat
25 g Basilikumblätter
25 ml Olivenöl nativ extra plus Öl zum Aufgießen
20 ml Traubenkernöl
60 g geriebener Parmesan
2 ½ EL Kürbiskerne
1 Knoblauchzehe, geschält
Saft von ½ Zitrone
Meersalz

01 Schwarzkohl in einem Topf mit kochendem Wasser 3–4 Minuten blanchieren, bis er weich ist. Durch ein Sieb abgießen.
02 Schwarzkohl mit Spinat, Basilikum, beiden Ölen, ¾ des Parmesans, Kürbiskernen, Knoblauch und Zitronensaft im Mixer zu einer glatten Masse pürieren. Nach Geschmack mit Salz würzen. In ein Schraubdeckelglas füllen, eine Schicht Olivenöl aufgießen und 1–2 Wochen im Kühlschrank aufbewahren.

Nährwertangaben pro Rezept:
735 kcal / 65,9 g Fett / 15 g Kohlenhydrate / 30,5 g Protein

Kurkuma-Ricotta

FÜR 250 G
VORBEREITUNG / KOCHZEIT
5 Minuten / 0 Minuten

200 g Ricotta
60 g geriebener Parmesan
1 TL gemahlene Kurkuma
½ TL schwarzer Pfeffer aus der Mühle

01 Alle Zutaten in einer Schüssel vermischen.
02 In ein Schraubdeckelglas füllen und im Kühlschrank aufbewahren. Hält sich bis zu 2 Wochen.

Nährwertangaben pro Rezept:
528 kcal / 34,1 g Fett / 12,7 g Kohlenhydrate / 47,4 g Protein

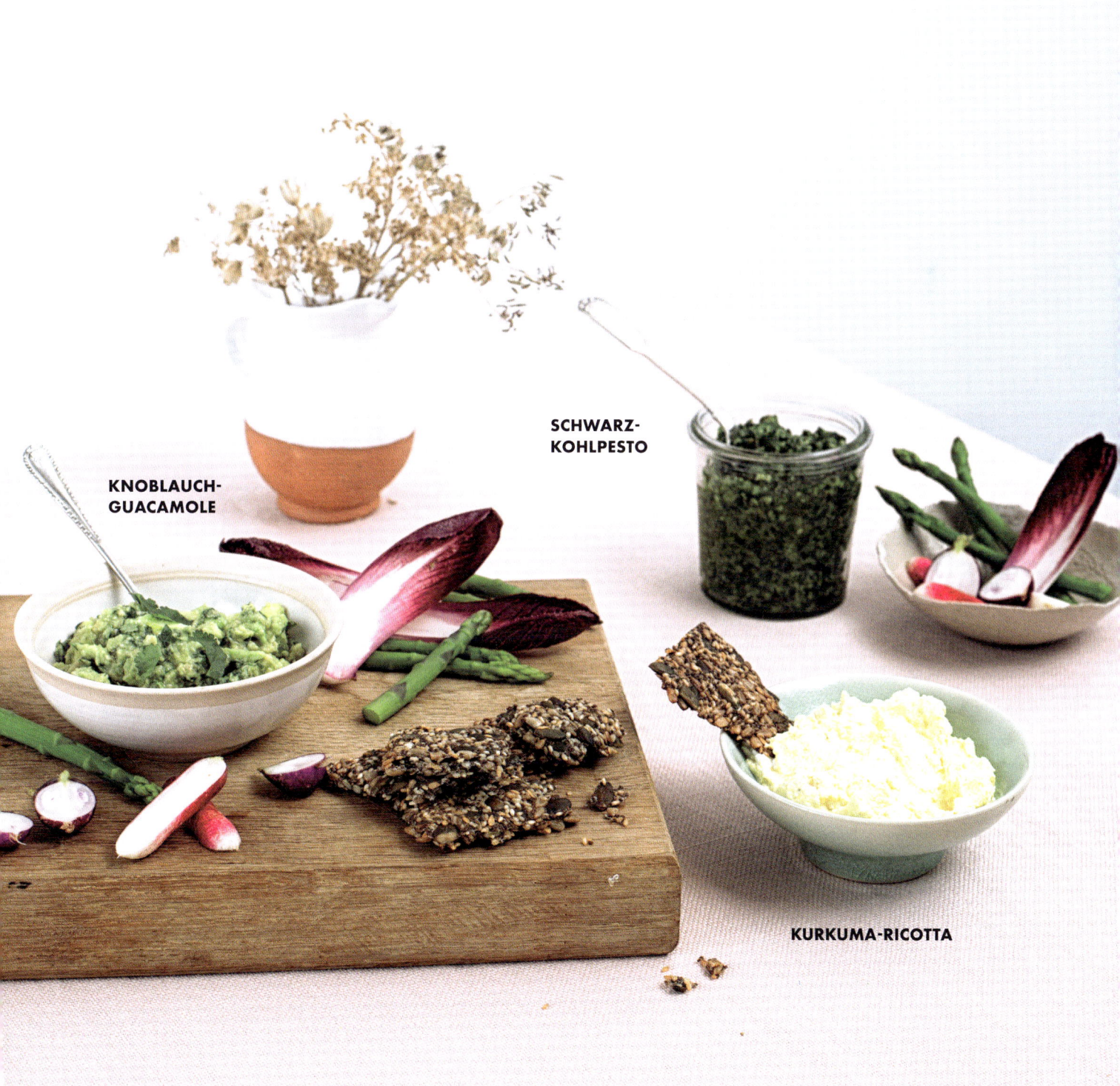

KNOBLAUCH-GUACAMOLE

SCHWARZ-KOHLPESTO

KURKUMA-RICOTTA

DIPS UND AUFSTRICHE

All diese Dips und Aufstriche halten sich ein paar Tage im Kühlschrank – bereiten Sie sie einfach am Wochenende zu und genießen Sie sie im Laufe der Woche als Snack mit Toast oder Fladenbrot. Geben Sie 1 TL Mandel-Haselnuss-Dukkah (S. 86) auf den Bohnen-Knoblauch-Dip, dann ist er besonders knackig.

Feurige Makrele

FÜR 250 G
VORBEREITUNG / KOCHZEIT
5 Minuten / 0 Minuten

250 g geräuchertes Makrelenfilet, ohne Haut, zerpflückt
½ TL gemahlene Kurkuma
1 Prise Chilipulver
140 ml selbst gemachter Joghurt (S. 92) oder ein anderer Naturjoghurt mit Lebendkulturen
Olivenöl, zum Aufgießen

01 Alle Zutaten außer dem Öl in die Küchenmaschine geben und zu einer groben Paste verarbeiten.
02 Paste in ein Schraubdeckelglas füllen und eine Schicht Olivenöl obenauf gießen. Bis zu 3 Tage im Kühlschrank haltbar.

Nährwertangaben pro Rezept:
907 kcal / 72,2 g Fett / 8,2 g Kohlenhydrate / 56,1 g Protein

Hummus mit Roter Bete und Kürbiskernen

FÜR 250 G
VORBEREITUNG / KOCHZEIT
10 Minuten / 1 Stunde

2 Rote Bete
250 g Kichererbsen, gekocht, abgetropft
1 Knoblauchzehe, geschält
½ TL Meersalzflocken
2 EL Tahini
2 EL Olivenöl nativ extra plus Öl zum Aufgießen
1 EL Zitronensaft

01 Den Ofen auf 200 °C Ober-/Unterhitze (Umluft: 180 °C) vorheizen. Die Rote Bete gründlich waschen und locker in Alufolie einwickeln. In eine Auflaufform geben und etwa 1 Stunde im Ofen backen.
02 Die Rote Bete abkühlen lassen, dann schälen (Gummihandschuhe tragen!), grob zerkleinern und in eine Küchenmaschine füllen. Die restlichen Zutaten zufügen und alles pürieren. Etwas Wasser zugeben, damit die Masse die Konsistenz eines Dips bekommt. Nach Geschmack noch mehr Salz oder Zitronensaft zufügen. Hummus in ein Schraubdeckelglas füllen und eine Schicht Öl obenauf gießen. Im Kühlschrank bis zu 5 Tage haltbar.

Nährwertangaben pro Rezept:
878 kcal / 49,7 g Fett / 87,6 g Kohlenhydrate / 29,2 g Protein

Bohnen-Knoblauch-Dip

FÜR 250 G
VORBEREITUNG / KOCHZEIT
10 Minuten / 25 Minuten

1 Knoblauchknolle, Spitzen abgeschnitten
250 g Cannellinibohnen, gekocht, abgetropft
1 EL Tahini
1 EL Olivenöl nativ extra plus Öl zum Aufgießen
1 TL gemahlener Kreuzkümmel
Saft von ½ Zitrone

01 Den Ofen auf 220 °C Ober-/Unterhitze (Umluft: 200 °C) vorheizen. Knoblauch locker in Alufolie einwickeln, auf das Ofengitter stellen und 25 Minuten im Ofen backen, bis er weich ist. Abkühlen lassen, dann die Zehen in einen Mixer ausdrücken.
02 Die restlichen Zutaten hinzugeben und alles zu einer glatten Masse verarbeiten. In ein Schraubdeckelglas füllen und eine Schicht Öl obenauf gießen. Im Kühlschrank bis zu 3 Tage haltbar.

Nährwertangaben pro Rezept:
606 kcal / 23,1 g / 77,8 g Kohlenhydrate / 28,6 g Protein

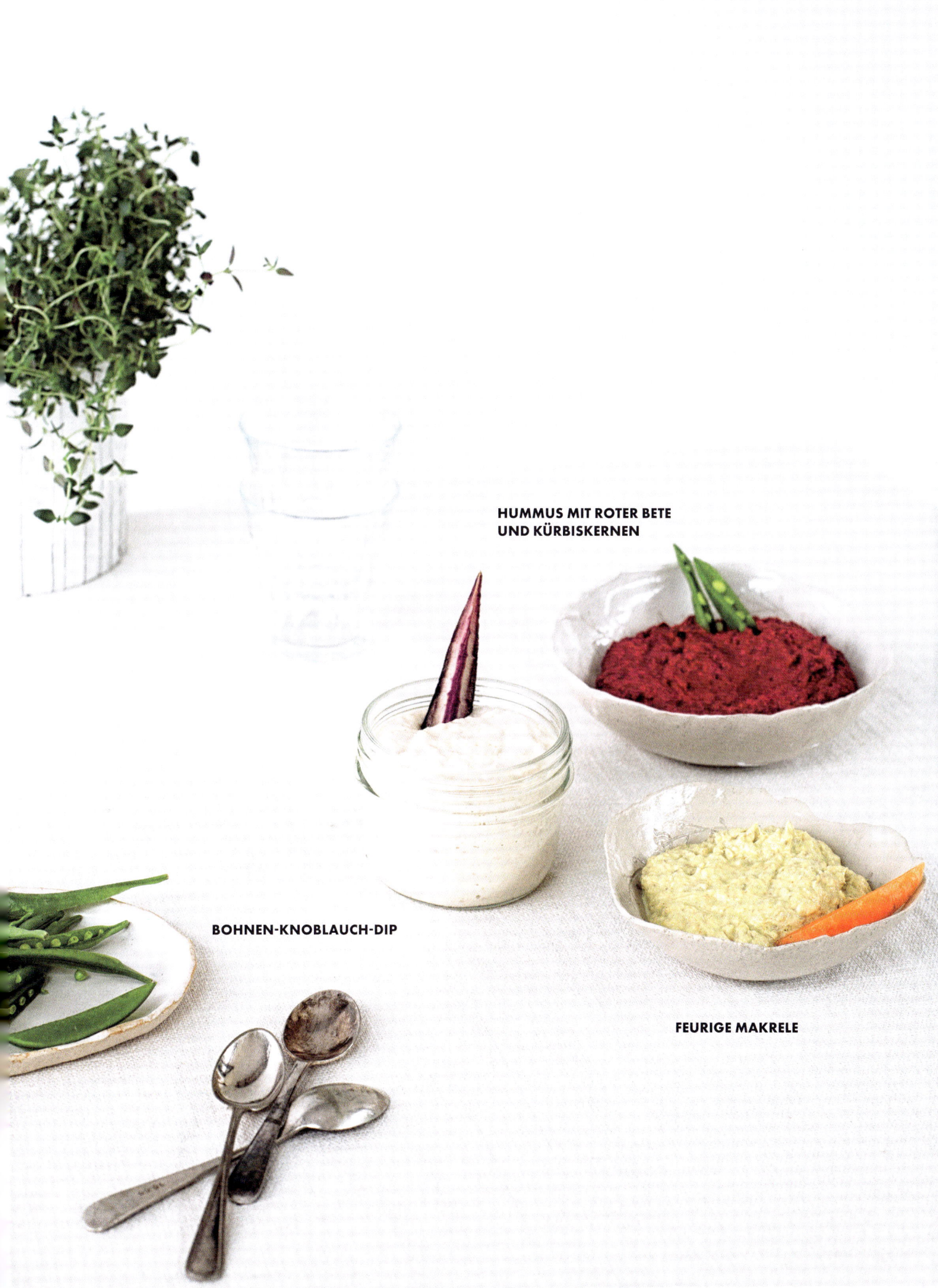

HUMMUS MIT ROTER BETE UND KÜRBISKERNEN

BOHNEN-KNOBLAUCH-DIP

FEURIGE MAKRELE

GETRÄNKE

Genießen Sie diese köstlichen Getränke als Kraftschub für Ihre Immunpower. Wasser ist immer gut, aber wenn Sie einmal etwas anderes trinken wollen, bekommen Sie hier Ideen dazu. Der Ingwer-Holunder-Trunk hält Ihnen nicht nur Erkältungen vom Leib, er ist auch reinigend und revitalisierend.

Ingwer-Holunder-Trunk

FÜR 500 ML
VORBEREITUNG / KOCHZEIT
5 Minuten / 1 Stunde

200 g frische oder 100 g getrocknete Holunderbeeren
2 EL frisch geriebener Ingwer
1 TL gemahlener Zimt
½ TL gemahlene Nelken
340 g Honig (Rohhonig, falls erhältlich)
1 Spritzer Zitronensaft (optional)

01 850 ml Wasser in einen Topf gießen und alle Zutaten außer Honig und Zitronensaft hineingeben. Zum Kochen bringen, dann ca. 1 Stunde sanft köcheln lassen, bis die Flüssigkeit auf die Hälfte eingekocht ist. Etwas abkühlen lassen, dann die Holunderbeeren mit dem Löffelrücken zerdrücken. Mischung durch ein Sieb in eine Glasschüssel oder einen Krug abgießen. Den Honig zugeben und gut umrühren. Sirup in eine Glasflasche mit Deckel oder ein Einmachglas füllen.
02 Um einen Trunk zuzubereiten, 1 EL Sirup in ein Glas geben und mit Wasser aufgießen. Für zusätzliche Frische sorgt 1 Spritzer Zitronensaft. Hervorragend als tägliches Getränk in den Wintermonaten.

Nährwertangaben pro Portion:
36 kcal / 0 g Fett / 9,8 g Kohlenhydrate / 0 g Protein

Wassermelone-Ingwer-Saft

FÜR 1 PORTION
VORBEREITUNG / KOCHZEIT
5 Minuten / 0 Minuten

400 g Wassermelonenfruchtfleisch, in Stücke geschnitten, entkernt
½ EL frisch geriebener Ingwer
1 Zitrone, geschält, grob gehackt
5 Erdbeeren

Alle Zutaten in einen Mixer geben und zu einer glatten Masse pürieren. Durch ein Sieb in einen Krug gießen und im Kühlschrank bis zu 1 Tag aufbewahren.

Nährwertangaben pro Portion:
179 kcal / 1,3 g Fett / 46 g Kohlenhydrate / 4 g Protein

Gelbe-Bete-Grapefruit-Saft mit Cayennepfeffer

FÜR 1 PORTION
VORBEREITUNG / KOCHZEIT
5 Minuten / 0 Minuten

2 große Grapefruits, geschält, in Stücke geschnitten
2 Karotten, in Stücke geschnitten
2 kleine Gelbe Bete, geschält, in Stücke geschnitten
1 Apfel (Granny Smith), geschält, entkernt, in Stücke geschnitten
1 Limette, geschält, in Stücke geschnitten
1 kleine Prise Cayennepfeffer oder mehr nach Belieben
einige Romanasalatblätter

Alle Zutaten in einen Mixer geben und zu einer glatten Masse verarbeiten. Durch ein Sieb in einen Krug abgießen und im Kühlschrank bis zu 1 Tag aufbewahren.

Nährwertangaben pro Portion:
207 kcal / 1,7 g Fett / 103,7 g Kohlenhydrate / 7,9 g Protein

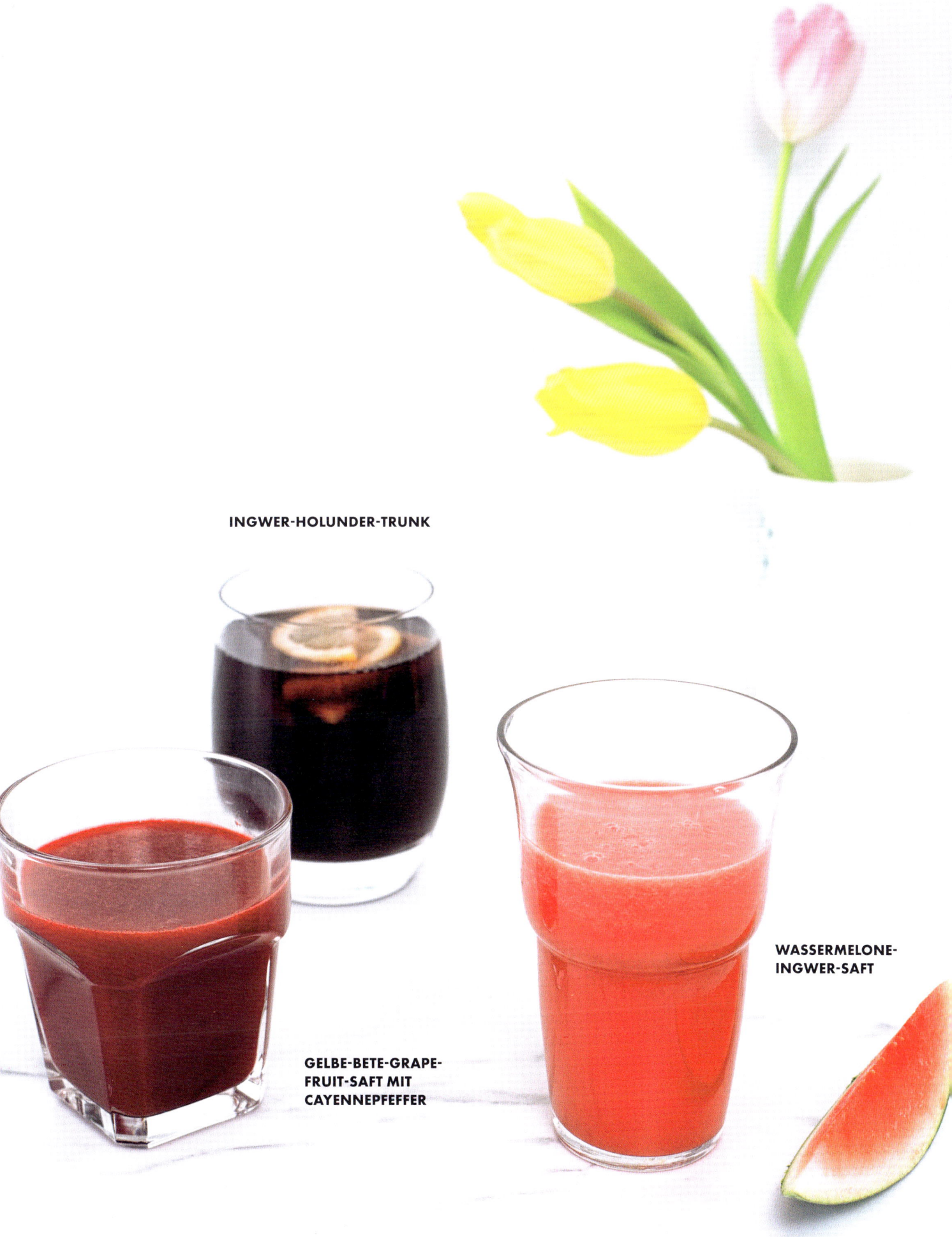

INGWER-HOLUNDER-TRUNK

GELBE-BETE-GRAPE-FRUIT-SAFT MIT CAYENNEPFEFFER

WASSERMELONE-INGWER-SAFT

SMOOTHIES UND HEISSE GETRÄNKE

Smoothies enthalten viele Ballaststoffe und Nährstoffe und sind wunderbar geeignet für einen Energiekick. Kurkuma-Chai-Latte kann auf viele Arten zubereitet werden. Probieren Sie dieses Rezept mit mehr Ingwer und spüren Sie, wie es den Körper wärmt – antivirale Eigenschaften besitzt das Getränk übrigens auch. Bereiten Sie die Kurkuma-Ingwer-Paste zu und bewahren Sie sie im Kühlschrank auf, um das Getränk regelmäßig zu verzehren.

Obst-Gemüse-Smoothie

FÜR 1 PORTION
VORBEREITUNG / KOCHZEIT
10 Minuten / 0 Minuten

2 Handvoll junge Grünkohlblätter
1 Banane, geschält
½ Salatgurke
1 Avocado, geschält, entkernt
1 Limette, geschält
50 ml Kokoswasser

01 Alle Zutaten in einen Mixer geben und zu einer glatten Masse verarbeiten. In einen Krug gießen und im Kühlschrank bis zu 1 Tag aufbewahren.
02 Zum Servieren in ein Glas gießen und am Morgen trinken.

Nährwertangaben pro Portion:
480 kcal / 29,8 g Fett / 58,3 g Kohlenhydrate / 7,5 g Protein

Grüner Kefir-Smoothie

FÜR 1 PORTION
VORBEREITUNG / KOCHZEIT
5 Minuten / 0 Minuten

250 ml Kefir
¼ Salatgurke
1 Banane, geschält
½ Avocado, geschält, entkernt
1 Handvoll Babyspinat
1 EL Minzeblätter
1 EL Hanfsaat
4 Eiswürfel

Alle Zutaten in einen Mixer geben und zu einer glatten Masse verarbeiten. Zum Servieren in ein Glas gießen.

Nährwertangaben pro Portion:
392 kcal / 28,6 g Fett / 51,9 g Kohlenhydrate / 15,8 g Protein

Kurkuma-Chai-Latte

FÜR 1 PORTION
VORBEREITUNG / KOCHZEIT
5 Minuten / 5 Minuten

50 g frischer Ingwer, geschält
50 g frische Kurkuma, geschält
50 g Kokosöl
250 ml Milch, Mandel-, Hafer- oder Cashewdrink
1 TL Ahornsirup
Meersalz
1 Prise schwarzer Pfeffer aus der Mühle

01 Ingwer, Kurkuma und Kokosöl in einem Mixer zu einer feinen Paste pürieren. In ein kleines Schraubdeckelglas füllen. Paste ist im Kühlschrank bis zu 5 Tage haltbar. Pro Glas oder Becher 2 EL Paste nehmen.
02 Die Milch in einem Topf erhitzen, bis sich Blasen bilden. Über die Paste gießen und Ahornsirup, Salz und Pfeffer hinzugeben. Alles gut umrühren. Wer Milch gern geschäumt genießt: Das Getränk in einen Mixer füllen und aufschäumen, dann in einen Becher gießen. Wohl bekomm's!

Nährwertangaben pro Portion:
175 kcal / 6,6 g Fett / 19,9 g Kohlenhydrate / 9,1 g Protein

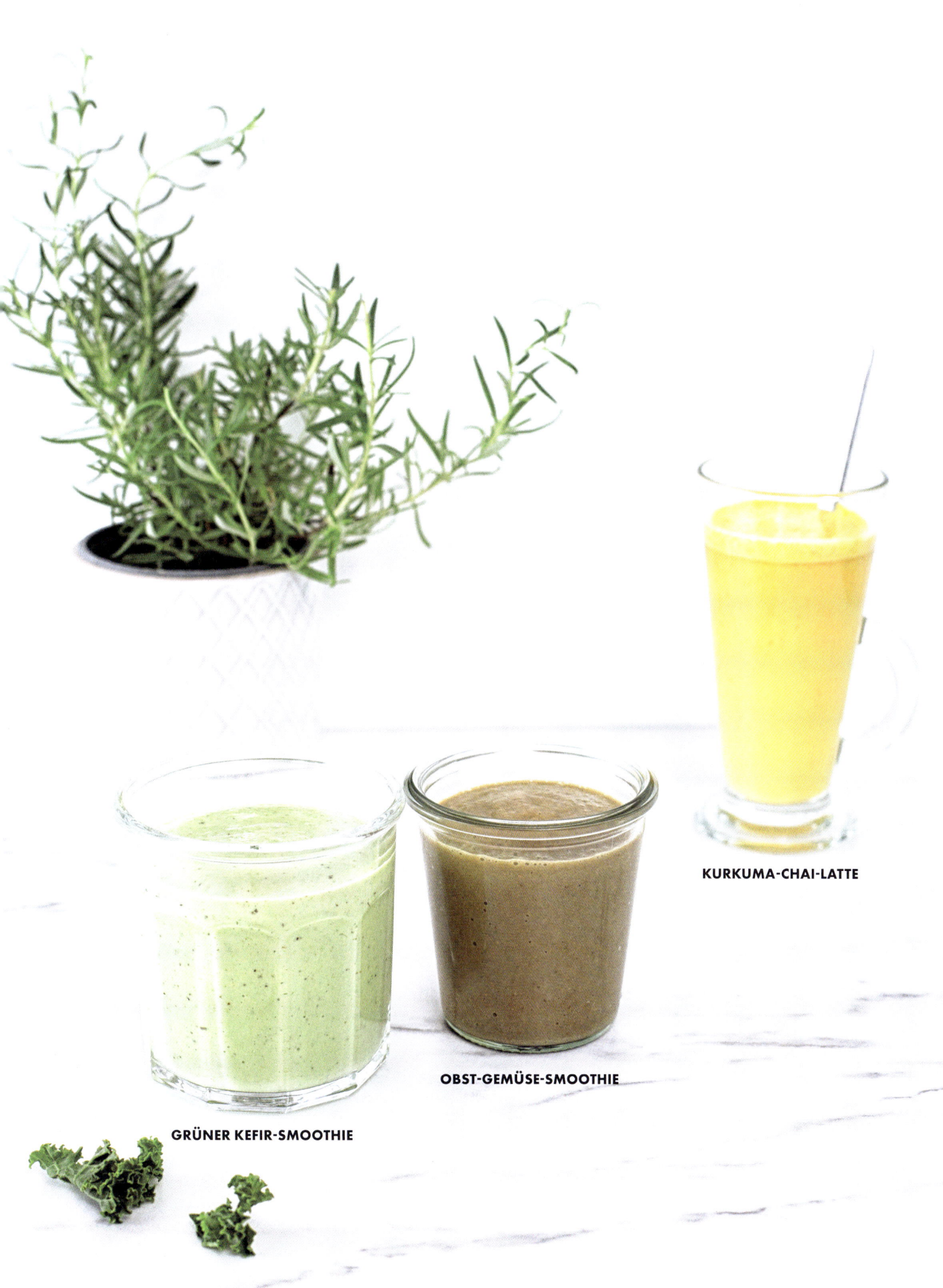

KURKUMA-CHAI-LATTE

OBST-GEMÜSE-SMOOTHIE

GRÜNER KEFIR-SMOOTHIE

INDEX

A
Antikörper 16 f.
Apfel: Apfelessig 82
Apfelessig-Trunk 82
Herzhafte Brühe mit Apfel, Miso und Seetang 70
Salat mit gebackener Roter Bete, Ingwer und Apfel 122
Aubergine: Chana Dal mit Süßkartoffel und Aubergine 146
Avocado: Energiequelle Frühstückstoasts 164
Frühkohl-Wraps 146
Grüner Kefir-Smoothie 186
Knoblauch-Guacamole 180
Obst-Gemüse-Smoothie 186
Pochiertes Ei und Avocado auf Roggen- oder Supersaatenbrot 112
Zitrusfrucht-Avocado-Bowl 128

B
Bakterien 12, 24
Blumenkohl: Blumenkohl-Taboulé 126
Brokkoli-Blumenkohl-Salat 140
Curry mit Blumenkohl-Kofta 128
Salat mit warmem Blumenkohl und Spinat 108
Wolfsbarsch mit Blumenkohlpüree und Rosenkohlsalat 166
Bohnen: Blumenkohl-Taboulé 126
Bohnen-Knoblauch-Dip 182
Gemischte Bohnen auf Toast 106
getrocknete, zubereiten 76
Kichererbsen-Kürbis-Chili 102
Lachs und Fenchel mit Butterbohnenmus 160
Langsam gegarte Hähnchenoberkeule mit Grünkohl 122
Suppe mit vier Sorten Bohnen und Graupen 164
Brokkoli: Brokkoli-Blumenkohl-Salat 140
Nudeln mit Anchovis, Spargelbrokkoli und Kurkuma 162
Würziger gebackener Brokkoli 124

Butternusskürbis: Grünkohl-Butternusskürbis-Salat mit Birne und Mandeln 112
Kichererbsen-Kürbis-Chili 102

C
Chiasamen: Chia-Muffins mit Beeren 132
Geröstete Zimt-Quinoa mit Chiasamen 84
Kurkuma-Smoothie-Bowl 108
Overnight-Blaubeer-Chia-Creme 106
Smoothie-Bowl mit dunkler Schokolade 124

D
Darmmikrobiom 24 f., 43
Datteln: Hähnchen, Datteln und Mandeln mit Harissa-Joghurt 130
Kurkuma-Kokos-Dattel-Bällchen 172
Dinkelmehl: Kimchi-Pfannkuchen 166
Tortillas 90
Urgetreidebrot 90

E
Edamame-Bohnen: Ei mit Blattgemüse 130
Eier: Kräuteromelette-Rolle mit Ricottafüllung 150
Pochierte Eier in Tomatensoße 104
Pochierte Eier mit Miso und Sprossen 168
Pochiertes Ei und Avocado auf Roggen- oder Supersaatenbrot 112
Rohes Pad Thai 168
Romanasalat mit Ei und Kurkuma-Dressing 162
Zitrusfrucht-Avocado-Bowl 128
Erkältung ausbremsen 35

F
Fenchel: Lachs und Fenchel mit Butterbohnenmus 160

Salat mit Orange, Roter Bete und Fenchel 150
Fett 30
Fisch: Feurige Makrele 182
Lachs thailändische Art mit Buchweizennudeln 106
Lachs und Fenchel mit Butterbohnenmus 160
Lachs und Krautsalat 126
Lachs-Dinkel-Bowl mit grünem Joghurt 132
Makrele mit Rote-Bete-Püree 130
Makrelenfilet mit Birnen-Granatapfel-Rotkraut-Salat 140
Nudeln mit Anchovis, Spargelbrokkoli und Kurkuma 162
Nudeln mit Fisch und Austernpilzen 142
Sardinen auf geröstetem Roggenbrot mit Knoblauch 158
Suppe mit Garnelen, Tofu, Shiitakepilzen und Buchweizennudeln 150
Tacos mit Fisch in Mandelkruste 148
Wolfsbarsch mit Blumenkohlpüree und Rosenkohlsalat 166
Flüssigkeitszufuhr 49

G
Gelbe Spalterbsen: Chana Dal mit Süßkartoffel und Aubergine 146
Gemüse: Backofengemüse mit Miso 138
Backofengemüse-Bowl mit Grünkohlpesto 104
Rohkost mit Miso-Mandel-Dip 176
Salat mit Ringelbete 110
Suppe mit acht Sorten Gemüse 138
Geschwächtes Immunsystem 10 f.
Grünkohl: Backofengemüse-Bowl mit Grünkohlpesto 104
Grünkohl-Butternusskürbis-Salat mit Birne und Mandeln 112
Grünkohlchips mit Gewürzsalz 176

Grünkohlsuppe 102
Langsam gegarte Hähnchenoberkeule mit Grünkohl 122
Obst-Gemüse-Smoothie 186

H
Haferflocken: Haferflockenmüsli mit Himbeeren 126
Kurkuma-Porridge mit gebratenen Orangenscheiben 122
Overnight-Haferflocken mit Ingwer und Honig 142
Porridge mit Beeren und Mandelmus 162
Porridge-Pfannkuchen 146
Hähnchen: Brühe aus Huhn, Gemüse und Kombu 70
Brühe aus Hühnerknochen 70
Hähnchen, Datteln und Mandeln mit Harissa-Joghurt 130
Hähnchenfilet mit Oregano und Mandeln 164
Hähnchen-Ramen 168
Hühnersuppe 124
Langsam gegarte Hähnchenoberkeule mit Grünkohl 122
Pfannengerührtes Hähnchen mit Süßkartoffel und Ingwer 114
Quinoa-Hähnchen-Frikadellen 144
Hygiene 20

I
Immunausgleichende Grundzutaten 59 ff.
Immunisierung 16
Immunität 16 f.
Immunsystem 12 ff.
Immunsystem, Zellen 15 ff.
Immun-Ungleichgewicht 19
Ingwer: Eingelegter Ingwer mit Chili und Limettensaft 74
Ingwer-Holunder-Trunk 184
Ingwer-Honig-Gelee 174
Ingwer-Reis-Porridge mit Kokos 110
Kurkuma-Chai-Latte 186
Overnight-Haferflocken mit Ingwer und Honig 142

Pfannengerührtes Hähnchen mit Süßkartoffel und Ingwer 114
Salat mit gebackener Roter Bete, Ingwer und Apfel 122
Wassermelone-Ingwer-Saft 184

J
Joghurt: Acai-Smoothie-Bowl mit Himbeeren und Nektarinen 158
Ananas-Mandarinen-Joghurt mit Granatapfelkernen 104
Beeren-Nuss-Parfait mit gerösteten Saaten 140
Beeriger Immunbooster 102
Gefrorene Joghurtbeeren 178
Grüner Kefir-Smoothie 186
Hähnchen, Datteln und Mandeln mit Harissa-Joghurt 130
Kurkuma-Joghurt-Dressing 80
Lachs-Dinkel-Bowl mit grünem Joghurt 132
Pochierte Pflaumen mit selbst gemachtem Joghurt 138
Selbst gemachter Joghurt 92
Selbst gemachter Kefir 94
Warme Zitrusfrüchte mit Kokosjoghurt 120

K
Karotten: Fermentierte Karotten, indisch gewürzt 72
Rohe Karottensuppe 120
Rohes Pad Thai 168
Salat mit Ringelbete 110
Käse: Energiequelle Frühstückstoasts 164
Herzhafte Salatbowl mit Ricottabällchen, Kichererbsen und Freekeh 160
Kräuteromelette-Rolle mit Ricottafüllung 150
Kurkuma-Ricotta 180
Quinoa-Bowl mit Erdbeeren und Feta 156
Kichererbsen: Curry mit Blumenkohl-Kofta 128
Frühkohl-Wraps 146
Herzhafte Salatbowl mit Ricottabällchen, Kichererbsen und Freekeh 160
Hummus mit Roter Bete und Kürbiskernen 182
Kichererbsenbratlinge 132
Kichererbsen-Kürbis-Chili 102
Knoblauch: Bohnen-Knoblauch-Dip 182
Dressing mit geröstetem Knoblauch 80
Eingelegter Knoblauch mit Thymian 74
Knoblauch-Dinkelnudeln mit Schwarzkohlpesto 120
Knoblauch-Guacamole 180
Kräuter, Beeren und Pilze 36 ff.
Misosuppe mit geröstetem Knoblauch 114
Sardinen auf geröstetem Roggenbrot mit Knoblauch 158
Kokos: Grünkohlsuppe 102
Ingwer-Reis-Porridge mit Kokos 110
Kurkuma-Kokos-Dattel-Bällchen 172
Kurkuma-Smoothie-Bowl 108

L
Linsen: In Orangensaft glasierter Tempeh mit Linsen 166
Louis Pasteur 6
Lymphozyten 15, 17

M
Mentales Wohlbefinden 46
Miso: Backofengemüse mit Miso 138
Herzhafte Brühe mit Apfel, Miso und Seetang 70
Kichererbsennudeln mit Miso-Pilzen 148
Knuspriger Tofu mit in Miso gebackenen Süßkartoffeln 110
Miso-Granatapfel-Dressing 80
Misosuppe mit geröstetem Knoblauch 114
Pochierte Eier mit Miso und Sprossen 168
Rohkost mit Miso-Mandel-Dip 176

N
Nahrungsmittel für bessere Immunität 42 f.
Neutrophile 15, 17
Nudeln: Hähnchen-Ramen 168
Kichererbsennudeln mit Miso-Pilzen 148
Knoblauch-Dinkelnudeln mit Schwarzkohlpesto 120
Lachs thailändische Art mit Buchweizennudeln 106
Nudeln mit Anchovis, Spargelbrokkoli und Kurkuma 162
Nudeln mit Fisch und Austernpilzen 142
Suppe mit Garnelen, Tofu, Shiitakepilzen und Buchweizennudeln 150
Nüsse: Bananen-Buchweizen-Porridge mit Walnüssen 144
Beeren-Nuss-Parfait mit gerösteten Saaten 140
Blaubeer-Bananen-Granola-Bowl 156
Energieriegel mit Aprikose und Nuss 172
Geröstete Gewürz-Paranüsse 172
Geröstete Thymianmandeln 84
Granola 88
Grünkohl-Butternusskürbis-Salat mit Birne und Mandeln 112
Hähnchen, Datteln und Mandeln mit Harissa-Joghurt 130
Hähnchenfilet mit Oregano und Mandeln 164
Leinsaat-Cashew-Topping 86
Macadamia-Zitrusfrüchte-Bowl 160
Mandel-Haselnuss-Dukkah 86
Mandelkonfekt mit dunkler Schokolade 178
Nuss-Granola mit Erdbeeren 128
Porridge mit Beeren und Mandelmus 162
Streusel aus Walnüssen und Sonnenblumenkernen 86
Tacos mit Fisch in Mandelkruste 148
Würzige Nussmischung 84

O
Obst: Acai-Smoothie-Bowl mit Himbeeren und Nektarinen 158
Ananas-Mandarinen-Joghurt mit Granatapfelkernen 104
Apfelessig 82
Apfelessig-Trunk 82
Arme Ritter mit Beeren und Zimt 148
Bananen-Buchweizen-Porridge mit Walnüssen 144
Beeren-Nuss-Parfait mit gerösteten Saaten 140
Beeriger Immunbooster 102
Blaubeer-Bananen-Granola-Bowl 156
Blaubeer-Salat-Bowl 144
Chia-Muffins mit Beeren 132
Energieriegel mit Aprikose und Nuss 172
Gefrorene Joghurtbeeren 178
Gelbe-Bete-Grapefruit-Saft mit Cayennepfeffer 184
Getrocknete Birnen 174
Grünkohl-Butternusskürbis-Salat mit Birne und Mandeln 112
Haferflockenmüsli mit Himbeeren 126
Herzhafte Brühe mit Apfel, Miso und Seetang 70
Ingwer-Holunder-Trunk 184
Kurkuma-Porridge mit gebratenen Orangenscheiben 122
Macadamia-Zitrusfrüchte-Bowl 160
Makrelenfilet mit Birnen-Granatapfel-Rotkraut-Salat 140
Miso-Granatapfel-Dressing 80
Nuss-Granola mit Erdbeeren 128
Obst-Gemüse-Smoothie 186
Orangen-Grapefruit-Eis 178
Overnight-Blaubeer-Chia-Creme 106
Pochierte Pflaumen mit selbst gemachtem Joghurt 138
Porridge mit Beeren und Mandelmus 162
Quinoa-Bowl mit Erdbeeren und Feta 156
Salat mit gebackener Roter Bete, Ingwer und Apfel 122
Salat mit Orange, Roter Bete und Fenchel 150
Sauerkraut mit Roter Bete und Apfel 72
Warme Zitrusfrüchte mit Kokosjoghurt 120
Wassermelone-Ingwer-Saft 184
Zimt-Kurkuma-Apfelchips 174
Zitrusfrucht-Avocado-Bowl 128
Oliven: Frikadellen aus Putenhackfleisch, Zitrone und Oliven mit Zucchini-Spaghetti 108

P
Parasiten 12
Pathogene 12
Phagozyten 15 ff.
Pilze (Krankheitserreger) 12
Pilze: Kichererbsennudeln mit Miso-Pilzen 148
Lachs-Dinkel-Bowl mit grünem Joghurt 132
Nudeln mit Fisch und Austernpilzen 142

Suppe mit Garnelen, Tofu, Shiitakepilzen und Buchweizennudeln 150
Probiotika 24
Protein 26 f.
Pute: Frikadellen aus Putenhackfleisch, Zitrone und Oliven mit Zucchini-Spaghetti 108

R
Rosenkohl: Wolfsbarsch mit Blumenkohlpüree und Rosenkohlsalat 166
Rote Bete: Curry aus gebackener Roter Bete mit Wildreis 156
Gelbe Bete-Grapefruit-Saft mit Cayennepfeffer 184
Hummus mit Rotrn Bete und Kürbiskernen 182
Makrele mit Rote-Bete-Püree 130
Salat mit gebackener Roter Bete, Ingwer und Apfel 122
Salat mit Orange, Roter Bete und Fenchel 150
Sauerkraut mit Roter Bete und Apfel 72
Rote Paprikaschoten: Tomaten-Dal mit roter Paprika und Spinat 112

S
Saaten: Beeren-Nuss-Parfait mit gerösteten Saaten 140
Hummus mit Roter Bete und Kürbiskernen 182
Leinsaat-Cashew-Topping 86
Mandel-Haselnuss-Dukkah 86
Saatencracker 176
Streusel aus Walnüssen und Sonnenblumenkernen 86
Supersaatenbrot 90
Schlaf 19, 49 ff.
Schlechte Ernährung 19, 23
Schokolade: Mandelkonfekt mit dunkler Schokolade 178
Smoothie-Bowl mit dunkler Schokolade 124
Schwarzkohl: Knoblauch-Dinkelnudeln mit Schwarzkohlpesto 120
Schwarzkohlpesto 180
Seetang: Brühe aus Huhn, Gemüse und Kombu 70
Herzhafte Brühe mit Apfel, Miso und Seetang 70
Sinnvolle Arbeitsgeräte 64
Spinat: Ei mit Blattgemüse 130
Grüner Kefir-Smoothie 186
Salat mit warmem Blumenkohl und Spinat 108
Tomaten-Dal mit roter Paprika und Spinat 112
Sport 19, 44 f., 50
Sprossen 40, 43
Stress 19
Süßkartoffel: Chana Dal mit Süßkartoffel und Aubergine 146
Knuspriger Tofu mit in Miso gebackenen Süßkartoffeln 110
Pfannengerührtes Hähnchen mit Süßkartoffel und Ingwer 114

T
Tempeh: In Orangensaft glasierter Tempeh mit Linsen 166
Tofu: Knuspriger Tofu mit in Miso gebackenen Süßkartoffeln 110
Suppe mit Garnelen, Tofu, Shiitakepilzen und Buchweizennudeln 150
Tofu-Pfanne mit Brunnenkresse 142
Tomaten: Pochierte Eier in Tomatensoße 104
Tomaten auf Röstbrot 114
Tomaten-Dal mit roter Paprika und Spinat 112
Toxischen Substanzen ausgesetzt sein 19

V
Viren 12
Vitamin-D-Mangel 19
Vitamine und Mineralstoffe 32 ff.
Vollkornprodukte: Bananen-Buchweizen-Porridge mit Walnüssen 144
Curry aus gebackener Roter Bete mit Wildreis 156
Geröstete Zimt-Quinoa mit Chiasamen 84
Herzhafte Salatbowl mit Ricottabällchen, Kichererbsen und Freekeh 160
Ingwer-Reis-Porridge mit Kokos 110
Kurkuma-Hähnchenspieße mit Buchweizen 158
Lachs-Dinkel-Bowl mit grünem Joghurt 132
Quinoa-Bowl mit Erdbeeren und Feta 156
Quinoa-Hähnchen-Frikadellen 144
Suppe mit vier Sorten Bohnen und Graupen 164
Vollkornprodukte kochen 78

W
Weißkohl: Frühkohl-Wraps 146
Kimchi 72
Kimchi-Pfannkuchen 166
Kohlenhydrate 29
Lachs und Krautsalat 126
Rohes Pad Thai 168

Z
Zucchini: Frikadellen aus Putenhackfleisch, Zitrone und Oliven mit Zucchini-Spaghetti 108
Zwiebel: Eingelegte Kurkuma-Zwiebeln 74
Zytokine 15, 49

Bibliografische Information der Deutschen Nationalbibliothek
Die Deutsche Nationalbibliothek verzeichnet diese Publikation in der Deutschen Nationalbibliografie. Detaillierte bibliografische Daten sind im Internet über http://d-nb.de abrufbar.

Für Fragen und Anregungen
info@rivaverlag.de

Wichtiger Hinweis
Ausschließlich zum Zweck der besseren Lesbarkeit wurde auf eine genderspezifische Schreibweise sowie eine Mehrfachbezeichnung verzichtet. Alle personenbezogenen Bezeichnungen sind somit geschlechtsneutral zu verstehen.

1. Auflage 2022
© 2022 by riva Verlag, ein Imprint der Münchner Verlagsgruppe GmbH
Türkenstraße 89
80799 München
Tel.: 089 651285-0
Fax: 089 652096

Die französische Originalausgabe erschien 2021 bei Marabout unter dem Titel *28 jours pour apprendre facilement à booster son immunité*. © Hachette Livre (Marabout) 2021. All rights reserved.

Alle Rechte, insbesondere das Recht der Vervielfältigung und Verbreitung sowie der Übersetzung, vorbehalten. Kein Teil des Werkes darf in irgendeiner Form (durch Fotokopie, Mikrofilm oder ein anderes Verfahren) ohne schriftliche Genehmigung des Verlages reproduziert oder unter Verwendung elektronischer Systeme gespeichert, verarbeitet, vervielfältigt oder verbreitet werden.

Übersetzung: Martina Fischer
Redaktion: Caroline Kazianka
Umschlaggestaltung: Sonja Vallant
Umschlagabbildung und Abbildungen Innenteil: Kirstie Young, Design: Michelle Tilly
Satz: inpunkt[w]o, Haiger (www.inpunktwo.de)
Druck: Florjancic Tisk d.o.o., Slowenien
Printed in the EU

ISBN Print 978-3-7423-2018-6
ISBN E-Book (PDF) 978-3-7453-1764-0
ISBN E-Book (EPUB, Mobi) 978-3-7453-1765-7

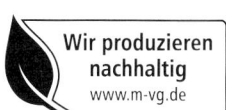

Weitere Informationen zum Verlag finden Sie unter

www.rivaverlag.de

Beachten Sie auch unsere weiteren Verlage unter www.m-vg.de

QUELLEN S. 18:

https://edoc.rki.de/handle/176904/2492,
Robert Koch Institut

https://adipositas-gesellschaft.de/ueber-adipositas/praevalenz/

https://www.eskp.de/fileadmin/eskp/downloads/broschuere_berichte/Interview-Persistente-Schadstoffe.pdf

https://de.statista.com/infografik/19833/befragte-die-genug-schlafen/

https://apps.who.int/gho/data/node.main.A893?lang=en

https://www.swisslife.de/ueber-swiss-life/presse/pressemitteilungen/newsfeed/2020/11-18.html

https://ncdalliance.org/news-events/news/bad-diets-responsible-for-11-million-premature-deaths-globally-per-year

(abgerufen im Dezember 2021)

DANKSAGUNG

Ein Dank an alle, die an diesem Buch mitgearbeitet haben, entweder mit mir oder hinter den Kulissen. Im Lockdown kann es schwierig sein, wirklich kreativ zu sein, deswegen geht ein großer Dank an euch alle, die ihr dies durchgezogen habt: Catie Ziller, Kathy Steer, Michelle Tilly, Zoe Morris und Poppy Mahon. Kirstie Young, danke für die Fotografien und die Möglichkeit, in diesen merkwürdigen Zeiten in deinem Studio zu arbeiten. Auch Sarah Hardaker möchte ich für ihre herrlichen Stoffe danken (**www.sarahhardaker.co.uk**), Sophie für ihr wunderschönes Keramikgeschirr (**www.starlingpots.com**) und Little Earthquake Pots (**www.littleearthquakepots.com**).